JN279978

健康21シリーズ①

糖尿病の人の食事

病態／長坂昌一郎　自治医科大学内科学講座准教授
献立／宮本佳代子　元千葉県立保健医療大学准教授
調理／松田康子　女子栄養大学教授

女子栄養大学出版部

糖尿病の病態と治療

長坂昌一郎
草鹿育代　中村友厚

糖尿病の人の食事の基本

宮本佳代子

一日献立・一品料理集

献立／宮本佳代子
調理／松田康子

一日献立集

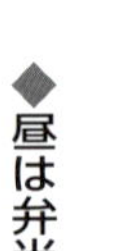
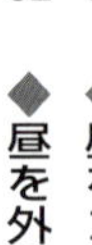
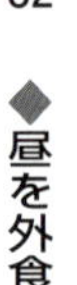
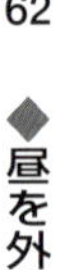
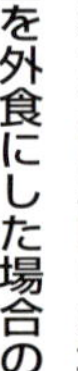
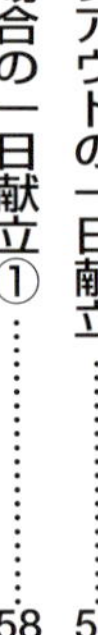

●健康21シリーズ①

糖尿病の人の食事 [目次]

CONTENTS

カバーデザイン／本文レイアウト●柴田事務所
撮影●八幡信一
編集協力●重田陽子
イラスト●藤本忠廣
栄養価計算●平野美由紀

糖尿病の病態と治療

自治医科大学内分泌代謝学
長坂昌一郎
草鹿育代
中村友厚

糖尿病とはどんな病気か?

●図1　糖尿病の診断は血糖値が決め手

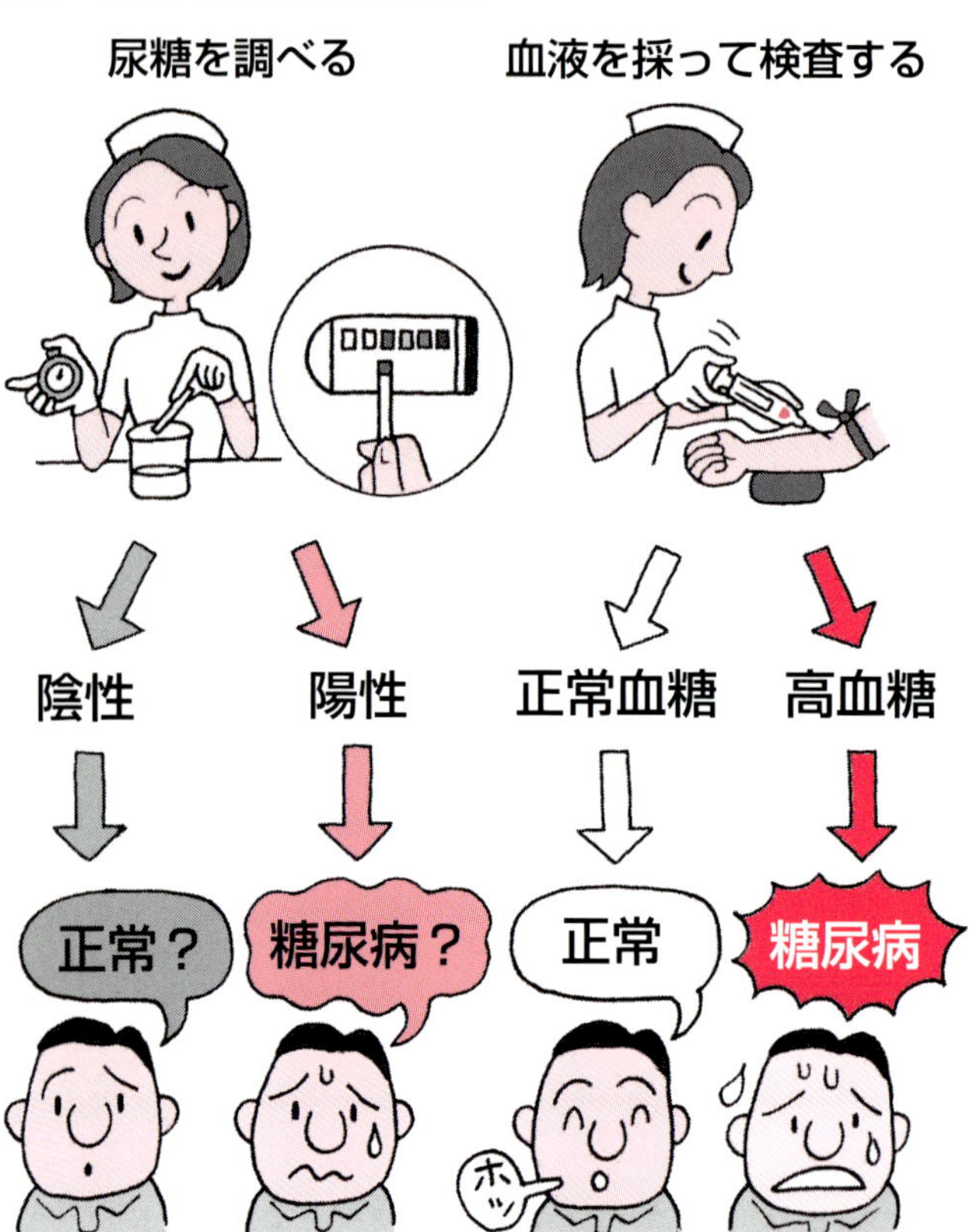

尿糖が陰性であっても、糖尿病でないとはいえません。
尿糖が陽性の場合には、必ず血糖値を調べる血液検査を受けましょう。

糖尿病とは何か?

最近のテレビや週刊誌の健康特集では、「糖尿病」がしばしばとり上げられていますが、そもそも糖尿病とは何でしょうか? 糖尿病という言葉から、何を連想しますか? 中年、太っている、たいしたことはない、いや足が腐ることがある、食事制限がたいへんだ、治らない……。

糖尿病というと、尿に糖が出るというイメージを持たれるかもしれませんが、実は糖尿病という病名は、尿に糖が出て、尿が甘い病気である、というはるか昔の観察からつけられた名前が、今でもそのまま使われているものです。現在では、世界中で共通して「血糖値がある基準より高い状態」を糖尿病と決めています。つまり、いろいろな条件で血液検査をして、ある基準よりも血糖値が高いことを指標にしている病気です。

健康診断で、「尿に糖が出ているから病院でよく調べてもらいなさい」といわれたかたもいらっしゃると思います。**尿糖は今でも糖尿病の発見のきっかけとなることが多いのですが、診断とは直接は関係がなく、最終的には血糖値が決め手になる病気であることを覚えていただきたいと思います**（図1）。

血糖値とは？

それでは、血糖値とは何でしょうか？ 血糖値とは、もう少し正確にいうと、血液の中に溶けている「ブドウ糖」の濃さ（濃度）のことを意味しています。ブドウ糖は、体じゅうのあらゆる細胞のエネルギーの源です。私たちがものを考える脳の活動にも、体じゅうの組織に酸素を運んでいる赤血球の活動にも、歩いたり走ったりする筋肉の活動にも、ブドウ糖はたいへん効率のよいエネルギーの源となっています。

私たちの血液には必ずブドウ糖が溶けているのですが、その濃度（血糖値）はほぼ一定で、たとえば朝起きて空腹の状態では、およそ70～100mg/dl（ミリグラム・パー・デシリットル）の範囲です。この数字を「空腹時血糖値」と呼びますが、老若男女を問わず、健康な状態では皆ほぼ同じです。

食事をすると、どうなるのでしょう。食べ物が胃から小腸に運ばれると、さまざまな栄養は細かく分解され、活発に吸収されます。ごはんやパンなどの炭水化物は、糖質を多く含んでいますが、この糖質が吸収されると、当然血糖値は高くなります。健康な状態では、食後にいちばん高くなるときで、およそ130mg/dl程度になりますが、それ以上高くなることはありません（図2-1）。

もし、甘いものをたくさん食べたとすると、糖分はどこへ行ってしまうのでしょうか。小腸から吸収された糖分は、血液の中に入り、まず肝臓に運ばれ、そこでおよそ3分の1がとり込まれます。そして、肝臓でとり込まれなかった糖分は全身に行きわたりますが、筋肉の細胞や、脂肪細胞で活発にとり込まれます。このように食後には、糖分はいろいろな臓器に活発にとり込まれるために、血糖値はあまり高くならないわけです。

それでは、なぜ食後には、糖分が効率よく、いろいろな臓器にとり込まれるのでしょうか。

インスリンの働き

ここにインスリンという大事な物質が登場してきます。インスリンは、いわゆる「ホルモン」と呼ばれる物質の一種ですが、膵臓（すいぞう）の中にあるβ（ベータ）細胞という細胞から血液の中に出てきます。特に食後など、血糖値が少し高くなり始めるときに、非常に活発に出てきます。このインスリンの最もたいせつな働きが、ブドウ糖（糖分）をいろいろな臓器にとり込ませる働きです。つまり食後に、血糖値が少し高くなり始めると、すぐにインスリンが出てきて、糖分をいろいろな臓器にとり込ませ、血糖値を一定の範囲に保っているわけです（図2－1）。そして血糖値が下がってくると、インスリンはあまり出なくなり、空腹の状態では、ほんの少しだけ出続けています。インスリンを作っているβ細胞には、敏感に血糖値を感知するしくみが備わっていて、わずかに血糖値が高くなると、すばやくインスリンを出すことができます。

インスリンには、肝臓や筋肉に入ったブドウ糖を「グリコーゲン」という物質に変えて貯蔵させたり、また脂肪細胞に入ったブドウ糖を材料に、中性脂肪を合成し、エネルギー源として蓄える働きもあります。また体の働きに大事な、いろいろなたんぱく質を作る働きもあります。

つまり、インスリンは体に必要な栄養素をいろいろな臓器にとり込ませたり、グリコーゲンや脂肪といった形で栄養を蓄える、いわば人間の体力を維持するための「ホルモン」です。

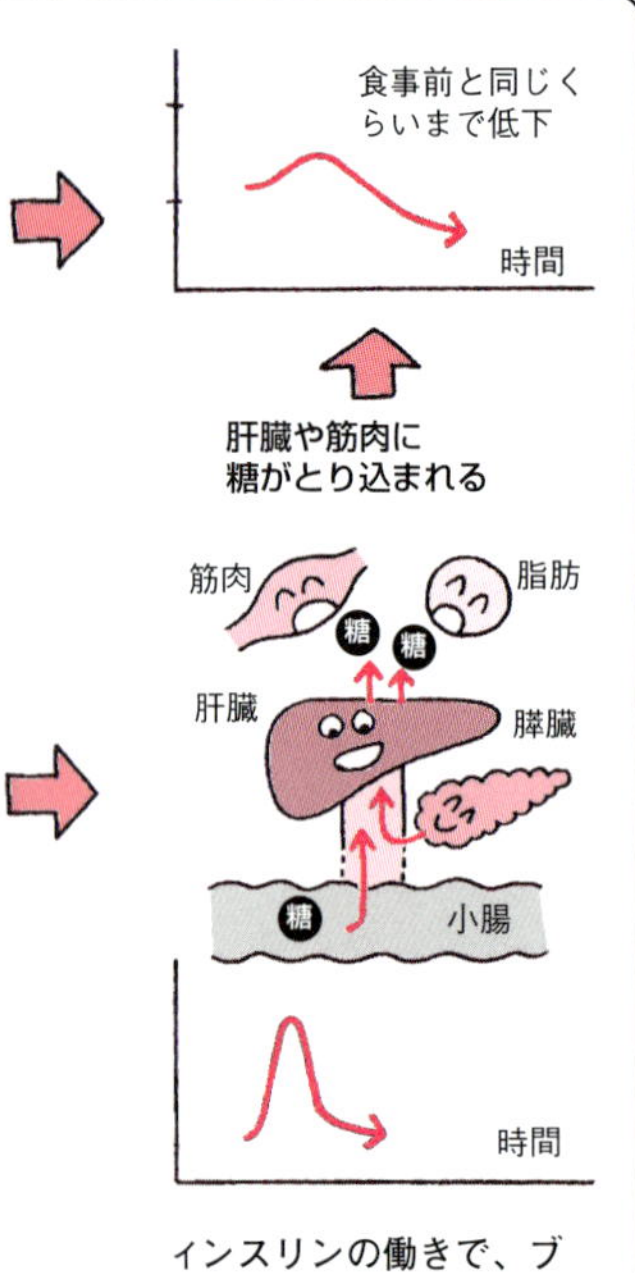

●図2-2　糖尿病の血糖値とインスリン

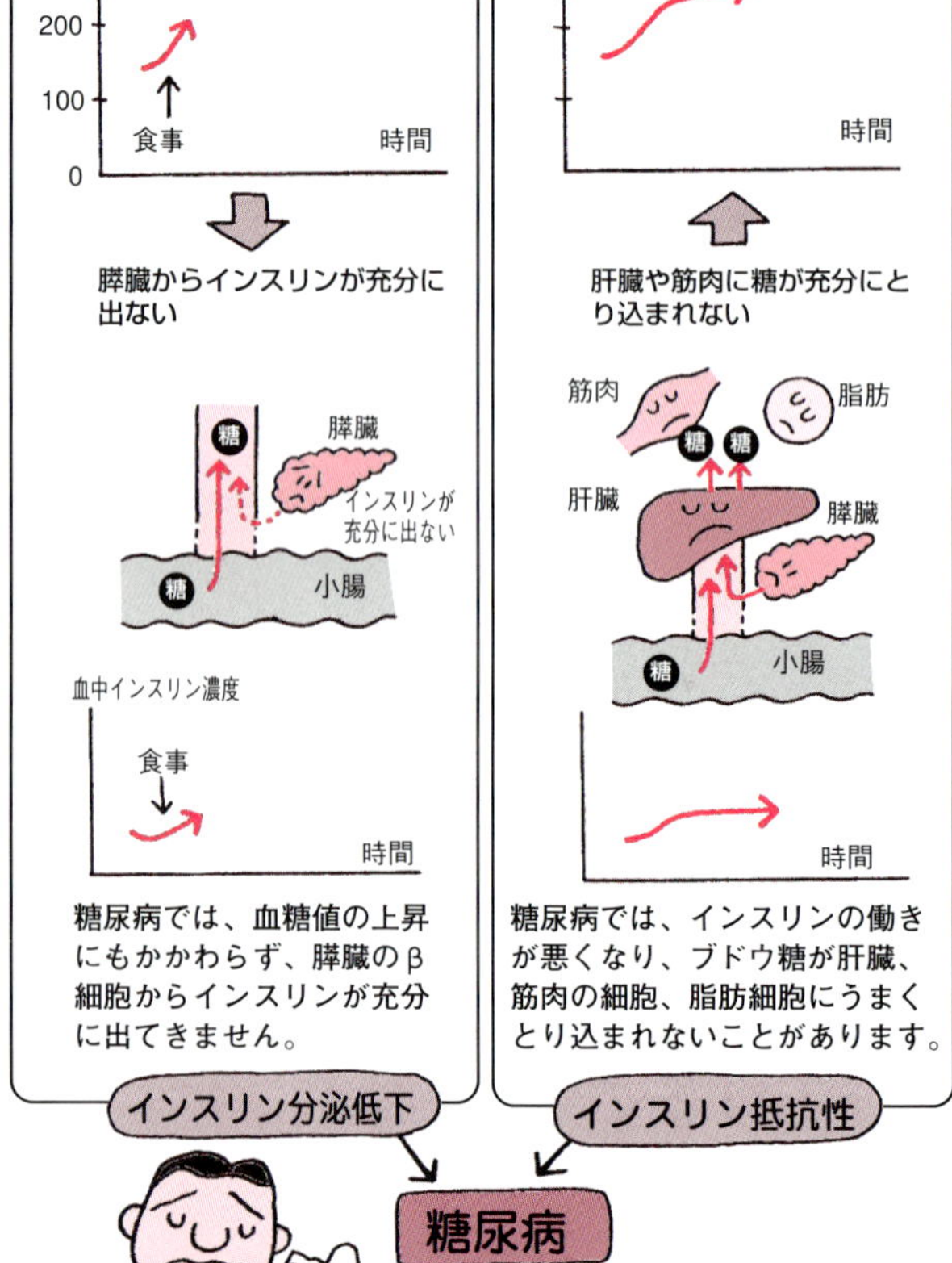

なぜ血糖値が高くなるのか

ここまでくると、もうお気づきかと思います。**糖尿病は、なんらかの原因でインスリンの働きが悪くなり、ブドウ糖がいろいろな臓器にうまくとり込まれなくなり、その結果、血糖値が高くなった状態です**（図2−2）。

インスリンの働きが悪くなる原因は、大きく分けて二つあります。一つは、膵臓のβ細胞になんらかの異常が起きて、充分な量のインスリンを出せない状態です。少しむずかしい言葉ですが、この状態を「インスリン分泌低下」と呼びます。もう一つは、インスリンはある程度出ているのだけれども、いろいろな臓器にブドウ糖をとり込ませるしくみがうまくいかない状態です。この状態を、「インスリン抵抗性」と呼んでいます（図2−2）。糖尿病は、インスリン分泌低下とインスリン抵抗性の組み合わせで起こりますが、その程度は人により千差万別です。

●図2-1　健康な状態の血糖値と

血糖値（mg/dl）
200
100
0
食事をして血糖値が上がり始めると…
食事
時間

膵臓からインスリンが出て

糖
膵臓
インスリン
糖
小腸

血中インスリン濃度
食事
時間

わずかな血糖値の上昇に反応して、膵臓のβ細胞から、インスリンが活発に血液の中に出てきます。

糖尿病のいろいろ

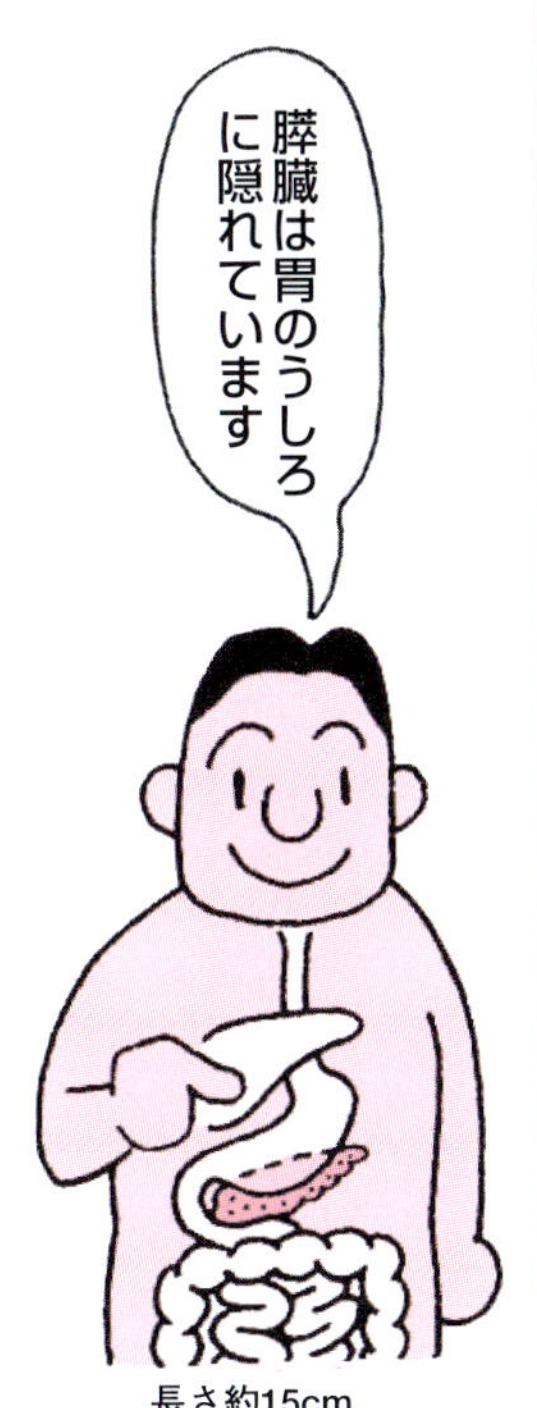
膵臓は胃のうしろに隠れています
長さ約15cm
幅2〜5cm

糖尿病の原因は一種類ではない

糖尿病は、血糖値が正常よりも高い状態ですが、その原因も人によりさまざまであることがわかってきています。表1に、二〇一〇年に発表された、現在最も新しい糖尿病の分類を示しました。この分類では、糖尿病をその原因に基づいて、四つの種類に分けてあります。

実際の患者さんの数では、日本の患者さんのおよそ95%のかたは、二番目に書いてある2型糖尿病です。2型糖尿病は、おもに中年以降に、肥満といっしょに起こる場合が多く、また両親や兄弟に、同じ2型糖尿病のかたがいらっしゃることもしばしばです。「そういえば私もそうだ」と思われたかたも多いことと思います。食べすぎや運動不足と関係する、いわゆる生活習慣病に含まれる糖尿病は、この2型糖尿病です（表1）。

それでは、1型糖尿病とは何でしょうか。この病気は、膵臓のβ細胞（インスリンを作る細胞）がなんらかの原因でこわされてしまい、ほとんどインスリンを作れなくなったために起こるものです。1型糖尿病は、幼児や小中学生のときに急に発病する場合が多いのですが、2型糖尿病とは違って、食べすぎ、運動不足、肥満、生活習慣とはまったく関係ありません。

「その他の特定の機序、疾患によるもの」というむずかしい項目もあります。これは、わかりやすくいうと、何かはっきりした原因があって糖尿病になっている状態を意味しています。たとえば、ある種の血糖値を高くする薬を飲んだために、糖尿病になっている場合などです。この場合には、その薬を止めれば、糖尿病が治る可能性が考えられます。

また「妊娠糖尿病」という項目もあります。これは、妊娠している母親の血糖値が高い状態ですが、そのまま放置すると、母親だけでなく生まれてくる子供にもいろいろな悪い影響があるために、特に分けて作られた項目です。

●表1　糖尿病の四つの種類

①1型糖尿病

膵β細胞の破壊、通常は絶対的インスリン欠乏に至る

②2型糖尿病

インスリン分泌低下を主体とするものと、インスリン抵抗性が主体で、それにインスリンの相対的不足を伴うものなどがある

③その他の特定の機序、疾患によるもの

A）遺伝因子として遺伝子異常が同定されたもの

B）他の疾患、条件に伴うもの

④妊娠糖尿病

妊娠中に初めて発見または発症した糖尿病に至っていない糖代謝異常

『糖尿病治療ガイド2012-2013』日本糖尿病学会編より

急増する2型糖尿病

二〇一二年に発表された厚生労働省の「国民健康・栄養調査」の結果では、糖尿病が強く疑われる患者さんの数が日本全国で950万人いると推定され、さらに、いわゆる糖尿病予備群の患者さんの数をあわせると約2050万人と発表されています（図3）。また40歳以上のかたでは、いろいろな調査結果から見ると10人に1人が糖尿病を持っているこ

とがわかっています。糖尿病の治療を受けている患者さんの数も、ここ数十年の間に、急速に増えています（図４）。

　このように患者さんが増えているのは2型糖尿病なのですが、この増加の原因は、生活環境の変化であると考えられています。昔の記録を調べると、昭和30年代の前半ころまでは、糖尿病の患者さんはそれほど目立たなかったようです。日本の高度成長とともに、交通機関が発達し、運動量が少なくなりました。自動車の普及と並行して、糖尿病患者さんの数が増えていることがわかります。

　また高脂肪で、ぜいたくな食べ物がいつでも食べられるようになりましたが、日本人が脂肪を摂取する量と糖尿病も並行して増えています。

　2型糖尿病は、食べすぎや運動不足といった好ましくない生活習慣により発病が促され、また病状が悪くなりますが、患者さんの増加には、このような社会的な背景があります。

●図３　糖尿病が強く疑われる人、および予備群の推計

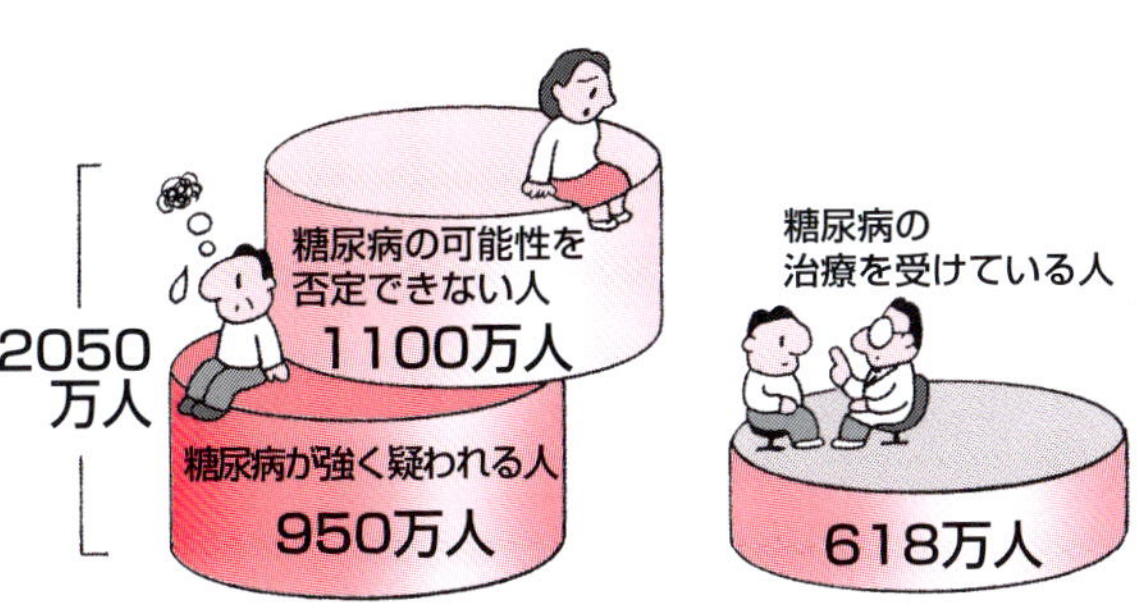

糖尿病およびその予備群はあわせて約2050万人にもなると推計される。しかし、治療を受けている人の数ははるかに少ない。
「平成24年国民健康・栄養調査」厚生労働省より

2型糖尿病と遺伝

　2型糖尿病では、両親や兄弟に糖尿病のかたがしばしば見られます。**2型糖尿病は、必ず遺伝する病気ではありませんが、糖尿病になりやすい体質は遺伝すると考えられています。**

●図４　急増する2型糖尿病

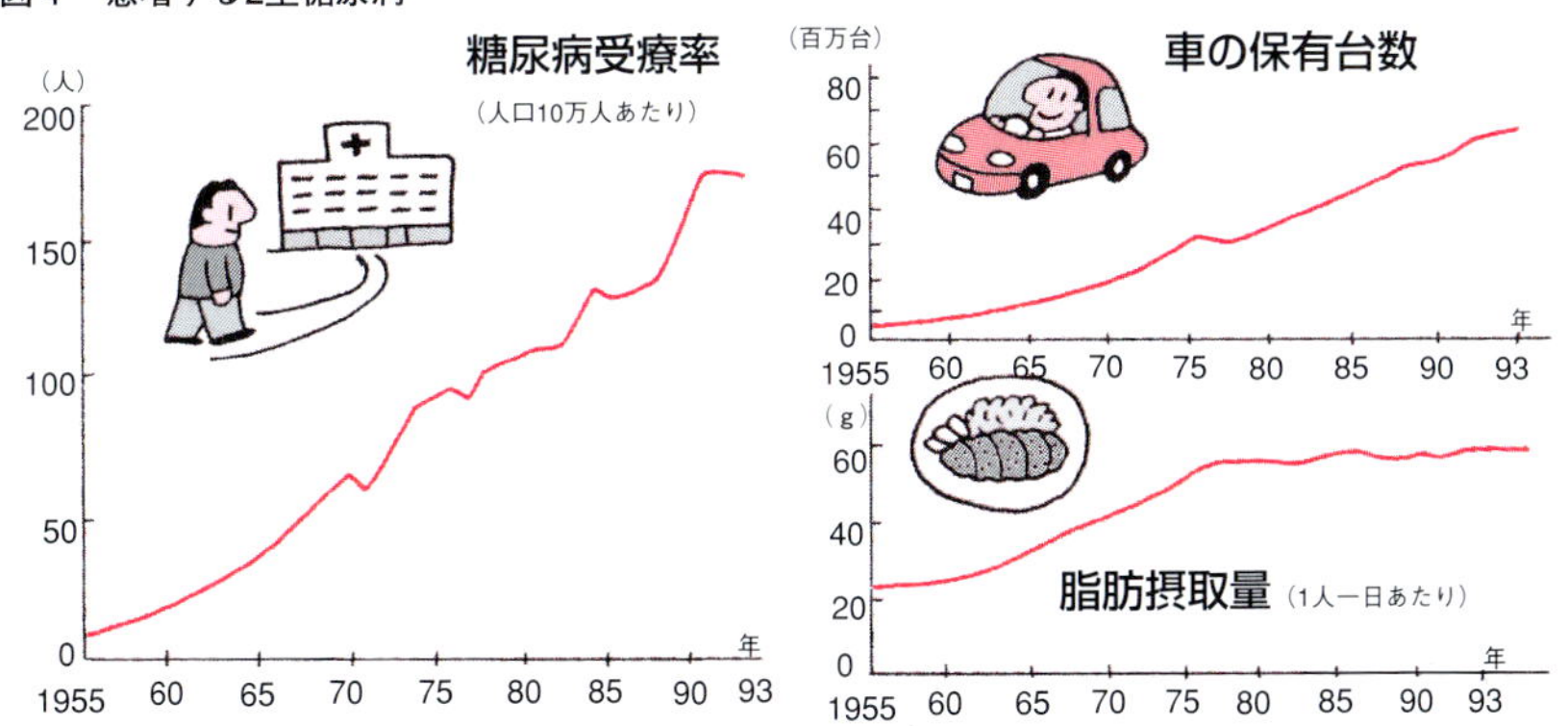

東北大学名誉教授／後藤由夫氏のデータおよび「国民栄養調査」厚生省より

2型糖尿病では、インスリン分泌低下とインスリン抵抗性がいろいろな程度に起こっていますが、インスリン分泌低下の体質も、インスリン抵抗性の体質も遺伝すると考えられています。

この体質（正確にいうと遺伝因子）が何かは充分にわかっていませんが、おそらくいくつかの遺伝因子の組み合わせによって、糖尿病になりやすい体質が決まっているのではないかと考えられています。また、その遺伝因子は決して珍しいものではなく、多くの人がその遺伝因子を持っていて、その組み合わせの違いや、遺伝因子の強さの違いで、最終的に糖尿病になりやすいかどうかが決まっているのではないかと考えられています。

人間の遺伝子の地図のあらましが、二〇〇一年2月に発表されました。

現在では、糖尿病になりやすい遺伝因子は徐々に明らかにされつつあります。将来的には、遺伝因子の違いによる個人個人の体質に合わせて、より効果的な糖尿病の予防や治療ができるようになると思います。

2型糖尿病と肥満、ストレス

2型糖尿病になりやすい遺伝因子を持っていたとしても、必ず糖尿病になるわけではなさそうです。遺伝因子に加えて、さらに食べすぎや運動不足といった好ましくない生活習慣が続いた場合、また結果として肥満が起こった場合に、発病が著しく促進されると考えられます（図5）。

それでは、なぜ肥満は2型糖尿病の発病を促進するのでしょうか。そもそも肥満とは何でしょうか。

肥満とは、体の中の脂肪の量が多い状態で、普通は身長と体重から求める指数ＢＭＩ（=Body Mass Index）を指標にします（表2）。ＢＭＩが、25（kg/m²）を超えた状態が肥満ですが、ＢＭＩが大きくなるほど、糖尿病だけではなく、高血圧、脂質異常症（高脂血症）、痛風など、いろいろな病気の危険が高くなります。

肥満で、糖尿病の発病が促進される理由として、肥満（=体脂肪の蓄積）自体がインスリン抵抗性を起こすことがわかっています。たとえばインスリン分泌低下の遺伝因子を持ったかたが、肥満を合併してきた場合には、著しく糖尿病を発病しやすくなります。

●表2　肥満とBMI（Body Mass Index）

BMI＝体重(kg)÷身長(m)÷身長(m)

【例】身長160cm（＝1.6m）、体重64kg の場合
BMI＝64÷1.6÷1.6＝25（kg/m²）

BMIが25(kg/m²)以上は「肥満」です！

また、世の中のしくみが複雑になるにつれて、私たちは精神的ストレスの多い生活を強いられます。精神的ストレスにより、体の中にいろいろなストレス物質（いくつかの「ホルモン」な

どが知られている）が増えると、これもまたインスリン抵抗性を起こすことが知られています（図５）。

２型糖尿病は、まずなんらかの遺伝因子を持つ人に起こりやすく、食べすぎ、運動不足、肥満、ストレスが加わってくると、発病が著しく促進される病気です。

●図５　２型糖尿病の発病を促す因子

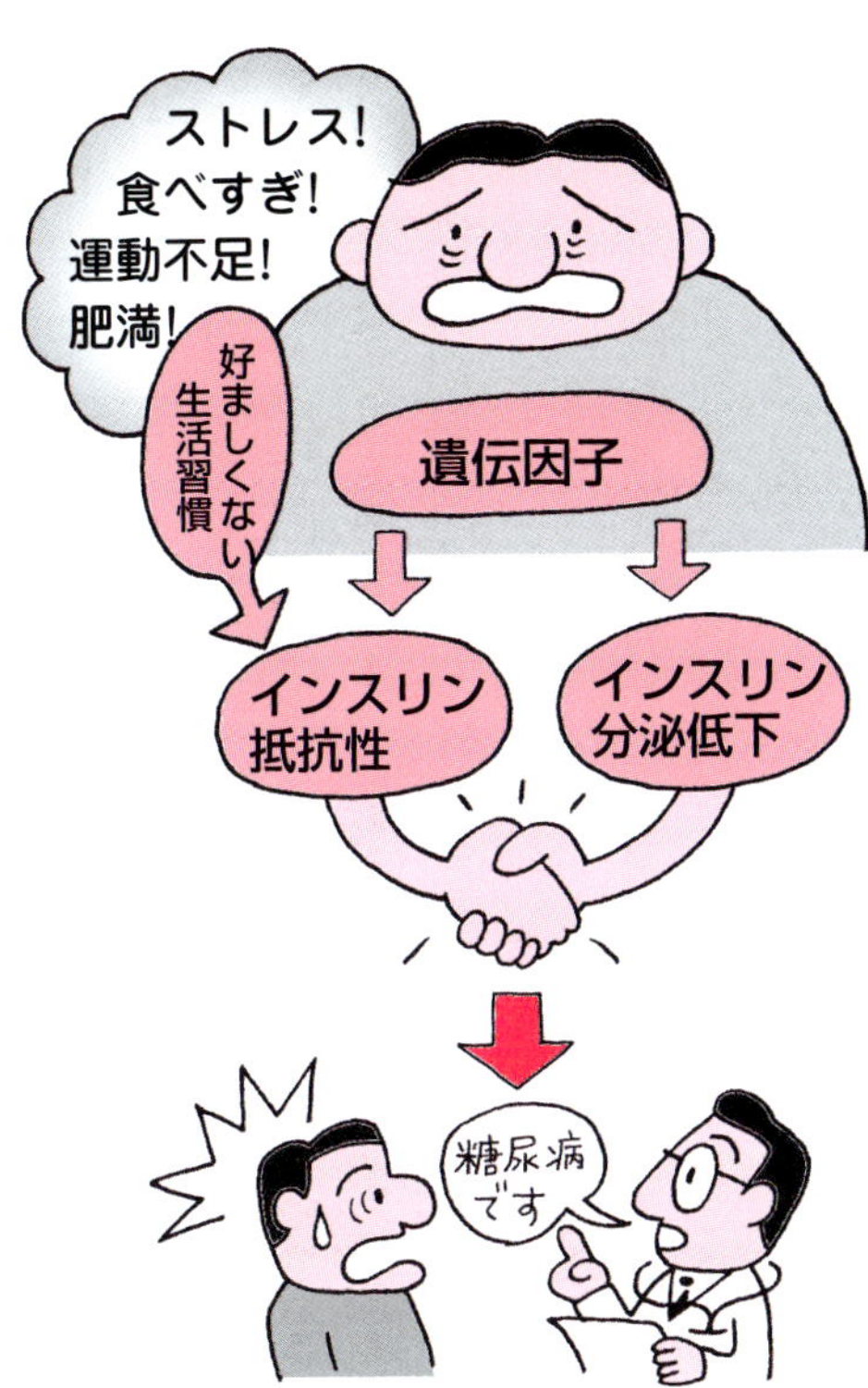

１型糖尿病とは？

１型糖尿病は、膵臓のβ細胞（インスリンを作る細胞）がこわされてしまい、ほとんどインスリンを作れなくなったために起こるものです。つまり、インスリン分泌低下が非常に強く見られ、普通はインスリン抵抗性はほとん

●表３　１型糖尿病と２型糖尿病

糖尿病の成因	１型糖尿病	2型糖尿病
発症のしくみ	おもに自己免疫によりインスリンを作るβ細胞がこわれる。HLAなどの遺伝因子に、何らかの誘因が加わって起こる。他の自己免疫疾患（甲状腺疾患など）の合併が少なくない (HLA＝ヒトの免疫機能に関連した遺伝子)	インスリン分泌低下やインスリン抵抗性をきたす遺伝因子に、食べすぎ、運動不足などが加わって起こる
家族歴	家系内の糖尿病は2型より少ない	家系内血縁者にしばしば糖尿病がある
発症年齢	小児～思春期に多い。中高年にも起こる	40歳以上に多い。若年にも増えている
肥満度	肥満とは関係がない	肥満または肥満の既往が多い

『糖尿病治療ガイド2012-2013』日本糖尿病学会編より作成

どありません。β細胞がこわれる原因として、免疫の調節の異常が考えられています。免疫とは、外界から体の中に侵入した細菌などを排除するときに働くしくみで、普通は自分の体をこわすような免疫は起こりません。

ところが、なんらかの原因で自分のβ細胞をこわす免疫が暴走してしまった結果（このことを「自己免疫」と呼んでいる）、この1型糖尿病が起こると考えられています。この暴走の引き金として、ウイルス感染が知られています。

1型糖尿病は、幼児や小中学生のときに、急に体重が減るなどの強い症状が出て見つかることが多く、10歳以下で見つかる糖尿病は、ほとんどこの1型糖尿病です。しかし、成人に起こることもあり、また必ずしも急激に発病してくるとは限らず、数年以上の経過で少しずつβ細胞がこわれていって、病状が悪くなるタイプもあります。

1型糖尿病は、血糖値が高いことは2型糖尿病と同じですが、原因はまったく違う病気であることを理解していただきたいと思います（表3）。

糖尿病の症状と診断

尿糖検査で何がわかるか

尿糖検査は健康診断には必ず含まれていて、また専用の試験紙（薬局で買うことができる）を尿につけるだけで、簡単に調べることができるので、糖尿病の発見のきっかけとなることが多いわけです。では、血糖値と尿糖の関係はどうなっているのでしょうか。

健康な状態では、空腹時血糖値はおよそ70～100㎎/dlで、食後でもたかだか130㎎/dl程度までしか高くなりません。尿糖は、血糖値が正常より高くなり、およそ170～180㎎/dl以上になると陽性になります（図6）。

糖尿病では、特に食事をしたあとでは血糖値が200㎎/dl以上になることが多いので、尿糖が出ることが多いわけです。しかし、血糖値があまり高くなくても、体質的に尿に糖が出やすい人もいて、「腎性糖尿」と呼ばれています。

また、高齢者では血糖値が200㎎/dl以上になっても、尿糖がほとんど出ないかたもいます。糖尿病は血糖値で診断する病気ですから、疑わしいということになったら、血糖値の検査を受ける必要があります。

血糖検査で何がわかるか

血糖値は食事により上下することは、すでにおわかりのことと思います（図2）。したがって、糖尿病かどうかを診断する血糖値の基準は、食事の状態をふまえて決められています。

朝の空腹時の血糖値は、日によって変動が少ないのでよく検査されますが、126㎎/dl以上が糖尿病の診断基準です。血糖検査は、必ずしも空腹で受

●図6　尿糖と血糖値の関係

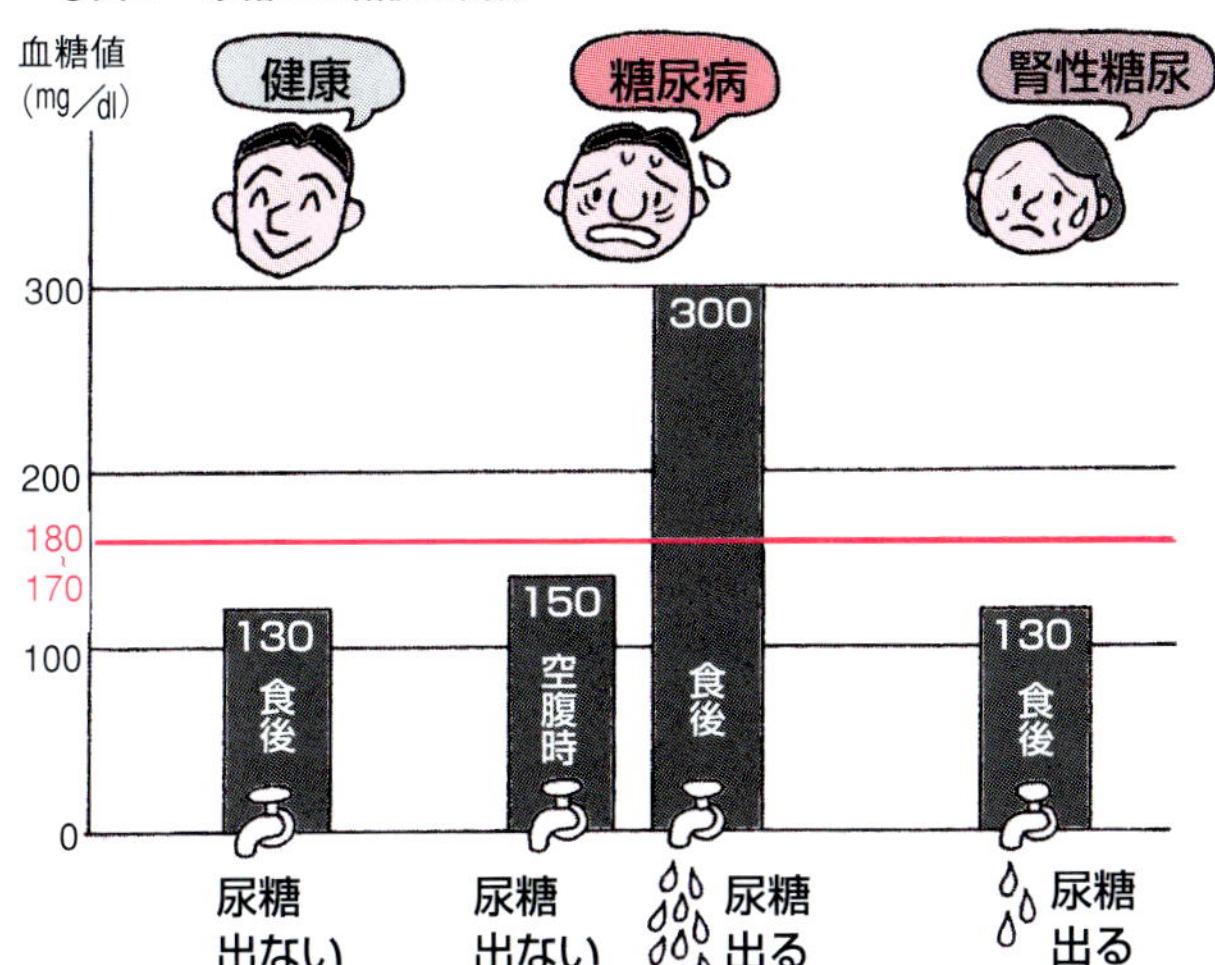

●図7　血糖・HbA1cの検査と糖尿病の診断

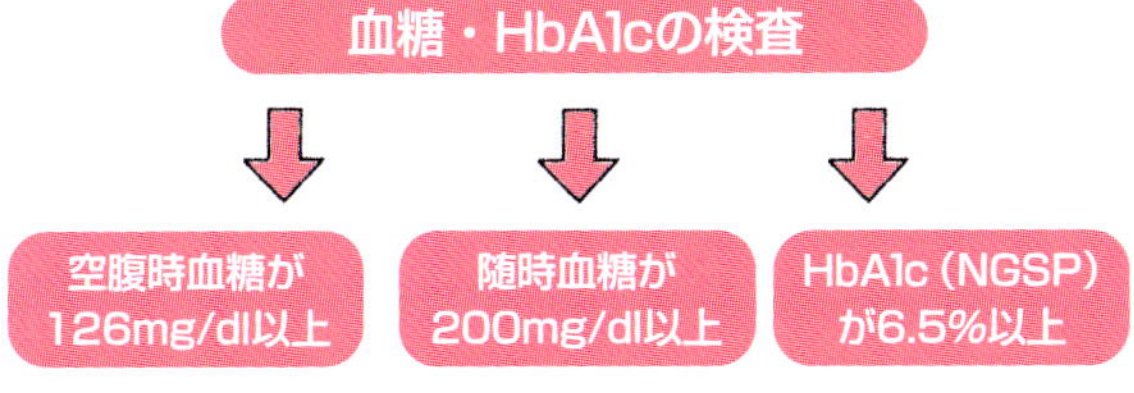

空腹時血糖が126mg/dl以上、または随時血糖が200mg/dl以上、かつHbA1c(NGSP)が6.5%以上であれば糖尿病と診断。もし、血糖、HbA1cのどちらかが基準を満たさない場合は…

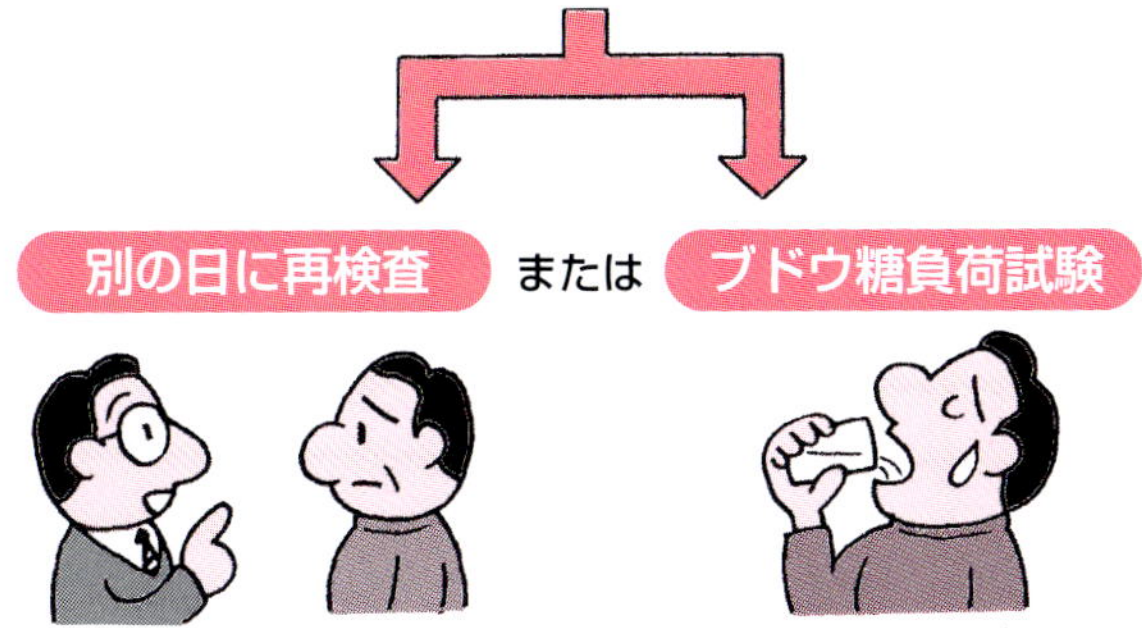

また、血糖値が非常に高くて、そのための症状がはっきりしているとき、あるいは糖尿病による網膜症が見られるときにも、すぐに糖尿病と診断されることもある

ける必要はありません。食後に採血して調べた血糖値では、200mg/dl以上が診断基準になります。また新たに二〇一〇年から、過去1~2か月間の平均血糖値を反映する指標であるHbA1c(NGSP)(28ページ参照)6.5%以上も診断基準の一つになりました。空腹時または随時の血糖値と、同時に測定したHbA1c値の両方が診断基準を満たせば、その場で糖尿病と診断されます(図7)。一方、血糖値とHbA1c値のどちらかが基準を満たさない場合には、別の日に再検査をしたり、また「ブドウ糖負荷試験」と呼ばれる精密検査をすることがあります。

また、血糖値が非常に高くて、そのための症状(のどの渇き、多尿、体重減少など)がはっきりしているとき、あるいは糖尿病による網膜症(17ページ参照)が見られるときにも、すぐに糖尿病と診断されることもあります。

糖尿病の診断

　空腹時、あるいは食後の血糖値が診断基準にあてはまらない、あるいは検査の結果が一致しないときには、「ブドウ糖負荷試験」と呼ばれる精密検査をすることがあります。この検査では、朝の空腹時にまず採血をして、その後75ｇの糖を含む検査用のジュースを１本飲みます。その後30分おきに何度か採血をして、血糖値の上がり方をくわしく調べる検査です（図８）。

　空腹時の血糖値が110㎎/dl未満であり、なおかつ２時間後の血糖値が140㎎/dl未満のときには、「正常型」と診断され、糖尿病はないと判断されます。一方、空腹時の血糖値が126㎎/dl以上であるか、あるいは2時間後の血糖値が200㎎/dl以上のどちらかが見られたときには、糖尿病と診断されます。

　正常の状態では、血糖値が少し高くなってくると、インスリンが活発に出て、ブドウ糖をすばやく肝臓、筋肉などにとり込ませてしまうので、2時間もすれば血糖値はほぼ元に戻ってしまいます。しかし、インスリンが活発に出てこない状態（インスリン分泌低下）、あるいはインスリンがうまくブドウ糖をとり込ませない状態（インスリン抵抗性）があると、糖の処理が遅れてしまい、結果的に血糖値が高い状況が続いてしまうことになります。

　ブドウ糖負荷試験の結果、正常型でもないし、糖尿病でもないという結果が出ることがあり、「境界型」と呼ばれています。この境界型については、のちほどくわしく説明します。

●図８　75ｇブドウ糖負荷試験による糖尿病の診断

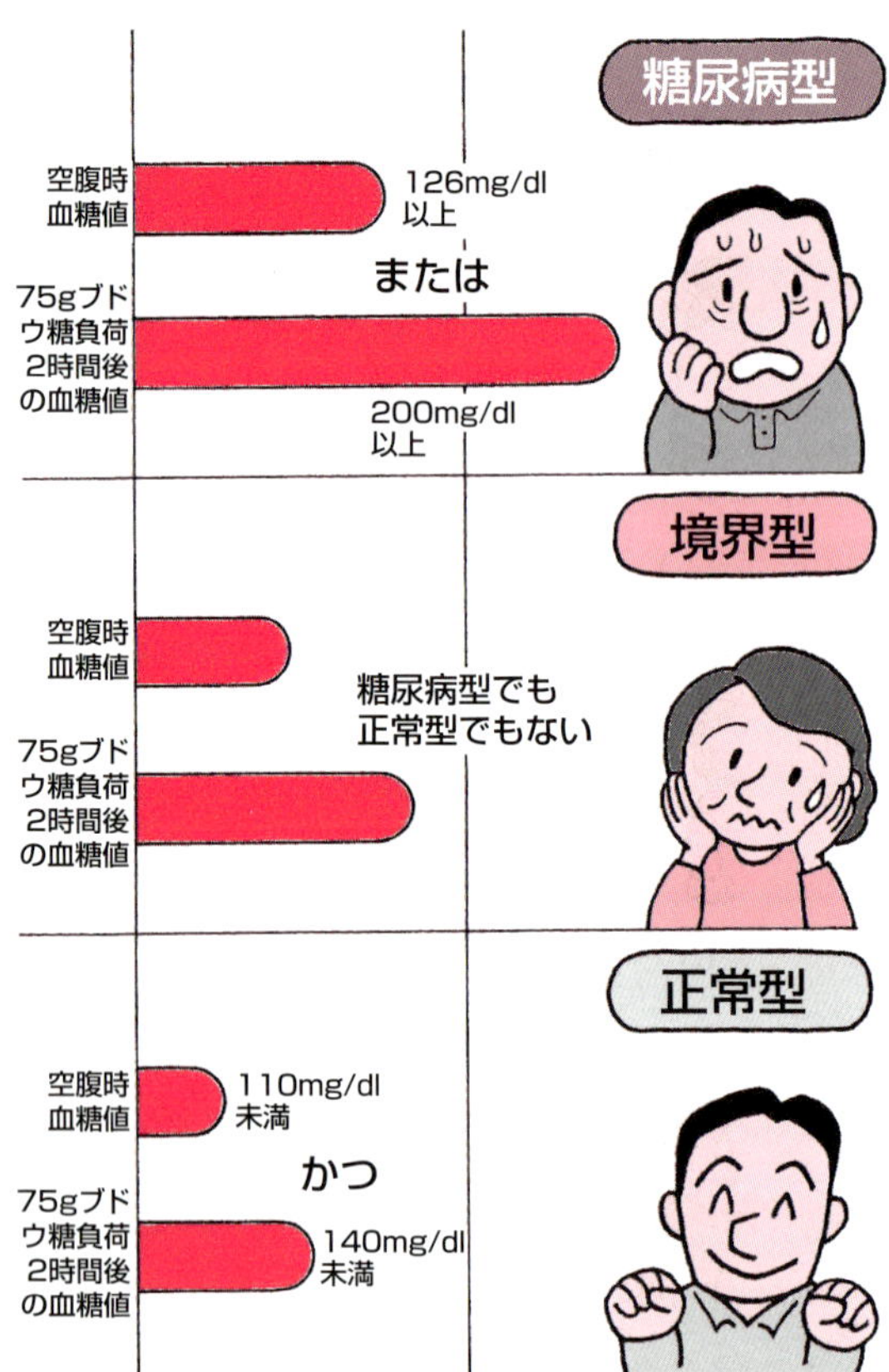

血糖値が高いための症状は

糖尿病では、血糖値が高いわけですが、そのための症状は、尿に糖がたくさん出ることによって起こります。尿に糖がたくさん出ると、体の中の水分が尿に吸いとられていきますので、尿の量が多くなります（図9）。昼間だけではなく、夜中にもトイレに通うようになります。体の水分が足りなくなるので、のどが渇き、ひどく水分がほしくなることもあります。

尿に糖がたくさん出ると、せっかく食事でとった栄養が、尿に逃げてしまいます。そのため、体の栄養は足りなくなり、たくさん食べているのにやせてきたり、また、なんともいえない体のだるさを訴えるかたもいらっしゃいます。そのほかにも、足がつりやすい（こむらがえり）、目のかすみといった症状も、血糖値が高いことと関連して起こることがあります。尿糖は、血糖値が170〜180㎎/dl以上になると出てくるので（図6の朱線）、血糖値が高ければ高いほど、いろいろな症状が強くなります。

また、糖尿病が長く続くと、「合併症」がひそかに進行している場合があります。のちほどくわしく説明しますが、網膜症という目の合併症のために、視力障害が起こる場合があります。そのほかに、腎臓の合併症による足のむくみ、神経障害による足の指先や、足の裏のしびれ、違和感などの症状にも注意が必要です。合併症の症状は、血糖値が高いための症状とは違って、治療により血糖値が下がっても、すぐによくなるものではありません。

●図9　糖尿病の自覚症状

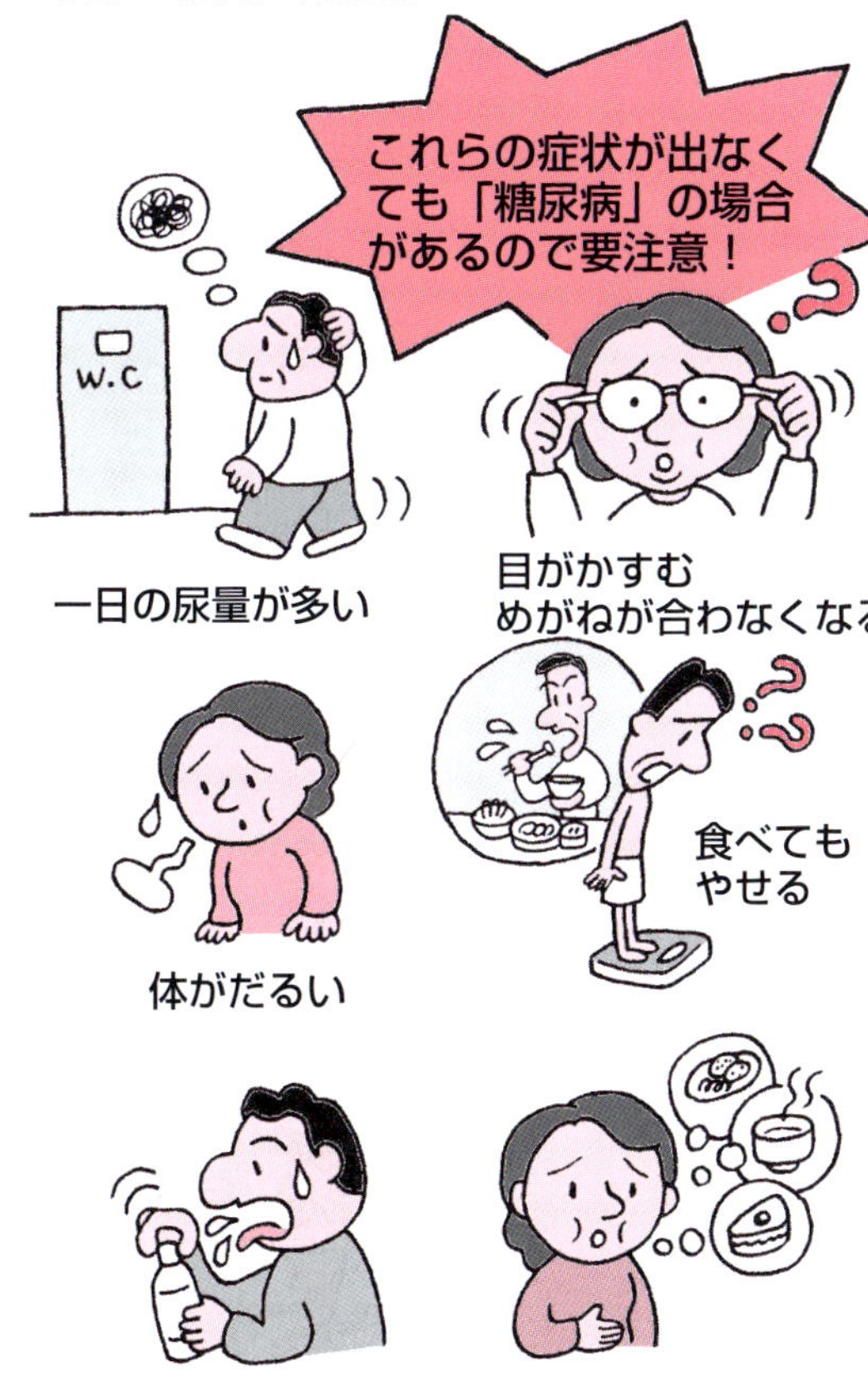
これらの症状が出なくても「糖尿病」の場合があるので要注意！
W.C
一日の尿量が多い
目がかすむ
めがねが合わなくなる
体がだるい
食べても
やせる
のどが渇く
空腹感が強い

初期のうちは自覚症状がない

血糖・HbA1c値の検査や、ブドウ糖負荷試験で糖尿病と診断されたけれども、「私にはなんの症状もない。のどの渇きもないし、尿も多くない。本当にこれが病気だろうか」と思われるかたもいらっしゃると思います。ここに糖尿病の怖さがあります。

先ほど説明したいろいろな症状は、かなり血糖値が高い、およそ空腹時血糖値が180mg/dl以上、食後で300mg/dl以上のときです。このように、かなりたくさん尿糖が出るようになって、初めてはっきりしてくる症状です。空腹時の血糖値が140mg/dlで、食後で250mg/dl程度、尿糖が少し出る程度では、ほぼ自覚症状はないようです。

しかし、このような状態が長く続いたり、あるいは放置している間に悪化すると、5年、10年の経過でいろいろな合併症が進行する恐れがあります。

糖尿病は、血糖値が高いための症状をあてにして治療してはいけない病気であることを覚えていただきたいと思います。

糖尿病は治るのか

糖尿病は一生治らない、悪くなる一方ではないか、と不安を持たれるかたも多いと思います。確かに治療によって血糖値が下がっても、インスリン分泌低下、あるいはインスリン抵抗性といった、血糖値が高くなった本質的な原因、あるいは遺伝的な体質までが完全に治るということはむずかしいのが、現状です。

しかし、いろいろな治療の進歩によって、血糖値を正常近くまで下げて、その状態を続けることは、充分可能な時代になっています。また、多くの研究の結果、そのように血糖値が正常に近い状態が続けば、合併症が起こる可能性は、非常に低いことがわかっています。

つまり糖尿病は、充分な治療を続ければ、糖尿病のない人となんら変わらない生活や人生を過ごせる病気であると考えていただいてよいと思います。

境界型とは?

図8に示したように、境界型は、正常型と糖尿病の中間にあり、一般に、「糖尿病予備群」といわれる状態です。確かに「予備群」の言葉どおり、境界型の中から、1年間で数パーセントのかたが糖尿病になるという調査結果もあります。**特に、糖尿病の家族歴のあるかた、肥満のあるかた、脂質異常症や高血圧のあるかたは要注意です。**

また、ブドウ糖負荷試験の1時間目の血糖値が高い場合(180mg/dl以上)、あるいは2時間目の血糖値が高い場合(170mg/dl以上)のかたも要注意です。このような場合には、糖尿病の場合と同じように、食事療法や運動療法を行なうことによって、発病をかなり防ぐことができます。

また肥満、脂質異常症や高血圧と、この境界型を同時に持っている場合には、狭心症や心筋梗塞、脳梗塞などの動脈硬化の病気（20ページ参照）になりやすいことが知られています。このような危険因子が合併した状態が、いわゆる**メタボリックシンドローム**です。

しかし、同じ境界型でも、たとえば検査のときの体調の乱れで、一時的に境界型となっていて、すぐに正常型に戻ってしまうこともあります。境界型と診断された場合には、状況に応じたアドバイスを医師からいただいて、経過観察の検査を受けましょう。

なにより怖い合併症

糖尿病を放置すると

糖尿病では多少血糖値が高くても、自覚症状がほとんどありません。そのために、糖尿病があることがわかっていながら放置しておく人が少なくありません。「平成24年国民健康・栄養調査」でも、患者さんの約3割が、ほとんど治療を受けたことがないと回答しています。**しかし、糖尿病を放置しておくと、重大な合併症を引き起こす恐れがあり危険です。**

糖尿病の合併症には、高血糖が長い間続くことにより起こる慢性合併症と、糖尿病があればいつでも起こりうる急性合併症があります。

糖尿病に特徴的な慢性合併症に、糖尿病(性)網膜症、糖尿病(性)腎症、糖尿病(性)神経障害の三つがあります。慢性合併症は一度進行してしまうと治療することがむずかしくなります。

一方、急性合併症には、高血糖昏睡や感染症などがあります。

糖尿病の治療の目標は、いろいろな合併症を起こさない、あるいは進行させないことです。そのためには、定期的に通院し、血糖コントロールの状態や、合併症の検査を受けることがたいせつです。

目に迫る糖尿病

まず、慢性合併症について見ていきましょう。

人間の目を横から見ると、図10のようになります。水晶体を通った光は、目の奥の「網膜」と呼ばれる組織に集まり、そこで私たちはものを見ています。糖尿病では、この網膜に障害が起こることがあり、「糖尿病網膜症」と呼ばれています。糖尿病網膜症には、単純網膜症、増殖前網膜症、増殖網膜症の三段階があります。

網膜にある非常に細い血管が、高血糖により傷つき、血管が詰まったり、小さな出血（点状出血）を起こした状態が、単純網膜症です。この段階では、自覚症状はまずありません。この単純網膜症は、血糖コントロールをよくす

●図10　目の立体構造

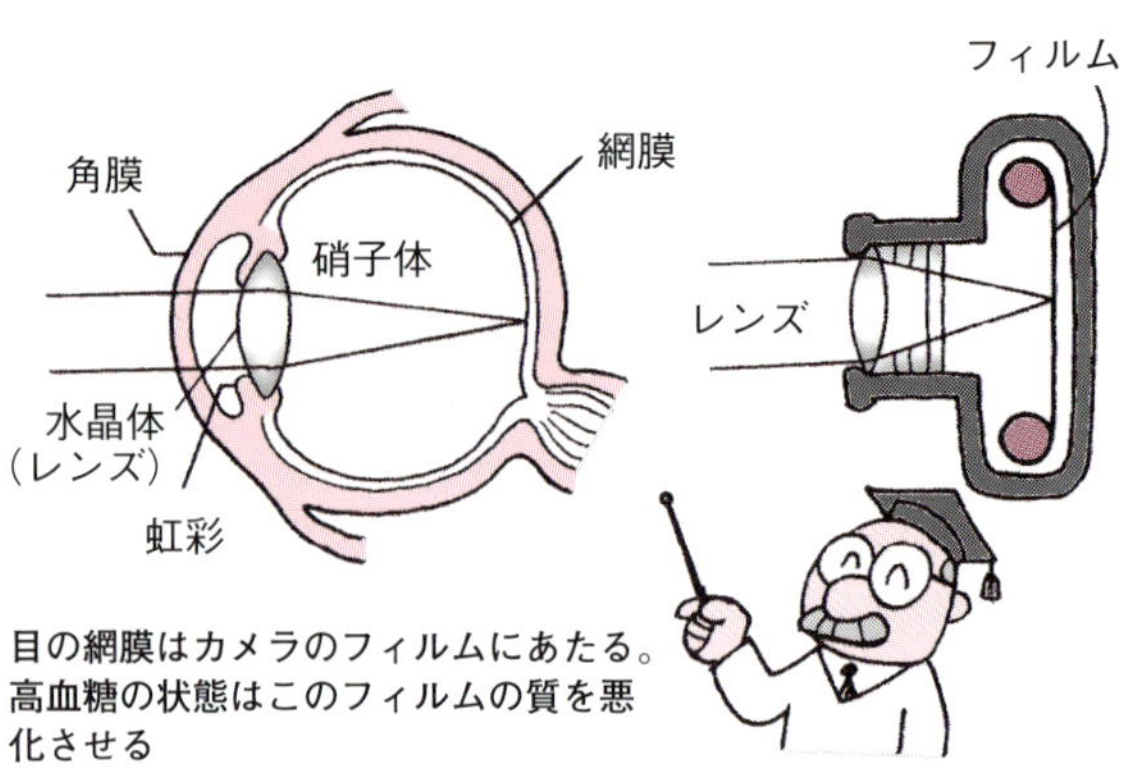

目の網膜はカメラのフィルムにあたる。高血糖の状態はこのフィルムの質を悪化させる

ると、治ることがあります。

この段階から進行すると、点状出血が増えて、また血管が詰まった部分にしみ（軟性白斑）が見られるようになります。網膜の中の血液の流れが悪くなり、酸素が欠乏し、それに反応して新しい血管（新生血管）ができ始めます。これが増殖前網膜症ですが、この段階になって初めて「目のかすみ」などの症状が出ます（写真1）。増殖前網膜症では、網膜にレーザーをあてる治療（光凝固療法）が行なわれます。

この新生血管の壁はもろく、少しの衝撃や、血圧の上昇などで破れやすく、破れると硝子体（図10）の中に出血（硝子体出血）が起こります。これが増殖網膜症で、ある日突然「目の前が真っ赤に見える」などの症状が出ます。硝子体出血をくり返すと、網膜剥離や緑内障などによる失明の危険があります。

●写真1　増殖前網膜症

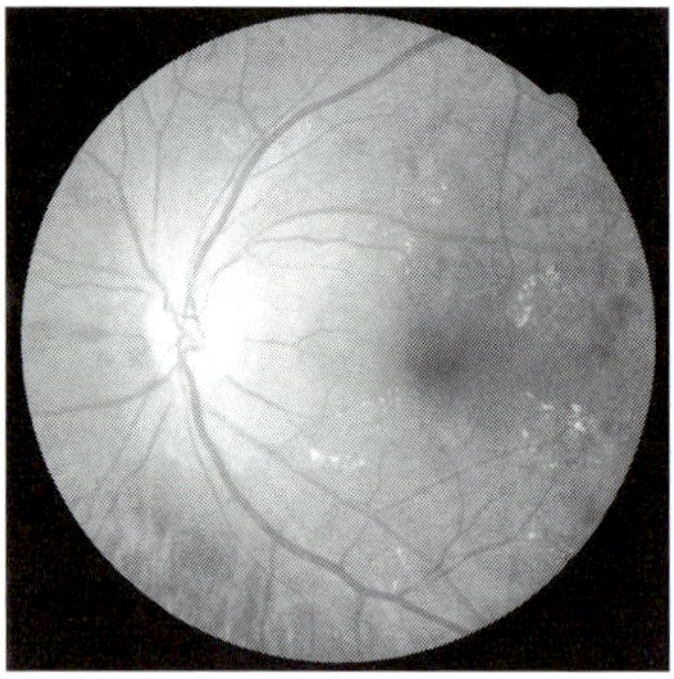

左目網膜の写真。多数の点状出血、白斑を認める。

糖尿病を放置しておくと、10年ほどの経過で、増殖網膜症まで進行する恐れがあります。**糖尿病では、目の自覚症状がなくても定期的に眼科を受診し、気づいたときには手遅れとならないようにしなくてはなりません。**

尿たんぱくに注意

腎臓では、「糸球体」と呼ばれる細い血管の集まった組織がフィルターのような役割をして、血液の中の老廃物を濾過し、尿に排泄する働きがあります。糖尿病が長く続くと、フィルターの目があらくなって、体に大切なたんぱく質が尿に出てしまったり（たんぱく尿）、糸球体の働きが悪くなり、老廃物を尿に出せなくなることがあり、「糖尿病腎症」と呼ばれています。

糖尿病腎症の最初の異常は、糸球体のフィルターの働きに現われます。まず初めには、普通の尿検査ではわからないごく少量のたんぱく尿（微量アルブミン尿）が見られ、この段階を「早期腎症」といいます（図11）。この段階では、血糖コントロールをよくしたり、高血圧の治療をすることで、進行を止めることができます。

この段階から進行すると、たんぱく尿が徐々に増えて、普通の尿検査でたんぱく尿が見られるようになり、この段階を「顕性腎症」といいます。この段階までは、自覚症状はありません。さらに進行して、たんぱく尿が多くなると、体がむくむなどの症状が出てきます。

また、糸球体の働きが悪くなると、体の中に老廃物がたまる腎不全（尿毒症）となり、体がだるい、皮膚がかゆい、貧血などの症状が出てきます。糸球体がいよいよ働かなくなると、自分の腎臓の代わりをしてもらう、人工透析という治療が必要になります。現在新しく人工透析を始める人のおよそ4割は、糖尿病のための腎不全（尿毒症）が原因です。

糖尿病腎症は、網膜症と同じように、やはり初期には自覚症状がないまま進

●図11　糖尿病腎症の進行

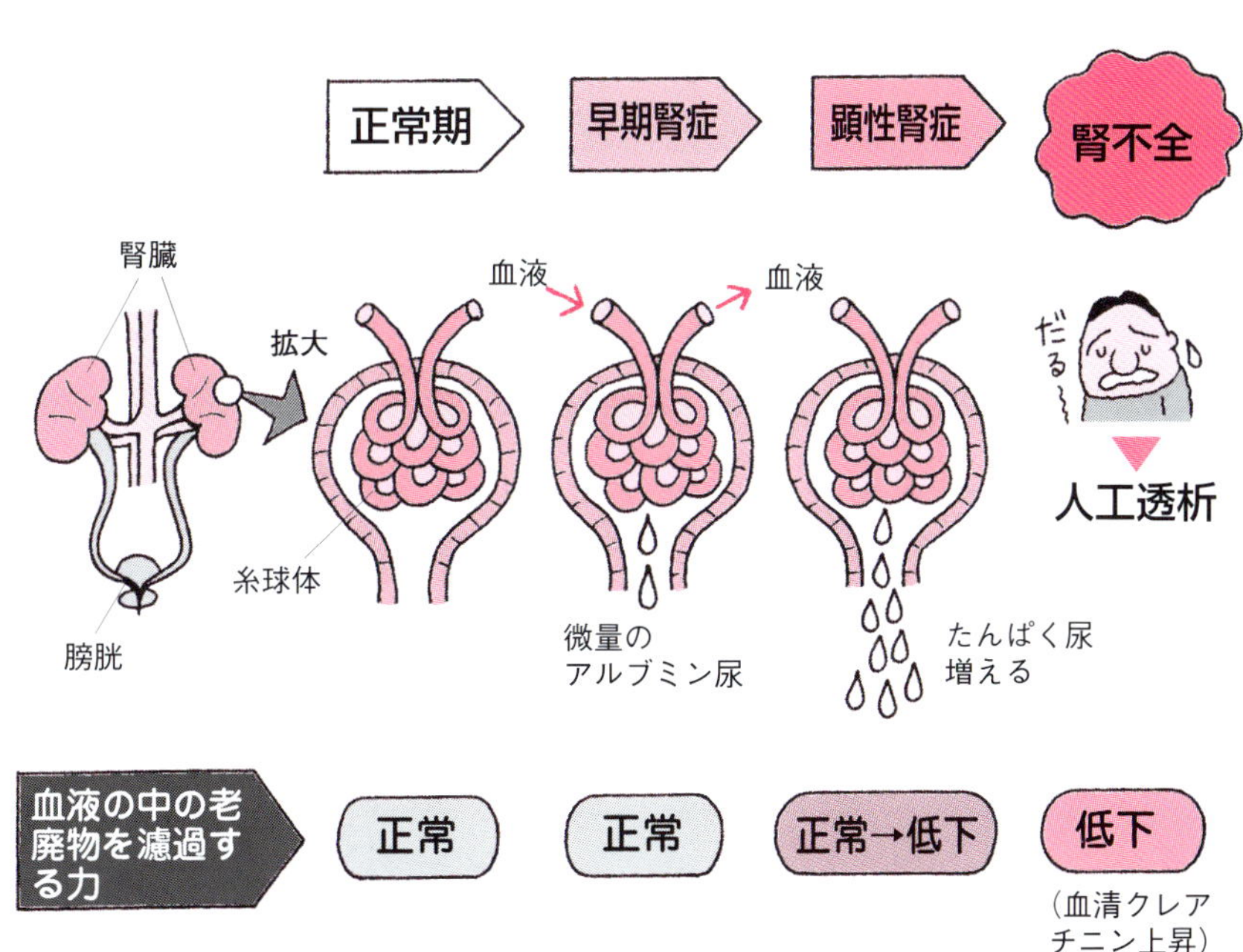

行するため、早く発見することが大切です。そのためには微量アルブミン尿、あるいは尿たんぱくの検査、腎臓の働きを調べる血液検査を定期的に受ける必要があります。

神経障害とは？

糖尿病神経障害とは、高血糖が続くことで神経が傷む病気です。網膜症や腎症が普通10年以上の経過で起こるのに比べて、より短い期間で起こることがあります。また、初期の段階から足のしびれや違和感などの症状が現われます。

糖尿病神経障害は大きく二つに分けられます。一つは「末梢神経障害」で、足の指先、足の裏のしびれや違和感から始まります。進行すると足首から下、ひざ下と徐々に症状が広がったり、神経痛のような痛みを起こすこともあります。さらに悪化すると、痛みや熱さの感覚が鈍くなり、ちょっとした傷や、やけどに気づかずに、糖尿病壊疽（えそ）の原因になることがあります。もう一つは「自律神経障害」と呼ばれ、立ちくらみ、下痢や便秘、吐きけ、汗が出にくい、尿が出にくい、勃起障害（ＥＤ）などの症状があります。

糖尿病神経障害では早くから自覚症状が現われるので、気づいた症状は主治医にこまめに相談することがたいせつです。

●図12　糖尿病末梢神経障害の自覚症状

自覚症状は
初期の
段階から
現われる
しびれや
痛みが
ある
さらに
悪化すると
神経障害が
さらに進むと
痛みや
しびれの感覚
が鈍くなる
いつのまにか
治った
みたい

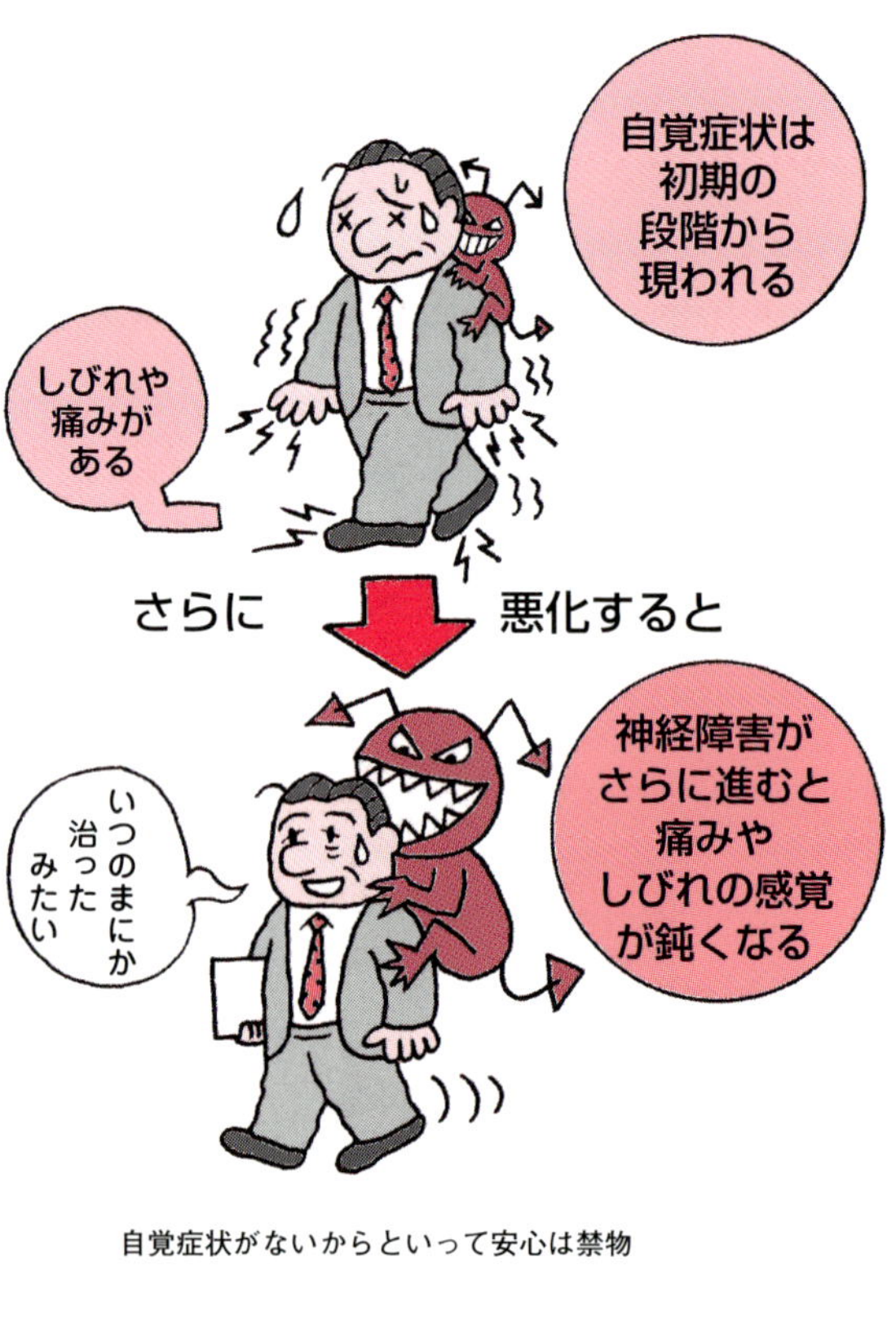

自覚症状がないからといって安心は禁物

動脈硬化とは？

糖尿病網膜症、腎症、神経障害は、高血糖により細い血管が傷ついて起こりますが、高血糖は細い血管だけでなく、太い血管（動脈）にも「動脈硬化」という悪い影響を及ぼします。動脈硬化とは、傷ついた動脈の壁にコレステロールなどがたまり、動脈の壁がかたくなり、弾力性がなくなったり、また血液の流れる内部が細くなったり、詰まりやすくなった状態です（図13）。

実際の症状としては、脳の動脈硬化

では脳梗塞が、心臓に栄養を送っている動脈（冠動脈）では狭心症や心筋梗塞が起こります。

動脈硬化は老化現象の一つでもあり、脳梗塞や狭心症、心筋梗塞は、糖尿病がない人にも起こります。しかし糖尿病があり、高血糖が続いているときには、動脈硬化は10年早く進行するといわれているので、注意が必要です。

動脈硬化は、老化や糖尿病のほかにも喫煙、脂質異常症、高血圧などいろいろな危険因子によって促進されます。動脈硬化が進行すると、血管を正常の状態に戻すことはむずかしいので、予防が大切です。

そのためには血糖をコントロールするのはもちろんのこと、それ以外の危険因子を少しでも減らすことが必要です。喫煙をやめること、脂質異常症、高血圧の治療を充分に受けることがたいせつです。

糖尿病、脂質異常症、高血圧の根底には、肥満や食べすぎ、運動不足といった好ましくない生活習慣があるので、それを改善するよう努力しなくてはいけません。

足の病気に注意「糖尿病壊疽」とは

糖尿病のための足の病気で、最も怖いのは「糖尿病壊疽」ですが、この原因には「糖尿病神経障害」と、足の動脈の「動脈硬化」（末梢動脈疾患、図13）があり、この二つが重なって起こることが少なくありません。

神経障害が進行すると、痛みを感じにくくなり、たとえば足の裏に傷ができても気づかないことがあります。その部分から細菌が侵入して感染すると、炎症を起こします。

●図13　動脈硬化はこうして起こる

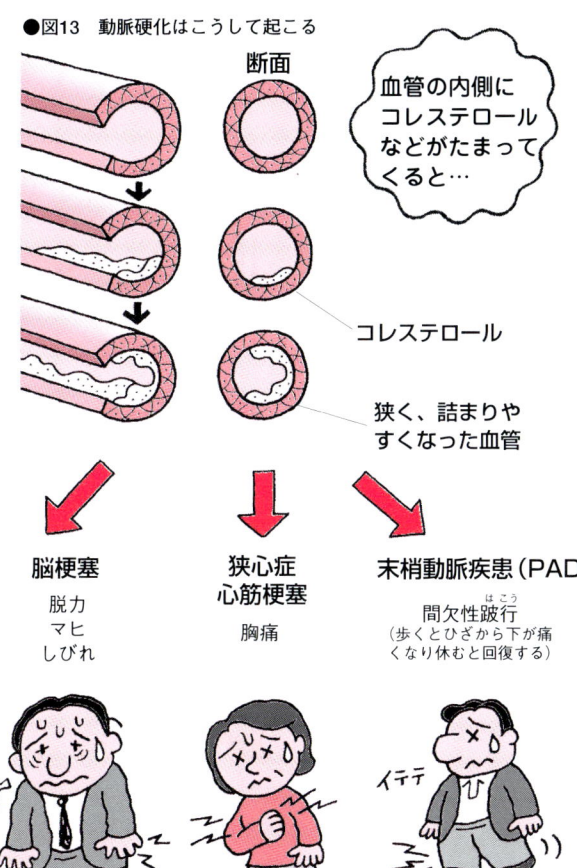

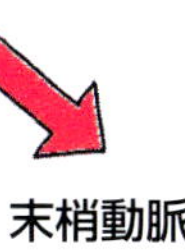
断面
血管の内側にコレステロールなどがたまってくると…
コレステロール
狭く、詰まりやすくなった血管
脳梗塞
脱力
マヒ
しびれ
狭心症
心筋梗塞
胸痛
末梢動脈疾患（PAD）
間欠性跛行
（歩くとひざから下が痛くなり休むと回復する）

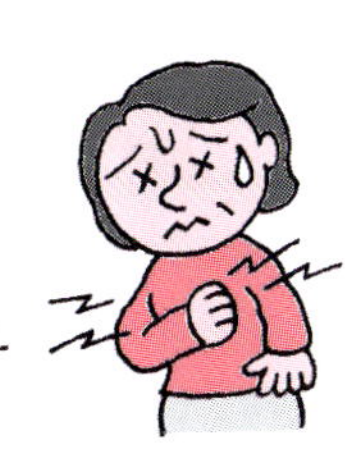

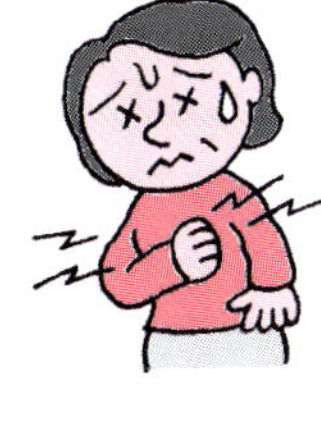

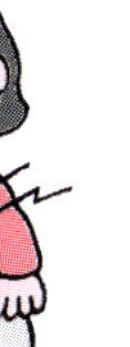

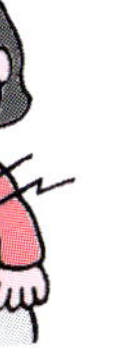

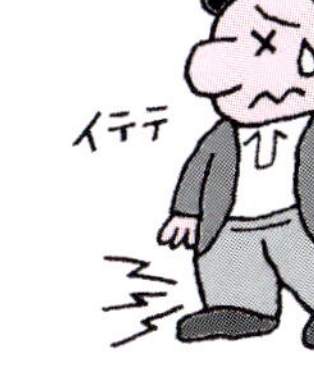

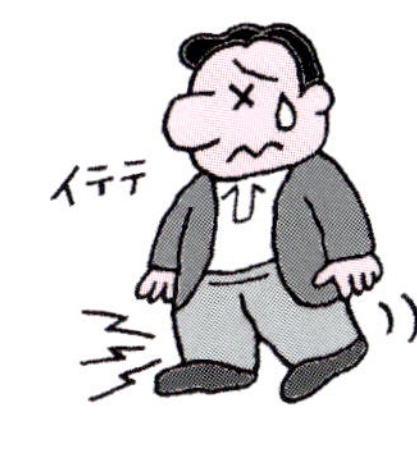

また、足の動脈硬化が進み、血液の流れが悪くなると、傷の治りが悪くなり、さらに血管が完全に詰まると、足が黒くミイラのようになってしまうことがあります。これらを「糖尿病壊疽」といい、治療が遅れると、足を切断しなくてはならなくなります。

糖尿病壊疽を防ぐためには、毎日の足の手入れが必要です。特に糖尿病歴の長いかた、神経障害のあるかたは要注意です。傷ややけど、つめの伸びすぎ、うおのめ・たこ、水虫などに注意しましょう。ほんの小さな足の異常が、糖尿病壊疽の始まりになることが少なくありません。

高血糖昏睡（こんすい）

高血糖昏睡は、インスリンの働きが極度に不足して起こる急性合併症で、血糖値は500㎎/dlから1000㎎/dl以上になり、脱水状態を起こしています。

高血糖昏睡は、糖尿病を治療しないで放置していたとき、インスリン注射を急にやめてしまったとき、肺炎などの感染症にかかったときなどに起こります。インスリンの働きが極度に不足すると、血糖値が高くなるだけでなく、体の中の脂肪が分解されてきます。このとき、ケトンという物質が増えて、血液が酸性になり、「ケトアシドーシス」という状態になります。この状態になると、生命に危険があります。

ケトアシドーシスの症状として、まず血糖値が高いため、ひどいのどの渇き、体重減少、体のだるさがあり、次に腹痛、吐きけなどが起こります。このような症状があり、体が衰弱してきたときには、すぐに治療を受ける必要があります。

感染症

もう一つの急性合併症は、感染症です。肺炎などの感染症は、もちろん糖尿病がない人にも起こりますが、糖尿病があり血糖値が高い状態では、肺炎、膀胱（ぼうこう）炎、おできや傷の化膿（かのう）などの感染症を起こしやすく、治りにくくなっています。

体の中に細菌が侵入したときに、それを殺すのは白血球ですが、血糖値が高いと、その働きが悪くなります。また、糖尿病の慢性合併症のために血液の流れが悪くなっていると、酸素が充分に行きわたらず、体のいろいろな細胞の働きが悪くなっています。このような理由で、糖尿病では細菌に対する抵抗力が弱くなっています。

感染症にかかると、ストレスのため血糖値は高くなり、高血糖昏睡になる恐れがあります。発熱、かぜや膀胱炎の症状、傷の化膿などの感染症の症状に注意して、熱が下がらない、食事が食べられないときには、早めに診察を受ける必要があります。

口の中にも注意

う歯（虫歯）や歯周病は慢性の細菌感染症ですが、血糖値が高いと重症化しやすくなります。血糖値が高いまま不用意に抜歯すると、歯肉などに強い炎症を起こすことがあり要注意です。
　また、歯周病の進行は、動脈硬化とも関係し、逆に歯周病の治療で血糖値は下がりやすくなり、動脈硬化の指標もよくなります。う歯や歯周病はしっかり治療を受け、また適切な歯みがきで口の中の健康も保ちましょう。

糖尿病の治療とその指標

あなたの標準体重は？

　標準体重とは、身長に見合ったちょうどよい体重のことで、健康を保つのに最も適した体重です。肥満は2型糖尿病の発病を促進したり、病状を悪化させます。**糖尿病の治療では、肥満を解消し、できるだけ標準体重に近づくように減量し、それを維持することが大切です。**

　肥満の診断でＢＭＩ（=Body Mass Index）を用いましたが、このＢＭＩが22（kg/m²）の場合を標準体重としています。あなたの標準体重とＢＭＩを、身長、体重から求めてみましょう（表４）。ＢＭＩが25（kg/m²）以上は肥満ですので、できるだけ減量する必要があります。

　ただし肥満があるときに、標準体重まで減量しなければ糖尿病のコントロールがよくならないかというと、けっしてそんなことはありません。現在の体重より２～３kg減量しただけで血糖値が下がることもしばしばです。**肥満があるときには、まず今の体重を5%減らすことを目標に、少しでも体重を減らそうとする姿勢が大切です。**

食事療法がまず基本

　糖尿病の治療には、食事療法、運動療法、薬物療法の三つがあります。そ

●表4　標準体重とBMIの求め方

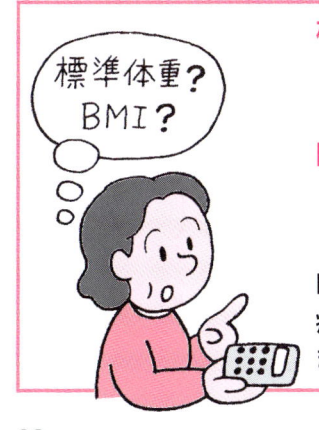

標準体重＝身長(m)×身長(m)×22

【例】身長160cm（＝1.6m）の場合
標準体重＝1.6×1.6×22≒56.3(kg)

BMI＝体重(kg)÷身長(m)÷身長(m)

【例】身長160cm(＝1.6m)、体重64kgの場合
BMI＝64÷1.6÷1.6＝25（kg/m²）

BMIが22（kg/m²）の場合が標準体重で、糖尿病の治療で望ましい体重です。肥満がある時には、まず今の体重を5%減らすことを目標にします。

の中でも、食事療法は治療の基本であり、治療の成否を握っています。

現代の豊かな食生活の中で、私たちはややもすると過剰な栄養をとりすぎていますが、その結果、糖尿病などが急増しています（図４）。過剰な栄養は、生物の寿命を短くします。食事療法は、個人個人の体の活動に見合った適正なカロリー（エネルギー）を、バランスよく食べる、いわば最大の健康食であり、けっして「食事制限」ではありません。食事療法のカロリーは、標準体重と活動量から決められます。それでは、あなたの標準体重、活動量から、一日摂取のカロリーを計算してみましょう（表５）。

食事療法でたいせつなことは、全体のカロリーを守ることだけではなく、糖質、たんぱく質、脂質といった栄養をバランスよくとることです。普通は、一日の摂取カロリーの半分を糖質でとり、たんぱく質は標準体重１kg当たり1.0～1.2ｇ（一日約50～80ｇ）、残りを脂質でとります。ビタミン、ミネラルの不足にも気を配りましょう。

また、栄養のバランスだけではなく、3食のカロリーのバランスもたいせつです。朝抜き、昼そばで、遅い時間に夕食をたくさん食べるような習慣では、体重が減りにくく、血糖値が下がりにくくなります。高血圧や脂質異常症を合併していたり、糖尿病腎症があるときには、摂取カロリー、食塩の量、栄養の配分などを変更することがあります（健康21シリーズ⑬『糖尿病性腎症の人の食事』参照）。

食事療法は、初めに正しい知識を持つことが大切です。糖尿病と診断されたら自己流にダイエットを始めるのではなく、栄養指導を受けて、自分に最適な食事療法を学びましょう。

運動はどのくらいするか

運動療法は、食事療法に次いでたいせつな治療です。特に2型糖尿病で肥満のあるときには、インスリンによる臓器へのブドウ糖のとり込みが悪い状

●表５　食事療法のカロリーの設定

一日に必要なカロリー＝標準体重×身体活動量
［身長(m)^2×22］

●身体活動量の目安

軽労作（デスクワークが多い職業など）…………25～30kcal/kg 標準体重

普通の労作（立ち仕事が多い職業など）…………30～35kcal/kg 標準体重

重い労作（力仕事の多い職業など）………………35～　kcal/kg 標準体重

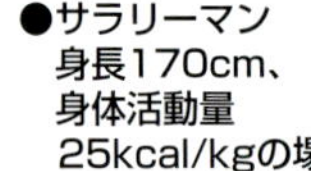

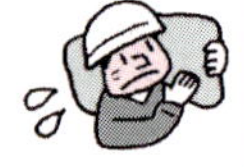

●サラリーマン
身長170cm、
身体活動量
25kcal/kgの場合

(1.7)^2×22×25kcal/kg＝1590
およそ1600kcalだな

『糖尿病治療ガイド2012-2013』日本糖尿病学会編より

態（インスリン抵抗性）があります。運動療法を行なうと、インスリン抵抗性がよくなり、血糖値が下がりやすい体質になります。

糖尿病の運動療法では、時と場所を選ぶ必要がなく道具もいらない歩行運動（ウォーキング）が最適です（図14）。一日2回、1回15～30分をやや早歩きします。一日の運動量としては、1万歩を目標にします。運動する時間帯は、食事の1～2時間後、できれば毎日行ないたいものです。運動の強さは、脈拍数で1分間100～120以内にとどめましょう。脈拍数は、運動中に10秒間脈を計り、6倍すると計算できます。運動が終わったときに、少し余裕を感じるくらいの運動量を心がけてください。

運動によるインスリン抵抗性の改善の効果は、運動をやめてしまうと数日でなくなってしまいます。運動療法も、食事療法同様に継続が大切です。

運動療法をしない方がよい、あるいは制限した方がよい場合もあります。血糖値が極端に高いとき、網膜症による眼底出血があるとき、たんぱく尿や腎不全があるときなどです。主治医と相談して、どの程度の運動をしてよいのかを確認してから、運動療法を始めましょう。

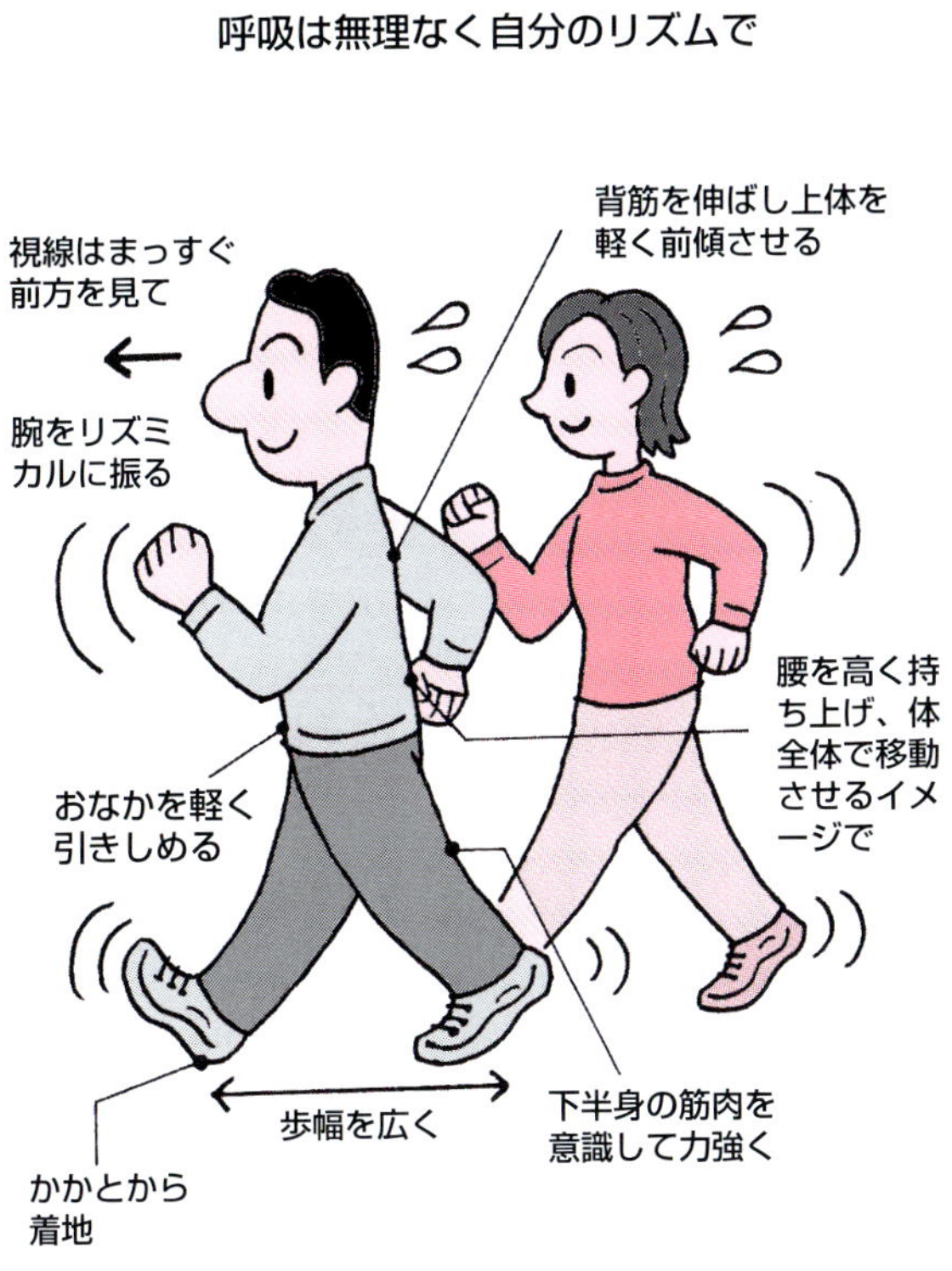

薬物療法（飲み薬）のいろいろ

食事療法、運動療法を充分行なっても血糖値が下がらない場合、薬物療法（飲み薬）を始めます。現在、糖尿病の飲み薬には、インスリン分泌低下を改善させる薬（スルホニル尿素薬、速効型インスリン分泌促進薬、DPP-4阻害薬）、インスリン抵抗性を改善させる薬（チアゾリジン薬、ビグアナ

●図14　ウォーキングによる運動療法

呼吸は無理なく自分のリズムで
背筋を伸ばし上体を軽く前傾させる
視線はまっすぐ前方を見て
腕をリズミカルに振る
腰を高く持ち上げ、体全体で移動させるイメージで
おなかを軽く引きしめる
歩幅を広く
下半身の筋肉を意識して力強く
かかとから着地

イド薬）、および食後の血糖値の上昇をおさえる薬（α-グルコシダーゼ阻害薬）があります（表6）。

薬の効き方（どのように作用して血糖値を下げるのか）や強さは、それぞれの薬で大きく違います。どの薬をどのくらいの量で使うか、どのように組み合わせて使うかは、医師がそれぞれの患者さんの状態を総合的に判断して決めます。

処方された薬はただ漫然と内服するのではなく、効き方を覚えたり、服薬上の注意点を理解してください。特に、食直前にきちんと服薬しないと効果が現われない飲み薬もあるので、忘れないようにしましょう。

現在使われている飲み薬は、糖尿病を根本的に治す薬ではなく、血糖値を下げて、糖尿病をコントロールする薬です。飲み薬で血糖値が下がったからといって、自分の判断で薬を中止してしまうことは危険です。また、飲み薬は、食事療法や運動療法の代わりではありません。食事療法や運動療法を続けないと、飲み薬の効果は弱くなってしまいます。

●表6　飲み薬のいろいろ

①インスリン分泌低下を改善させる薬

●スルホニル尿素薬
比較的強力。広く処方されている。
おもな商品名　グリミクロン／アマリール

●速効型インスリン分泌促進薬
効き目が短時間でおだやか。
必ず食事の直前に内服。
おもな商品名
スターシス／グルファスト／シュアポスト

●DPP-4阻害薬
比較的おだやか。広く処方されている。
商品名
ジャヌビア／グラクティブ／エクア／ネシーナ／トラゼンタ／テネリア／スイニー

②インスリン抵抗性を改善させる薬

●チアゾリジン薬
患者さんによっては非常に有効。
浮腫、心不全などに注意が必要。
おもな商品名　アクトス

●ビグアナイド薬
比較的おだやか。
おもな商品名
メトグルコ／グリコラン／メデット／ジベトス

③食後の血糖値の上昇をおさえる薬

●α-グルコシダーゼ阻害薬
必ず食事の直前に内服。
放屁の増加などを起こしやすい。
おもな商品名
グルコバイ／ベイスン／セイブル

④尿糖排泄を促進する薬（2014年発売予定）

●SGLT2阻害薬
おもな商品名　スーグラなど

※①～③の配合薬もある

インスリン治療は怖くない

インスリン治療では、注射で体内にインスリンを投与します。初めはだれでも自分の身体に注射をすることにとまどいますが、必ず慣れてくるので決して怖がることはありません。また現在では、ほとんど痛みを感じない細い注射針が使われています。

インスリン治療は、1型糖尿病のかたには必ず必要ですが、2型糖尿病でも、飲み薬では血糖コントロールがよくならないかた、血糖が極端に高いかた、腎不全や肝臓病のあるかた、重い感染症を起こしているかた、大きな手術を受けるかたなどに、インスリン治療が必要です（図15）。血糖値が高いまま放置すると、膵臓のβ細胞は徐々にへばっていき、インスリンを充分に出せない状態（インスリン分泌低下）がますます進行していきます。

インスリン治療は、このようなときに、外からインスリンを補給することで、膵臓の仕事を肩代わりしています。インスリン治療をしっかり続けると、膵臓は充分な休息をとることができ、再びインスリンを出す力が回復してくることがあります。インスリンを始めると、一生続けなければいけない、という俗説がありますが、早くインスリンを始めて膵臓を休めてやると、インスリンを中止しても、血糖値がコントロールできるようになることもあります。

インスリンは、飲み薬に比べて、血糖値を下げる効果は確実です。インスリン治療が必要と診断されたかたは、迷わず治療を受け入れましょう。

また現在ではインスリン以外の注射薬として、**ＧＬＰ－１（グルカゴン様ペプチド－１）受容体作動薬**としてリラグルチド（商品名ビクトーザ皮下注）など数種類の薬も発売されています。この注射薬は一日1〜2回または毎週1回の注射で、インスリン分泌低下を改善させ、また体重が増えにくいメリットがあります。この薬にも膵臓のβ細胞を保護する働きが期待されており、今後広く使われるようになると思われます。

低血糖とは？

健康な状態では、空腹時の血糖値はおよそ70〜100㎎/dlの範囲で、たとえ長い時間食事を食べなくても、これ以上血糖値が下がることはありません。糖尿病の薬物療法（飲み薬あるいはインスリン治療など）を受けている場合、薬の効果で血糖値が正常以下に下がってしまうことがあり、「低血糖」と呼ばれています。

低血糖では、発汗、動悸（どうき）、手の指の震え、顔面蒼白（そうはく）、頭痛や気分不快などの症状が現われ、血糖値はしばしば50㎎/dl以下に下がっています。低血糖は、きちんとした対応の仕方を覚えて

●図15　こんな場合は必ずインスリン注射が必要

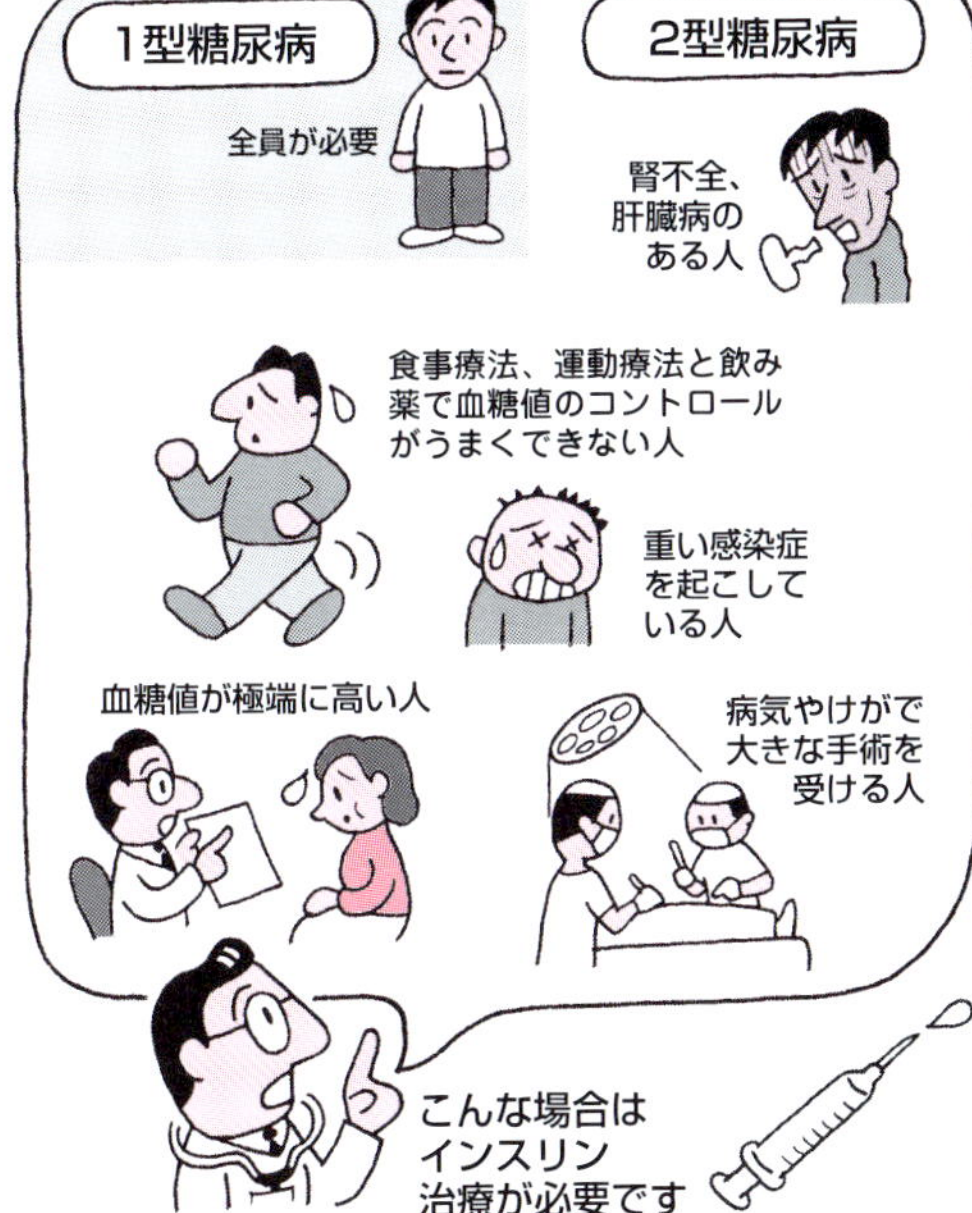
1型糖尿病
全員が必要
2型糖尿病
腎不全、肝臓病のある人
食事療法、運動療法と飲み薬で血糖値のコントロールがうまくできない人
重い感染症を起こしている人
血糖値が極端に高い人
病気やけがで大きな手術を受ける人
こんな場合はインスリン治療が必要です

おけば、恐れることはありません。低血糖症状を感じたら、すぐにブドウ糖やブドウ糖を含んだ飲料水を、症状が治るまで飲んでください。

低血糖症状をがまんしていてはいけません。さらに血糖値が下がると、意識を失ってしまうこともありえます。症状があったらすぐに対応し、低血糖があったことを主治医に報告しましょう。

低血糖は、食事の前に起こりやすいのですが、特に食事がいつもの時間より遅れたり、ふだんより運動を多く行なったときなどには注意が必要です。

経過を見るための指標

血糖値は時々刻々と変化しており、外来にかかったときに調べた血糖値だけでは、コントロール状態がよいかどうかを正確に知ることはできません。そこで血糖値だけではなく、血糖コントロールを総合的に評価する目安としてHbA1c（ヘモグロビンエーワンシー）が広く使われています。**HbA1cを調べると、およそ過去1～2か月間のコントロール状況を知ることができます**（表7）。

HbA1c（NGSP）の基準値（健康な人の値）は4.6～6.2％で、合併症予防のための目標は7.0％未満で、この状態が続けば、慢性合併症は非常に起こりにくいと考えられています。しかしこの治療目標は実際には、年齢、糖尿病にかかっている年数、合併症の状態、薬物による低血糖の危険性、家庭でのサポート体制などを考えて個別に設定されます。

また、総合的な血糖コントロールの目安として、グリコアルブミン、1,5-アンヒドログルシトールなどが使われることもあります。

●表7　経過を見るための指標

1. 血糖コントロールの指標

※HbA1c（NGSP）は、2012年4月から使用されている国際標準化されたHbA1cです。

●HbA1c（NGSP）（%）

血糖正常化を目指す際の目標＝**6.0未満**
合併症予防のための目標＝**7.0未満**
治療強化が困難な際の目標＝**8.0未満**

2. その他のコントロールの指標

●体重

標準体重（表4）を目標とするが、肥満がある時にはまず今の体重を5％減らすこと

●血圧

収縮期血圧	130mmHg未満	が目標
拡張期血圧	80mmHg未満	

●血清脂質

LDLコレステロール（悪玉コレステロール）	120mg/dl未満	が目標
HDLコレステロール（善玉コレステロール）	40mg/dl以上	
中性脂肪	150mg/dl未満（早朝空腹時）	

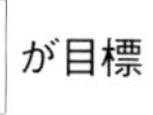

『糖尿病治療ガイド2012-2013』日本糖尿病学会編より

糖尿病の治療では、血糖コントロー

ルだけではなく、肥満、高血圧、脂質異常症などの治療もとてもたいせつです（表７）。血圧やコレステロールなどの検査結果にも注意を払いましょう。

血糖を自分で調べることもできる（血糖自己測定）

コンパクトに作られ、持ち運びにも便利な、血糖値を自分で調べることができる機械が、多数発売されています。指先などを刺してごく少量の血液をとり、血糖測定器にセットしたチップ（試験紙）に吸引させると、5～15秒くらいで血糖値が表示されるので、すぐに自分の血糖値を知ることができます（図16）。インスリンなど注射薬による治療を受けているかたでは、健康保険によりこの機械が給付されるので、ぜひ治療にとり入れることをおすすめします。血糖自己測定のいちばんよいところは、日常生活の中で、食事前、食後など一日のうちの血糖の動きや、日々の血糖値の変化がわかるので、血糖コントロール状況を自分で知ることができます。さらに低血糖症状があったり、体調が悪いときなどにも、すぐに血糖値を確認することができるので、それをもとに正しい対応をとることができます。

血糖自己測定の結果は、記録用紙に記入して持参し、主治医からインスリン治療や食事、運動に関するアドバイスを受けましょう。

●図16　血糖値を自分で計る

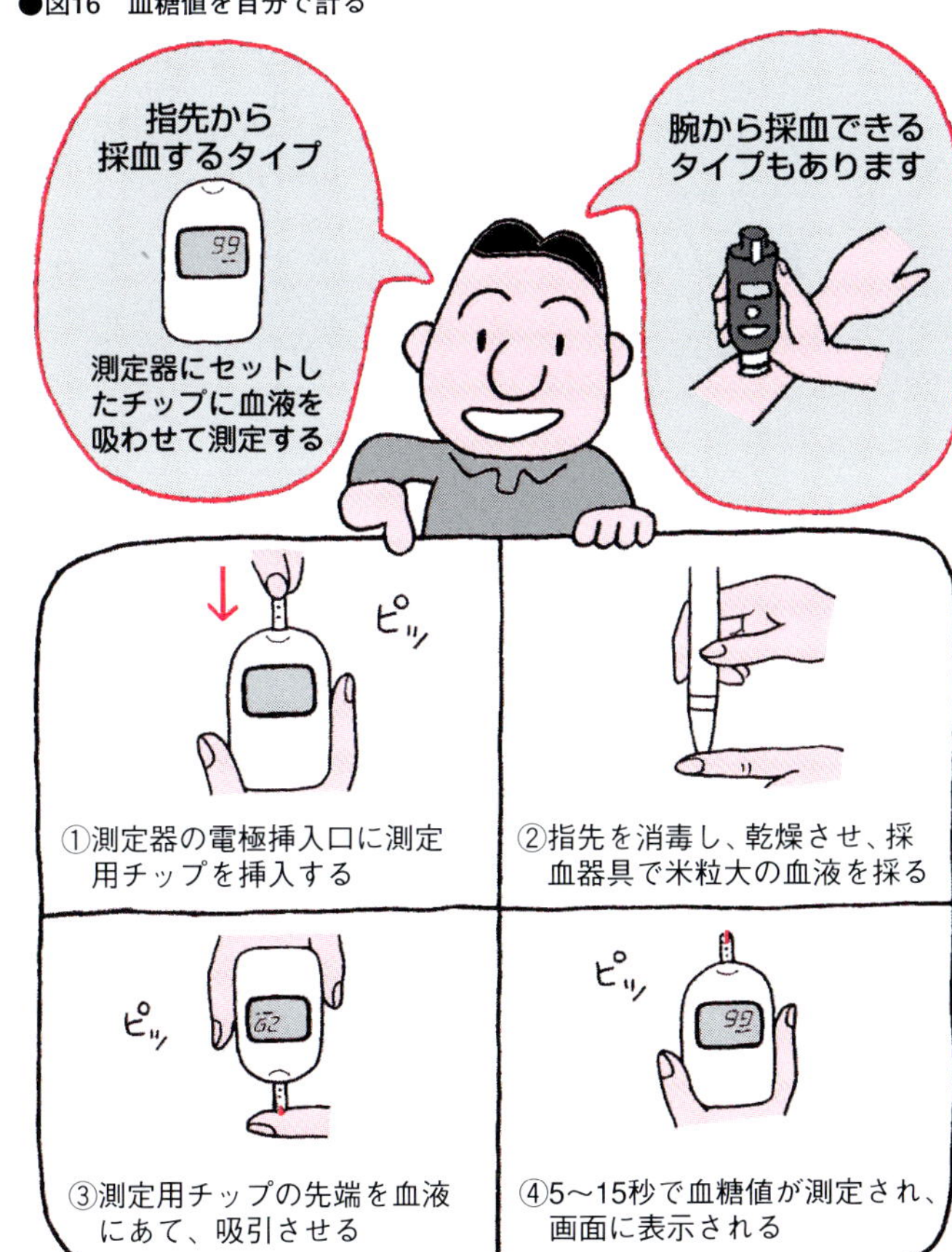

指先から
採血するタイプ
99
測定器にセットしたチップに血液を吸わせて測定する
腕から採血できるタイプもあります
ピッ
①測定器の電極挿入口に測定用チップを挿入する
②指先を消毒し、乾燥させ、採血器具で米粒大の血液を採る
ピッ
③測定用チップの先端を血液にあて、吸引させる
ピッ
99
④5～15秒で血糖値が測定され、画面に表示される

糖尿病の人の食事の基本

元千葉県立保健医療大学准教授
宮本佳代子

食事療法8つのポイント

糖尿病の食事療法の基本は「きちんと食べる」ことにあります。糖尿病では、アルコール類を除けば、食べてはいけない食品や、特別のおすすめメニューがあるわけではありません。身近にある食品を、おいしく料理し、楽しくいただけばよいのです。また、自分の体に合った量を、いろいろな食品から、まんべんなくとるようにすればよいのです。

　ダイエットというと、やせるための方法だと考えているかたも多いでしょうが、本来のダイエットとは、自分に合った量を食べることで健康を保持、あるいは増進させることです。つまり、糖尿病の場合も、病気のコントロール改善だけでなく、自分が「快適になった」「体調がよくなった」と感じられるようになったときが、このダイエットがうまくいっている状態なのです。そして、理想としては、自分に合った量（適量）を食べることが自然に継続できる状態になることです。

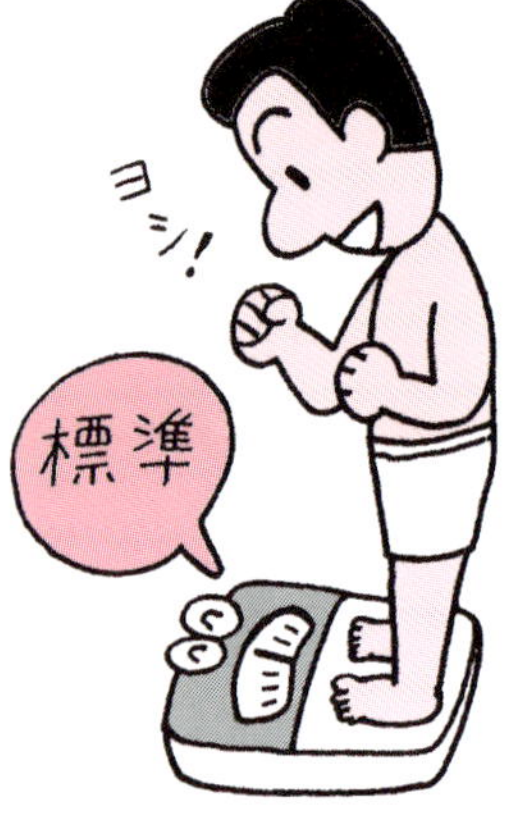

1 なぜ、適量を食べることが大切なのか

メタボリック症候群が注目されているのは、内蔵脂肪型肥満が糖尿病のコントロールに悪い影響があることが証明されてきたためです。肥満した細胞は、生活習慣病の危険因子を高めるいろいろなホルモンを分泌します。このため、脂肪細胞を小さくする減量が大切で、減量には消費エネルギーより摂取エネルギーを少なめにし、適正体重になったときにこの出納を0にします。

　肥満がなくても、1回に食べる量が多いと、食後血糖が高くなってしまいます。糖尿病のかたは血糖が下がりにくいため、高血糖とインスリン濃度が高い状態が持続され、これがコントロールを悪くします。

2 なぜ、いろいろな食品をとることが大切なのか

栄養素には、炭水化物、たんぱく質、脂質、ビタミン、ミネラル、水（水は私たちの体内で、栄養素を運ぶたいせつな役割を担っています）の六つがあります。このうち炭水化物、たんぱく質、脂質が私たちのエネルギー源になります。それぞれの栄養素は、それぞれがたいせつな役割を担っていて、不要なものは一つもありません。体の中では、これらの栄養素が互いに一定の法則に従って調節しあって働いているため、偏った栄養のとり方を長期にわたって行なうと、この調節がうまくいかなくなってしまいます。

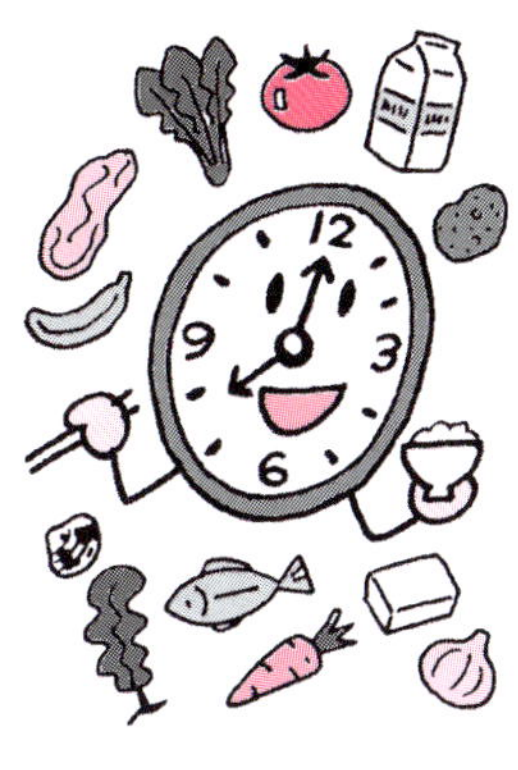

厚生労働省では「食事バランスガイド」で、主食、主菜（魚、肉、卵、大豆食品など）、副菜（野菜、芋、豆、海藻など）、牛乳・乳製品、くだものを組み合わせて食べることをすすめています。さらにこのガイドでは、簡単な目安量も示しています。これにより食品の栄養成分の特性を発揮し、一人一人の体に合った栄養成分を、比較的簡単にとることができる目安として推奨しているものです。

3 なぜ、規則正しく食べることが大切なのか

一度にたくさんの量を食べると、ブドウ糖を体の臓器にとり込むインスリンがたくさん必要になりますが、糖尿病の人はこのインスリンがすばやく出なかったり、インスリンが出ていても充分に働かない等の理由で、血糖値が高くなってしまいます。食後の高血糖は、糖尿病の合併症のリスクを高めます。

また、一度の量は少なくても、不規則に何回も食べると、インスリン供給のため、膵臓は休みなく働かなければなりません。ですから、規則正しく食事をとり、ときどき膵臓に休養時間を与えてあげることが大切なのです。

また、薬物療法をされている場合は、薬やインスリンの種類で作用時間が異なります。これを考慮して食事をとることが重要となります。

4 なぜ、甘いものを控えてほしいといわれるのか

私たちが「甘いもの」と称して食べている甘みの源は、多くは炭水化物の一種である砂糖と果糖です。砂糖や果糖は吸収が早いため、一度にたくさんとると血糖を急激に上昇させます。

血糖の変化が激しいことは、あまり好ましいことではありませんから、エネルギーが同じなら、炭水化物はできるだけ、でんぷん（ごはん、めん類、パン等）からとることがすすめられています。

砂糖が敬遠されるもう一つの理由は、血液中の中性脂肪を上げる点にあります。血液中の中性脂肪が高いと、動脈硬化疾患のリスクを高めるのです。

私たちは、患者さんからよく「甘いものはどのくらい食べてだいじょうぶですか」という質問を受けます。しかし、糖尿病の患者さんにとって、どのくらいが安全かという明確な数値はありません。なぜなら、私たちは普通、砂糖だけをとるのでなく、ほかの食品もあわせて食べているからです。たとえば、お菓子は、小麦粉や牛乳、卵、小豆等をいっしょに食べます。それによって、摂取する糖の量や血糖値の動きも違います。もちろん、食べたあとの運動の量によっても違ってきます。

一つの目安として、日本糖尿病学会編『糖尿病食事療法のための食品交換表』では「調味料として60kcal」を示しています。半分くらいを砂糖と考えると7gとなります。この量であれば、偏ったメニューにしなければ、料理に使う量としては充分まにあいます。

砂糖は、低血糖が起こっているときや、運動の前の補食、血糖調整のための間食というように、特別な場合を除いては、必ずとらなければならない栄養素ではありません。長期的に見れば、砂糖は糖尿病のコントロールにはそう大きく影響しないという意見もありますし、制限すること自体ストレスがたまるので、それほどきびしく制限しなくてもよいという意見もあります。

ただ、日ごろ私が食事相談をさせていただく中で、砂糖、つまり甘いお菓子や飲み物をふだんからたくさんとっている人は、やはりエネルギーが過剰になりやすい傾向にあるようです。反対に、たまに甘いものを楽しんでいる人は、食事療法も適度に実践しているようです。食べるときに意識しているかどうかが分かれ目になっているような気がします。制限内でどれだけ許されるかと考えるより、甘いお菓子や飲み物を控えることが食事療法を身につけるための第一歩と考えることがたいせつではないでしょうか。

5 なぜ、炭水化物が注目されるのか

読者の中には糖尿病の食事療法で「カーボカウント」という言葉を聞かれたかたがおありかと思います。「カーボカウント」はアメリカで1型糖尿病のかたの食後の血糖管理に有用だという研究結果に基づき、わが国でも1型糖尿病のかたで超速効型のインスリンを使われている患者さんに実践されはじめている食事療法の考え方です。

この食事療法は、血糖特に食後の血糖コントロールに注目した食事療法です。エネルギー源となる3つの栄養成分（炭水化物、たんぱく質、脂質）のうち、食後の血糖値に影響を与えるのは「炭水化物」で他の2つは大きな影響はありませ

ん（次の食事の食前の血糖値には影響します）。この理論に基づき、超速効型インスリンの量と炭水化物量を調整し、食後の血糖コントロールを行なうものです。この考え方を2型糖尿病の食後血糖コントロールへも応用して、食事療法を実践されているかたもいます。

カーボカウントは「低炭水化物食」をすすめるものではありませんし、炭水化物量を守れば、たんぱく質や脂質はいくらでも食べてよいというものでもありません。あくまで、糖尿病の食事療法の基本である、適正なエネルギー摂取の範囲でエネルギーの50～60％を炭水化物からとり、それに加え、1食当たりの炭水化物の摂取量と超速効型のインスリン量の調整により食後の血糖コントロール値が一定になるように調整を行なうものです。すなわち、今、進められている糖尿病の食事療法が実践できているかたのステップアップの食事療法といえるでしょう。

6 なぜ、うす味をすすめるのか

糖尿病の人は、合併症の予防のために、血圧の管理が重要とされています（28ページ参照）。高血圧の予防やコントロールにはうす味が大切です。

ただ、今まで濃い味で召し上がっていたかたは、もの足りなさを感じられることでしょう。炊きたてのごはんに、漬物、塩ザケ、あつあつのみそ汁は、ある意味で最高のごちそうなのかもしれません。ごはんは、食塩、みそ、しょうゆと相性がいいのです。しかし、これを逆に考えると、うす味のほうが、ごはんをたくさん食べなくなるということがいえそうです。こってりした味は、素材の味をそこねます。食事はよくかみ、素材本来の味を味わいながらゆっくり食べたいものです。

また、うす味か濃い味かは習慣も大きいものです。入院患者さんは、「病院の食事も最初は味がうすくて食べられなかったが、しだいに慣れて、2～3週間すると食べられるようになった」とおっしゃいます。そうして、一度慣れたら元に戻さず、さらに続けてうす味に慣れるのがコツなのです。

7 なぜ、脂っこいものがいけないのか

脂っこいもの、すなわち脂肪が嫌われるのは、まずエネルギーが過剰になりやすいからです。炭水化物やたんぱく質に比べ、脂肪には約2倍のエネルギーがあります。次に、脂っこいものが嫌われるのは、脂肪酸の性質にあります。脂肪酸の性質は、糖尿病に合併しやすい脂質異常症発症に密接に関係しています。かつて、コレステロール

を上げない油としてもてはやされたリノール酸やリノレン酸は、総コレステロールを下げる働きはありますが、いわゆる善玉コレステロールといわれているHDLコレステロールも下げてしまうとされています。だからといって必要以上に敬遠する必要はありません。これらはたいせつな必須脂肪酸の一つでもあるのです。

一方、魚の脂肪として脚光を浴びたDHA（ドコサヘキサエン酸）やEPA（＝IPA。イコサペンタエン酸）はこのHDLコレステロールを下げない働きがあるといわれています。しそ油の脂肪酸もα-リノレン酸といって、魚の脂肪酸と同じ仲間です。また、オリーブ油はオレイン酸が多く、この脂肪酸は血栓を予防する働きがあるといわれています。また最近では、植物油を硬化する過程で作られるトランス脂肪酸が心筋梗塞のリスクを高めるということで、過剰摂取への警告が出されています。ただ実際には、食べ物に含まれている脂肪酸は一種類だけでなく、いろいろな種類の脂肪酸でできているのが普通です。最近は各メーカーが健康志向にこたえ、脂肪酸を調整した油を売りだしたり、トランス脂肪酸の量の表示を始めています。

以上、じょうずな脂肪のとり方は、いろいろな食品や油（サラダ油、オリーブ油、しそ油）を、適量使うという平凡な結論になりそうです。

8 なぜ、食物繊維を多くとることがすすめられるのか

食物繊維は血糖の上昇をゆるやかにさせたりコレステロールの上昇をおさえるなどといった、糖尿病の食事療法につごうのよい性質を持っています。加えて、エネルギーがきわめて少ないので、エネルギー過剰になる心配がありません。よく知られている野菜や海藻のほか、精白していない米や大麦、小麦粉にも多く含まれます。穀物は食物繊維をとるのに便利な食品です。

この本の献立で一日1回を麦ごはんにしているのは、食物繊維を多くしたいためです。麦ごはんが苦手なかたは、野菜・海藻や芋などでとってください。この場合は、芋のエネルギー、調理に使う食塩や砂糖、油などに注意が必要になります。食品中に含まれる食物繊維の量を調べるには下段の資料などを参考にしてください。

9 なぜ、アルコールは好ましくないのか

お酒を飲んではいけないかたについてお話ししましょう。

①血糖値コントロールのよくない人

糖尿病のコントロールは、自分の不節制によるものばかりとは限りません。いろいろな理由でコントロールが乱れることがあります。

②糖尿病の薬を飲んでいる人

アルコールは、薬の効き方を変えることがあります。服薬指導を受けると

きに、自分の飲んでいる薬とアルコールとの関係を医師・薬剤師にお尋ねください。

③肝臓、膵臓、心疾患などの病気の人

これらの病気の人は、おそらく医師から禁酒を指示されていると思います。病気は必ずしも自覚症状を伴いません。「飲んでもなんでもない」という自己判断は危険です。

④中性脂肪の高い人

アルコールは、動脈硬化の進展につながりやすいといわれている、血中の中性脂肪を高めます。

⑤体重が多い人（医師から減量をいわれている人）

アルコール自体のカロリーも問題ですが、飲酒は食べすぎや偏食を招きやすいものです。

⑥糖尿病の合併症のある人

⑦アルコールに飲まれてしまう人

この項目のクリアーが最もむずかしいかもしれません。

以上のハードルを乗り越えた人にとって、はたしてどのくらいが適量でしょうか。アルコール量で25ml程度（たとえばビールなら中びん約1本）、女性は15mlが、翌日まで肝臓にアルコールを残さないための適量とされています。さらに、週2日はノンアルコールデーを設けて肝臓に休日を与え、夜12時前には飲み終え、アルコールは楽しみとします。

どんなふうに食べたらいいのか？

さあ、いよいよ実践編です。実践する前に、次のことを確認しましょう。

●主治医から栄養量の指示を受けましたか

自分に合ったエネルギー（カロリー）、たんぱく質、食塩などについて尋ねてください。

●管理栄養士から栄養指導を受けましたか

病院には管理栄養士がいて、皆さんの食事の相談にのってくれます。管理栄養士のいない病院の場合は、地域の保健センターでも栄養相談を行なっています。

何が、どれくらい食べられるのかを知ろう

スーパーマーケットでパンや肉、野菜が売り場ごとに分かれているように、食品は、栄養素別に似ているものを分類すると「穀物」「魚・肉」「野菜」「くだもの」等のグループに大きく分けられます。たとえば、魚であれば、どんな魚を食べても野菜や穀物と比べた時の栄養成分ほどは大きくは変わりません。ですから、「魚1切れ」あるいは「魚60g」などと目安を示すことができるのです。この目安量を参考に、

●糖尿病の人のエネルギー別の点数配分例
（腎症、脂質異常症などの合併症のある人は、この点数配分は適切でない場合があります）

群	食品	区分	点数	1200キロカロリー	1400キロカロリー	1600キロカロリー	1800キロカロリー	備考
1群♠	乳・乳製品	20～80歳までは必須栄養素	1.7	牛乳またはドリンクヨーグルト200g　またはプロセスチーズ40g				●低脂肪のものを利用すると動物性の脂肪が少なくなる
	鶏卵		1.0	鶏卵55g（1個）				●食事のコレステロールを減らしたい人は、½個にし、その分、魚や豆製品を増やす
2群♥	魚介類		1.0	40～80g		1.5　60～120g		●赤身、白身、青身などの魚をとり合わせてとるようにする
	肉類		1.0	40～60g				●脂肪の多い部分に偏らないようにする。牛肉、豚肉、鶏肉などをとり合わせてとるようにする
	豆・豆製品		1.0	納豆40g、もめん豆腐100g、生揚げ60gのいずれか1品				●大豆を中心にする
3群♣	緑黄色野菜		1.0	100g	2.0　100～150g			●葉菜、にんじん、ピーマンなどをとり合わせてとるようにする
	淡色野菜			200g	200～250g			●根菜や葉菜、花蕾を食べるものなどをとり合わせてとる
	芋		1.0～1.5	50g	50～100g			●デザートに利用すると楽しみが増える
	くだもの			200g	1.0　200g			●種類によってビタミン量が違うので、いろいろな種類を選ぶ
4群♦	穀物	エネルギー調整部分	5.5～6.0		7.0	9	11.0	●穀物は、米粒麦、全粒パンなどをとり入れると食物繊維がとりやすい
	油脂		0.5～1.0		1.0～1.5	1.0～1.5	1.5～2.0	●サラダ油、オリーブ油、マーガリン、しそ油などをとり混ぜるとよい
	砂糖・調味料		0.3～0.8		0.3～0.8	0.3～0.8	0.3～0.8	●この部分のとりすぎに気をつけると、うす味が実践できる

＊1200キロカロリーの場合、3群は2.0～2.5点をとり、4群で調整します。
＊炭水化物の少ない野菜、きのこ類、海藻は多めにとっても大丈夫です。

それぞれのグループから偏りなく食品を組み合わせると、自然にバランスのとれた献立を立てることができます（138ページ参照）。

組み合わせる食品の種類を多くすると、調理方法もバラエティーに富んできます。食塩が多い料理、食塩が少なくてもおいしい料理、油を使う料理、油を使わない料理などを組み合わせることで、塩分、糖分、油脂のバランスもとれてきます。

食品の選び方の次は、量が問題になります。この本では、食べてよい量を点数で示してありますので、点数と、その日安量の両方を示しました。

分量がイメージできない人は、身近な食品の重量に興味をもたれるとよいでしょう。

自分で計るのがめんどうな人は、せめて買ってきたもののグラム表示に注意して、見た目の感じを覚えてください。

主菜と副菜を組み合わせて献立を立ててみよう

「今晩、何を食べようか」と考えたとき、あなたは主菜と副菜、どちらから決めますか？　決める順序に規則はありません。自分が食べたいものをまず決めていきます。1600kcalの食事の例でレッスンしましょう（38～39ページ）。

コツは、初めはできるだけ簡単な料理を組み合わせることです。魚の塩焼きやお刺し身、肉の網焼き、やっこ豆腐などが目安どおりに食べやすいと思います。野菜料理なら、お浸し、酢の物、芋類を入れない野菜だけの煮物などがわかりやすいでしょう。これで、しだいに分量がつかめてきます。参考に、簡単献立例も示しました（40ページ）。

慣れてきたら1品ずつ複雑な料理にチャレンジします。一日に1品くらいなら、目分量でも一日分のカロリーはそう大幅には違いません。このとき、カロリーを大幅に狂わせないポイントは、油を使う料理を避けておくことです。

献立を考えるのがめんどうな人に

献立を考えるのがたいへんな人は、次の方法はいかがでしょう。

①既成の献立を参考にする

ダイエットの本やインターネットで、自分に合ったエネルギーの献立を見つけて作るようにします。めんどうな料理が含まれている場合もありますので、たいへんならば、1週間分程度を参考にするのもいいでしょう。しばらくくり返すと、量の感覚がつかめてきます。

②治療食の宅配を利用する

治療食の宅配サービスを利用します。宅配食には材料の詳細がありますので、目とおなかで確かめて量の感覚を身につけます。高価な場合が多いので、ある程度続けたら自分で料理してみましょう。ときどき宅配食をとって、自分の感覚を確認するのもよいでしょう。

③エネルギー表示のある料理や加工食品を利用する

主食は、分量を決めるのにわかりやすいと思います。くだものや牛乳も同様でしょう。エネルギーのわかりにくい副食は一日の3分の1を1食の目安のエネルギー量とします。最近のコンビニのお総菜にはエネルギー表示がありますし、栄養量を表示したレストランもありますので、利用すると便利です。

自分で献立を考えずに食事療法を行なうことも不可能ではありません。しかし、お仕着せの献立は、好みに合わないものも多く、飽きてくるものです。

ここで紹介した方法で、食べる量をつかむきっかけとされることをすすめます。エネルギー量がわかる感覚が身につくまでの時間は、人によって多少の違いはあるでしょうが、いったん覚えた〝目ばかり〟や〝腹ばかり〟は自分のものです。

しましょう。1食6点が目標です！

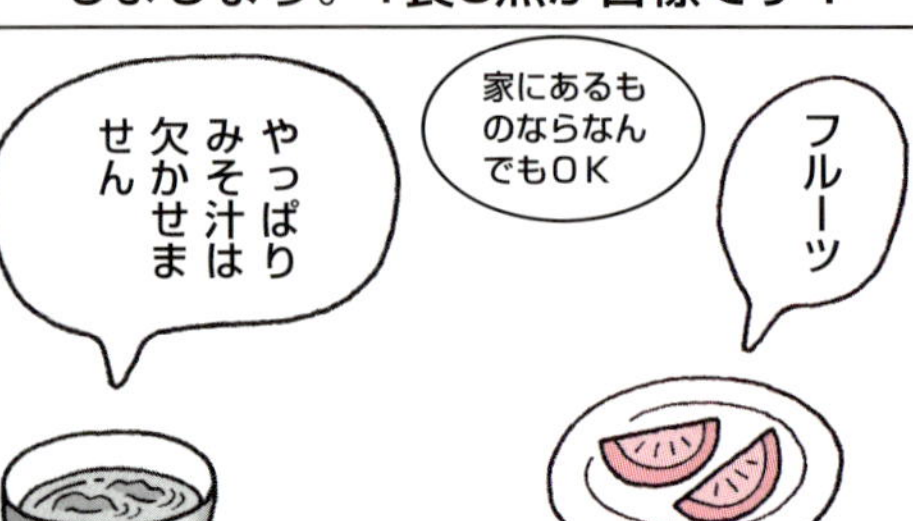
やっぱりみそ汁は欠かせません
家にあるものならなんでもOK
フルーツ

0.3点

野菜は副菜でとりましたので、わかめたっぷりのみそ汁にします。玉ねぎやもやしを加えてもよいでしょう。

0.5点

1食分の目標点数に達していないので、くだものをとることにしました。

	1群	2群	3群	4群
ごはん				3.0
納豆		1.0		
野菜ソテー			0.3	0.5
みそ汁			＋	0.3
くだもの			0.5	
計	0.0	1.0	0.8	3.8

計5.6点

ステップ3

スープがほしいところだけど…

ウーロン茶
ヨーグルト&ジャム

0.8点

食塩が多くなるので、たっぷりのウーロン茶とデザートにします。朝食に乳製品をとっていないのでヨーグルトにしました。ややエネルギーオーバーなので、ジャムは低エネルギーのものにします。

	1群	2群	3群	4群
チャーハン	1.0	0.4	＋	4.0
トマト			0.4	
ウーロン茶	―	―	―	―
プレーンヨーグルト	0.8			
ジャム				＋
計	1.8	0.4	0.4	4.0

計6.6点

ミルクティー

紅茶　50ml
牛乳　100ml

0.8点

お菓子に砂糖を使ったので飲み物は砂糖なしです。

	1群	2群	3群	4群
さつま芋とりんごの重ね煮			0.7	0.2
ミルクティー	0.8			
計	0.8	0	0.7	0.2

計1.7点

ステップ4

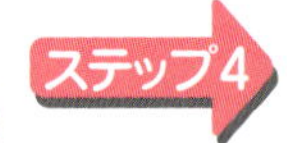

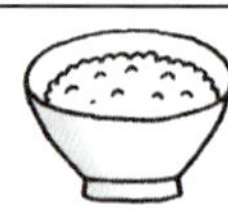

いけない！ごはんを忘れてた

3点

ほうれん草のお浸し

0.1点

野菜料理は低カロリーのものを追加します。葉菜が少ないので、ほうれん草のお浸し、または、きのこのおろしあえ、刺し身こんにゃく梅ソースなどでもよいでしょう。

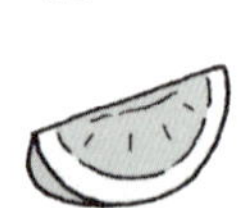

0.5点

フルーツもまだ食べられます。種類はなんでもかまいません。

	1群	2群	3群	4群
焼き魚		1.5		
野菜煮		0.5	0.4	0.1
ほうれん草のお浸し			0.1	
ごはん				3.0
くだもの			0.5	
計	0	2.0	1.0	3.1

計6.1点

入門のコツ

●穀物の点数を決めておくと守りやすいでしょう。穀物は計りやすく、すぐ〝手ばかり〟が身につく食品です。

●スタート時は、2群の食品は、なるべく1点、または0.5点と計算しやすい点数でとるようにします。このとき脂肪の少ない1点重量の多い食品をとると、多少の計量誤差はエネルギーのとりすぎになりません。

●野菜はエネルギーが少ないので、多少、多くなってもだいじょうぶです。

●くだものや牛乳は、朝食のデザートのように1食の目標点数を合わせるのに使うと便利です。

●2群はひもちのよい食品を冷蔵庫にストックすると献立が考えやすくなります（焼き豚、ボンレスハム、ホタテの水煮缶、シーチキンノンオイル、豆腐など）。

●昼食のデザートのように、低エネルギーの砂糖やお菓子などのダイエット用食品を、たまに利用すると、食生活に変化がつきます。

●間食「さつま芋とりんごの重ね煮」を作るのがめんどうであれば、0.5点分のフルーツでもよいでしょう。お芋は夕食のときにつけ合わせにしたり、野菜料理に入れればよいでしょう。

●魚は油を使わなくとも家庭で簡単に調理できる素材です。外食の多い人は、夕食はなるべく魚にすると、油のとりすぎが防げます。

●「いり鶏」の量が少なくてボリューム不足の人はこんにゃくを入れるとよいでしょう。間食に芋を使わなかった人は、ここに里芋を入れます。

●フルーツは、めんどうでも0.5点ずつ2回に分け、別の種類にすると楽しくなります。

まず、四群点数法の配分を確認

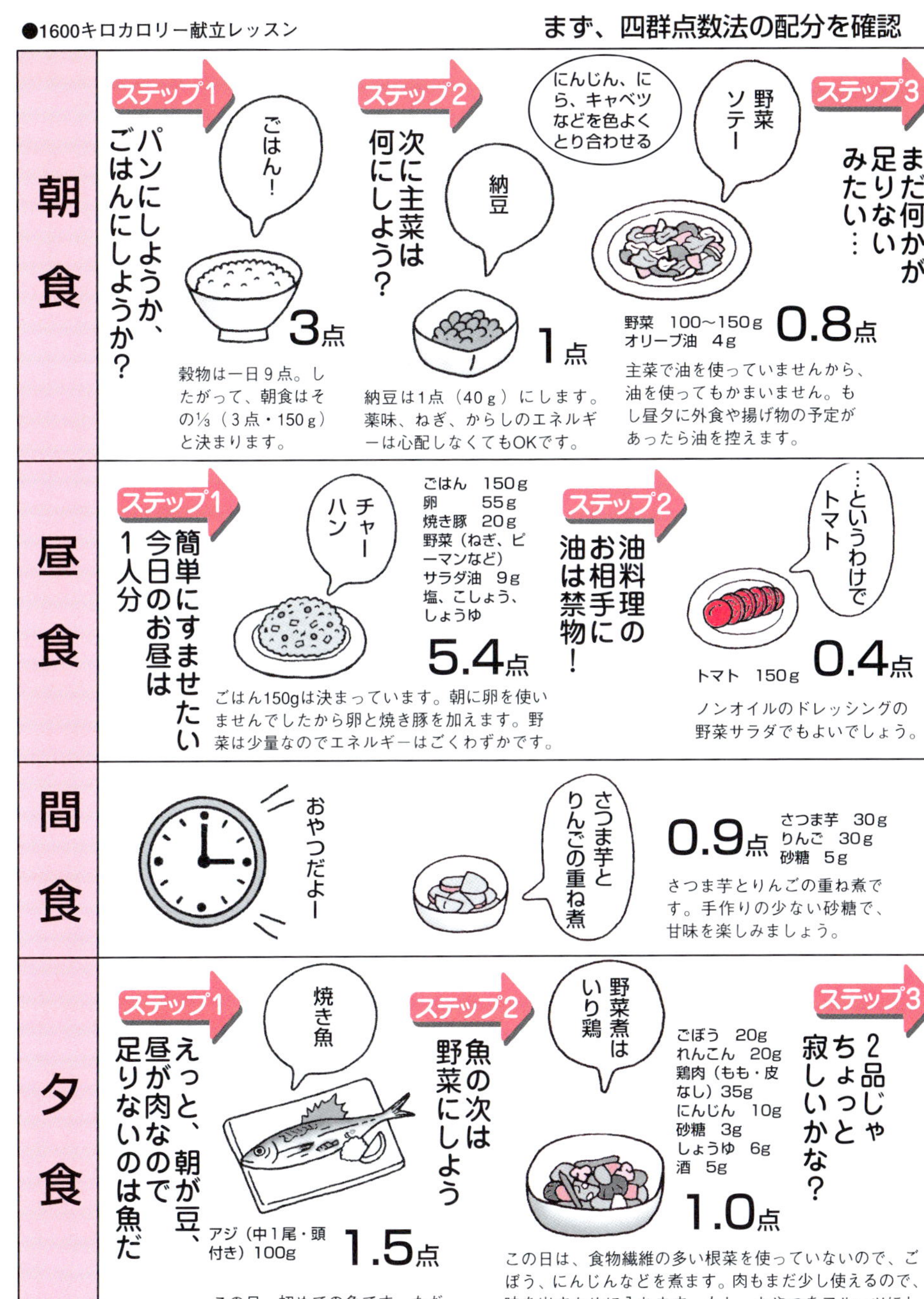

朝食
ステップ1
パンにしようか、ごはんにしようか？
ごはん！
3点
穀物は一日9点。したがって、朝食はその⅓（3点・150g）と決まります。
ステップ2
次に主菜は何にしよう？
納豆
1点
納豆は1点（40g）にします。薬味、ねぎ、からしのエネルギーは心配しなくてもOKです。
にんじん、にら、キャベツなどを色よくとり合わせる
野菜ソテー
野菜 100〜150g
オリーブ油 4g
0.8点
主菜で油を使っていませんから、油を使ってもかまいません。もし昼夕に外食や揚げ物の予定があったら油を控えます。
ステップ3
まだ何かが足りないみたい…
昼食
ステップ1
簡単にすませたい今日のお昼は1人分
チャーハン
ごはん 150g
卵 55g
焼き豚 20g
野菜（ねぎ、ピーマンなど）
サラダ油 9g
塩、こしょう、しょうゆ
5.4点
ごはん150gは決まっています。朝に卵を使いませんでしたから卵と焼き豚を加えます。野菜は少量なのでエネルギーはごくわずかです。
ステップ2
油料理のお相手に油は禁物！
…というわけでトマト
トマト 150g
0.4点
ノンオイルのドレッシングの野菜サラダでもよいでしょう。
間食
おやつだよー
さつま芋とりんごの重ね煮
0.9点
さつま芋 30g
りんご 30g
砂糖 5g
さつま芋とりんごの重ね煮です。手作りの少ない砂糖で、甘味を楽しみましょう。
夕食
ステップ1
えっと、朝が豆、昼が肉なので足りないのは魚だ
焼き魚
アジ（中1尾・頭付き）100g
1.5点
この日、初めての魚です。ただ、油を昼に使ってしまったので、焼き魚にします。
ステップ2
魚の次は野菜にしよう
野菜煮はいり鶏
ごぼう 20g
れんこん 20g
鶏肉（もも・皮なし）35g
にんじん 10g
砂糖 3g
しょうゆ 6g
酒 5g
1.0点
この日は、食物繊維の多い根菜を使っていないので、ごぼう、にんじんなどを煮ます。肉もまだ少し使えるので、味を出すために入れます。もし、おやつをフルーツにしたときは、ここに里芋を0.4点分入れます（砂糖は間食のミルクティーへ）。
ステップ3
2品じゃちょっと寂しいかな？

●簡単献立例

食品群別 主菜・副菜 ＼ 調理別エネルギー区分		グループⅠ		グループⅡ		グループⅢ	ヒント
		そのまま	調味料のエネルギーが少ないもの（うす味に）	油0.5点程度を使う	砂糖、みそなどの調味料0.5点程度を使う	油1.0点程度を使う	
主菜	魚１点 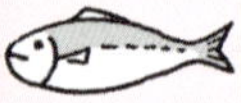	焼き魚 蒸し魚 刺し身	照り焼き 煮魚 ホイル焼き	ムニエル	みそ煮 素揚げ	フライ、から揚げ（このほか、衣が４群になるので、穀物を0.3〜0.5点減らす）	砂糖、しょうゆ、みそなどの調味料は、なるべく少なくします
	肉１点 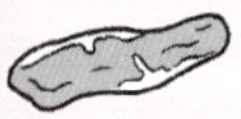	しゃぶしゃぶ（ポン酢で食べる）	網焼き 桑焼き	ソテー ムニエル	ケチャップ煮	フライ から揚げ	
	豆１点 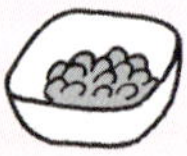	納豆、冷ややっこ、湯豆腐（魚は別）、厚揚げ網焼き	煮やっこ	豆腐のいため物（ひき肉、カニなどをいためる場合、これは別に考える）	田楽、五目豆（大豆）、厚揚げのしょうが煮	大豆のマヨネーズサラダ	
	卵１点 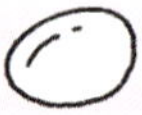	生卵、ゆで卵、ポーチドエッグ、茶わん蒸し、紅茶煮	和風のいり卵（砂糖は少なめ）	スクランブルエッグ、卵焼き	二色卵		卵は油をよく吸うので、フライパンに油を多く入れると、スクランブルエッグでも油が多くなることがある
副菜	野菜 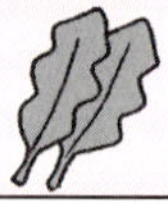	お浸し、からしあえ、マリネ（砂糖・油は使わない）	酢の物 煮浸し 中国風あえ物（涼拌）	野菜ソテー、ドレッシングのサラダ、きんぴらごぼう	ごまあえ、ピーナッツあえ、酢みそあえ	マヨネーズのサラダ、マヨネーズ焼き	マヨネーズやドレッシングはノンオイルを使用するとグループⅠとなります

●献立の組み合わせ例

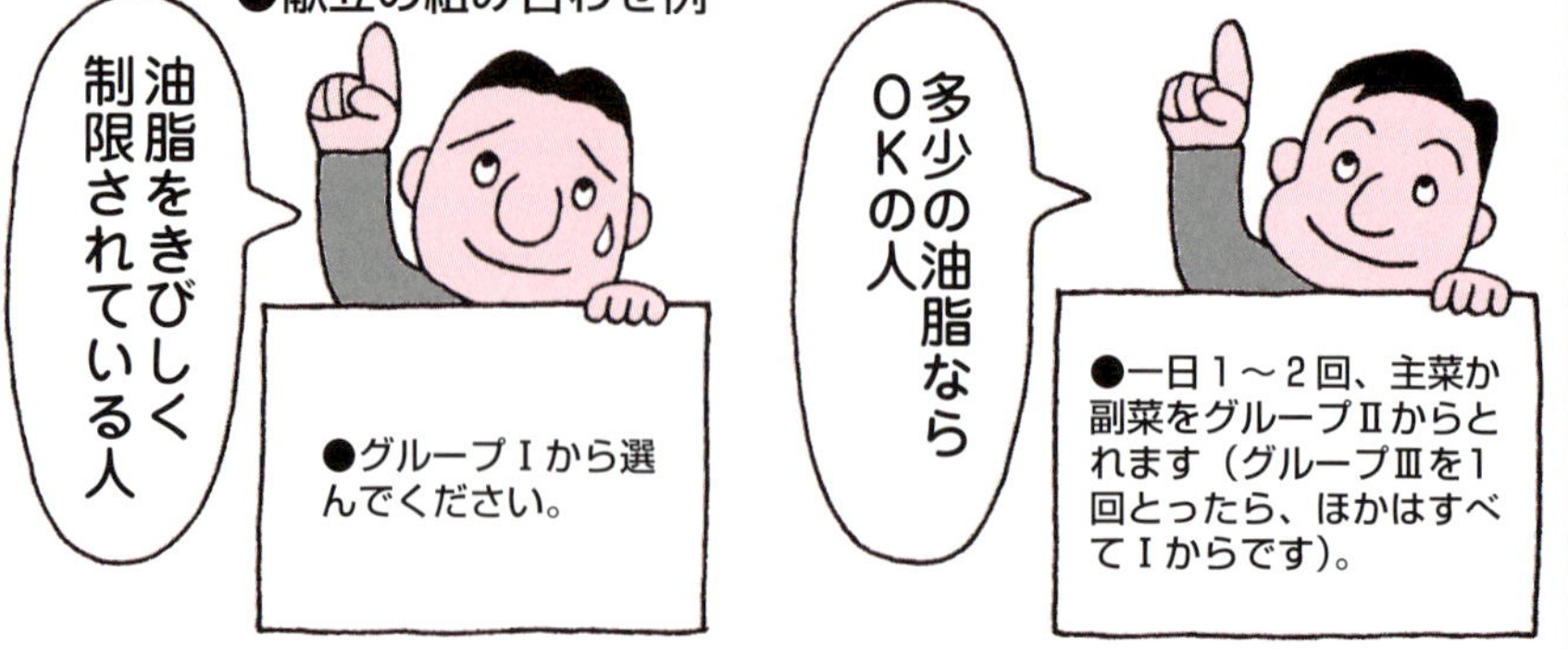

油脂をきびしく制限されている人

●グループⅠから選んでください。

多少の油脂ならOKの人

●一日１〜２回、主菜か副菜をグループⅡからとれます（グループⅢを１回とったら、ほかはすべてⅠからです）。

油と濃い味を制す者は、エネルギーを制す

脂肪の多い食品（バラ肉、霜降り肉、ひき肉、ウナギ、とろ、生クリームなど）、油脂を多く使う料理（天ぷら、フライ、ポタージュ類、シチュー類、酢豚、春巻きなど）、砂糖を多く使った食品や料理（菓子類、煮豆、つくだ煮など）はエネルギーが多くなりやすいものです。

外食のとき、食べられる量がうまくつかめないとき、油、砂糖、塩を敬遠しておくと、ずいぶん違ってきます。

1型糖尿病、あるいは2型で薬物療法をされている人へ

この本の食事は、2型糖尿病を前提に献立を示してあります。

1型のかたは、食事の回数や、時間への配慮も大切です。食事抜きは危険です。かかりつけの病院で指導を受けることをおすすめします。

薬物療法を受けているかたのために、注意点のみ述べておきます。

低血糖が起こったとき

食事時間に近い場合が多いので、まず10g程度のブドウ糖が入った溶液を飲み、少し様子を見ます。症状がなくならない場合には、さらに10gを飲みます。一時的な対応なので、症状がなくなってもそのままにせず、食事をします。ブドウ糖がない場合には、砂糖やジュースにします。ただし、α（アルファ）-グルコシダーゼ阻害薬（薬の名前ではベイスンやグルコバイ）を飲んでいる場合には、砂糖では効果がありませんので、ブドウ糖の多い飲み物がよいでしょう。一時的な対応をし、食事をします。これでも回復しない場合や、あるいは食事がとれない場合などは、必ず主治医に相談しましょう。

自宅であれば、血糖を計り、その値で対応をします。

インスリンを打たれているかたは、かかりつけの医療機関で、低血糖の対応の指導を受けてください。なお、低血糖を起こした場合には、必ず主治医に報告し、対応を相談してください。また、低血糖を理由に間食をとり、体重が増えるかたがいます。これは適切な対策ではありません。自己判断でなく、指導を受け、原因にあった対応をします。

体調が悪く、食欲がないとき

自分の判断で薬や注射をやめずに、必ず主治医に相談します。基本は、食べられるものを食べ（おかゆ、パンなど）、水分を補い、経口剤やインスリンを服用（注射）します。量はその人の血糖値やその時の病態によって違いますの

で、これも事前に主治医に聞いておきましょう。

補食のとり方

通常より体を動かすとき（運動をする、山登りをする、海で泳ぐ等）は、体を動かす前に80～100kcal程度の補食をします。この場合には、糖分の多い食品が適しています。長時間、運動するときは途中で補います。この場合には糖分の多い飲み物が適しています。人によっては運動後の補食も必要となります。運動は糖尿病にはよいことです。主治医の指示のもとに、じょうずに補食して体を動かしましょう。

計量と記録のすすめ

食事療法が身についてきたら計量と記録に挑戦しよう

①計量するもの＝「体重」「食品」「血糖の測定（血糖の自己測定を指示されている人）」

②記録するもの＝「食べた時間、食べたものと場所」「体重」「検査値」

計量と記録は、あくまでそれ自体が目的でなく、糖尿病のコントロールを自覚症状に頼らず、客観的に行なうためのものです。

書くことは、自覚を促します。ありのままを書き、うまくできない日があったらがっかりするのでなく、改善できることを見つけましょう。血糖の動きには個人差がありますから、検査値の記録で自分の症状を自覚し、早期に対応することができます。糖尿病のコントロールは、日々のささやかな行動の積み重ねなのです。

記録を始めたら、次のことに注意する

①体重も検査結果も、少しの動きで一喜一憂しないこと

②検査値について、勝手に自己診断せずに、読み方について主治医に指導をあおぐこと

③食べても血糖値が上がらないからといって、自己判断で食べる量を増やさないこと（低血糖であればこの限りではない）。

きちんと医療機関にかかり、主治医に相談しながら療養生活を送ってください。糖尿病は自覚症状が少ない疾患です。「自覚症状がない」「検査値が安定した」という理由で、医師を訪れなくなるのは危険です。糖尿病とじょうずにつき合うコツは、定期的な通院もたいせつなことです。

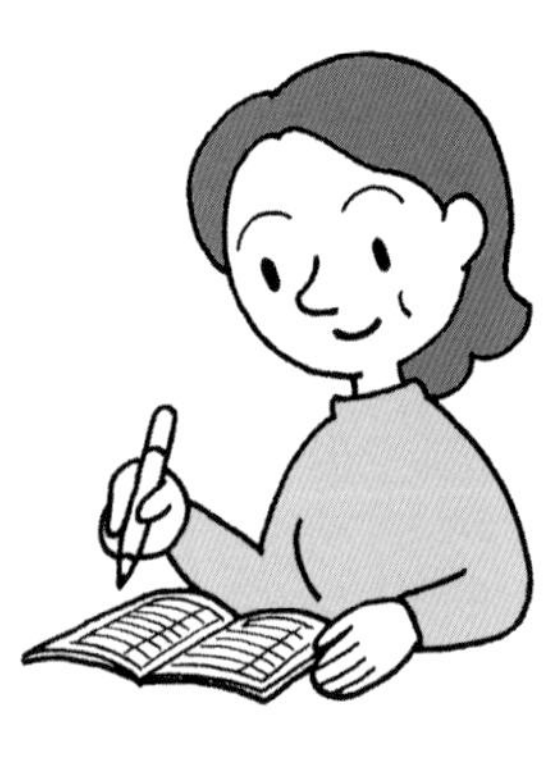

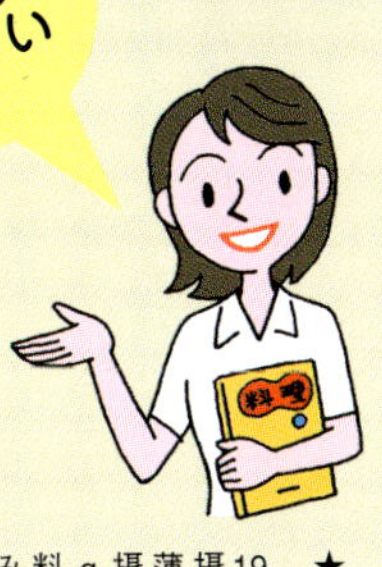

糖尿病の人の食事 一日献立・一品料理集

ここでは、四群点数法に基づく治療食を紹介します。

●材料表は1人分で示してあります。材料表に示されている重量は、特に断りがある場合を除いては、可食部（骨や種など、食べない部分を含まない）の数値です

●材料表中に「油」とのみ表記されている場合、植物油なら好みのもので、種類は問いません。「だし」は、カツオ節、煮干し、こんぶなどで作る和風のだしを示します。

●材料の計量は、標準計量カップ・スプーンを使い、小さじの1/5量のミニスプーンを「ミニ」と表記しました（145ページ参照）。カップ・スプーンの概量に数値を併記しましたので、一つの目安として、ご家族の食事に応用するような場合にお使いください。

●巻末に、四つの食品群の群別の点数と栄養価を掲載しました。

★食塩について

本書に掲載した一日分の献立の食塩の平均は約9gです。平成19年の「国民健康・栄養調査」の結果では、日本人の実際の食塩摂取量は、男性では12g／日、女性では10.3g／日ですので、味が薄いと感じられるかたも多いでしょう。しかし、「日本人の食事摂取基準2010年版」の目標値は、男性9.0g／日未満、女性7.5g／日未満です。女性のかたは、しょうゆやみそ、塩などの調味料を20％ほど少なくすると、目標値に近くなります。しょうゆやみそを減らすとき、砂糖やみりんなどの甘みのある調味料をいっしょに使っている場合には、砂糖やみりんも減らすと味のバランスがくずれにくくなります。

献立を利用される前に

献立は、2型糖尿病で、食事療法のみで治療されている人を対象に作成しました。薬物療法をされている人は、次の点に気をつけてご利用ください。

●3食のエネルギーバランスについて

3食のエネルギーバランスは、ほぼ整えてありますが、日によっては、多少違っている場合があります。経口剤やインスリンの関係で、1回の食事のエネルギー量や、脂質や炭水化物の比率が医師から指示されている人は、主食量や油の量で調整してください。

●間食について

①一日分の献立には間食を入れていますが、この間食は、血糖コントロールを目的としたものでなく、むしろ食事を楽しくするためのものです。しかし、内容は、いわゆる「甘いお菓子」「スナック菓子」を入れずに、芋、くだもの、豆などを使った手作りのもので計画してあります。

②間食をすると、インスリンが分泌されるため、膵臓（すいぞう）が休まる時間がなく、好ましくない場合もあります。主治医や管理栄養士に相談してください。

③献立には、毎日、間食を入れてありますが、「毎日、必ず間食をとりましょう」ということでなく、少しでも多くのパターンを紹介しようとしたものです。間食をしないほうがよい場合や、したくない場合には、他の食事のエネルギー（点数）の少ないときに入れ込むとよいでしょう。

●合併症のある人について

糖尿病の人は、血圧のコントロール、血清脂質のコントロールが重要です。食塩、コレステロール、単純糖質は多すぎないように注意しましたが、特に制限は設けていません。合併症のある人は、調味料の使用量や食品を変えて利用してください。

また、糖尿病（性）腎症でたんぱく質の制限のある人は、このままでは利用できません。管理栄養士に相談してください。

献立で使用している食品

●麦ごはんについて

食物繊維をとるために、一日1回、麦ごはんにしました。精白米のごはんに変える場合は、麦の量が多くはありませんので、麦の分量と同じ分量で米にかえても差し支えありません。

●栄養強化食品の利用について

献立に、鉄強化の牛乳やヨーグルトを利用しているのは、鉄は意識してとらないと食事摂取基準を充足できないミネラルだからです。鉄の多い食品であるレバーや、内臓ごと食べる魚介は、コレステロールを多く含んでいる食品が多いため、使用を少なめにしてあります。このことによる鉄不足を補うために使用しました。摂取基準は一つの目安ですから、鉄不足による貧血などの心配がない人は、普通の牛乳やヨーグルトを使ってください。

なお、鉄は、多いほどよいというミネラルではありません。健康に問題がなければ、あえてサプリメントや強化食品で補う必要はありません。

●油の種類について

①しそ油、オリーブ油などのいろいろな油を使っているのは、特定の脂肪酸に偏らないようにしたためです。家庭にある植物油に変える場合には、同量で変えれば同じエネルギーとなります。

油は、現在の食品栄養学では、種類によるエネルギーの差はほとんどありません（バターやマーガリンには水分が含まれるため、同じ重量では多少エネルギーが少なくなります）。したがって、健康によいという名目で宣伝されている油は、コレステロールを「上げにくい」あるいは中性脂肪に「なりにくい」という利点があるということで、ほとんどの油がエネルギーが少ないわけではありません。

また、エネルギーが少ないといっている油は、レシチンを混ぜ、油ののびをよくし、これによって、いためるときの油の量が少なくてすむ製品です。

②脂質異常症の予防・治療には、脂肪

酸のとり方の調節が効果があるといわれています。オリーブ油は一価の不飽和脂肪酸であるオレイン酸を多く含み、この脂肪酸は血栓の生成を予防する効果があるとされています。脂肪酸のとり方は、量だけでなくバランスが大事とされます。具体的な数値やとり方については、脂質異常症に関する本をお読みいただきたいと思います。

●油の使用について

油のとり方が、エネルギー量を減らすポイントとなることはいうまでもありません。献立の料理で、ソテーやいため煮に使っている油は少なめになっています。なべ、フライパンは、油の使用量が少なくてすむテフロン加工かシルバーストーンのものを使うことを前提としています。値段も手ごろですから、ご利用されることをおすすめします。

さらに、油が少なくて、いためにくい場合には、のびがよく、少ない量でもいためやすい「いため油」をおすすめします（104ページ参照）。

●減塩しょうゆについて

食塩量を少なくしているのは高血圧予防のためです。しょうゆの量がある程度必要だけれども、食塩量を増やしたくないときには、本書では、通常のしょうゆの半分の食塩を含んだ「減塩しょうゆ」を使用しています。料理としては普通のしょうゆでも構いませんが、同じ分量を使えば食塩量は約2倍になります。使う量を半分にすれば、食塩量はほぼ同じになります（109ページ参照）。

●献立中の外食、中食（なかしょく）について

料理のレシピは、求めた品物を分解して、最初の分量を予測して作りました。表示されている栄養量とは少し異なってしまいますので、栄養量は表示されているものを優先しました。家族も少なくなり、個食化の進んだ現在では、外食、中食もやむをえないこともあります。じょうずにとり入れれば、食事療法を大きく乱すことはありません。

●コンビニのお弁当・お総菜、テイクアウトのお総菜について

本書では、家庭での作り方を示しましたが、売られているものに多少手を加えた例もあります。作るのがめんどうだから、コンビニやテイクアウトですませるのに、「なぜわざわざ手を加えるの」といわれそうですが、ときにはひと手間加えることで違った味を楽しめます。いろいろ例を試みてください。

●1600キロカロリー以外への応用

①1700キロカロリー以上の場合

穀物（ごはん、めん類、パン）で増やすのがよいでしょう。ただ、パンの場合、バターやジャムを使う際には、その分のエネルギーを忘れずに計算してください。

②1500キロカロリー未満の場合

油脂類や穀物を減らすとよいでしょう。油脂類で減らす方法は、ドレッシングをノンオイルにしたり、ポン酢や土佐酢にしたりする方法があります。いためたり、揚げたりしてある料理は、焼いたり蒸したりする調理法に変えることで、油脂を減らすことができます。

一日の始まりは野菜たっぷりのスープから

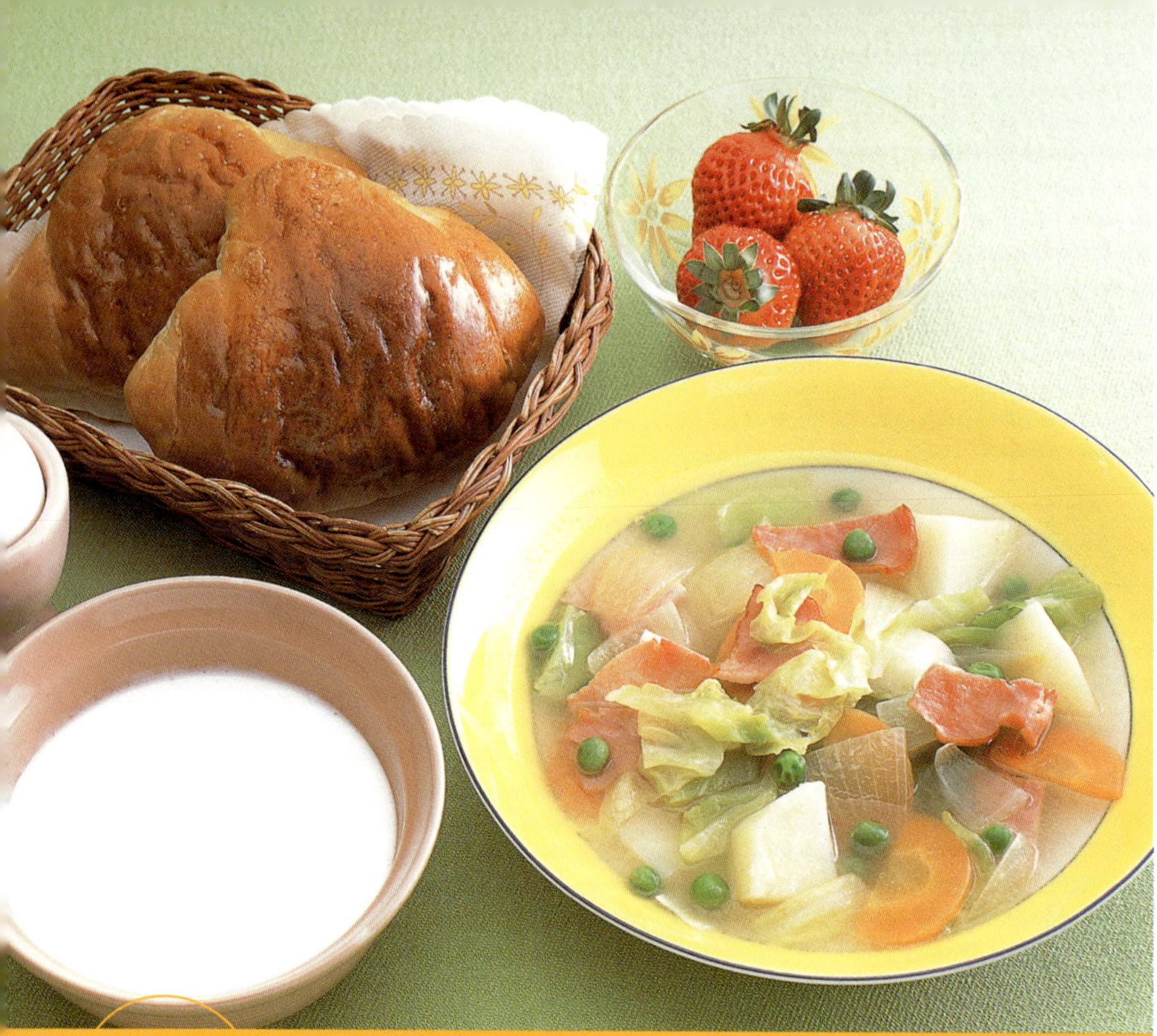

朝食

ロールパン　実だくさんスープ　ゆで卵
プレーンヨーグルト　いちご

●スープは前日に用意して、朝、温め直すと、短時間で朝食の準備がＯＫです。
ただし、じゃが芋だけは朝にしたほうが、いたみも少なく仕上がりもきれいです。

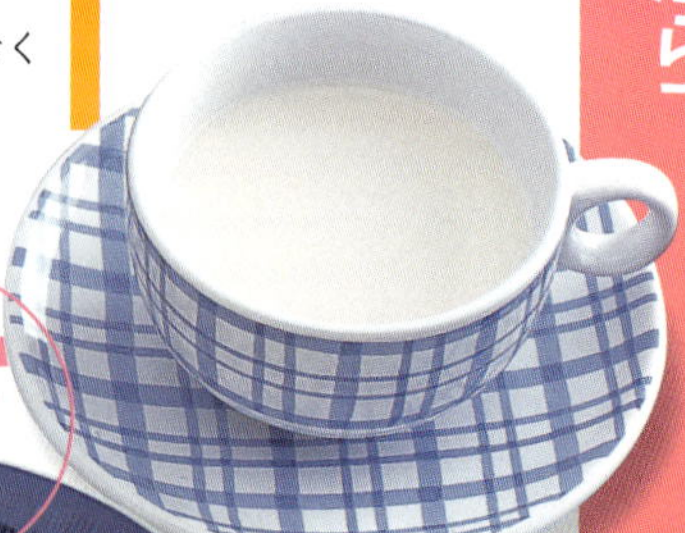

間食

ミルクティー　バナナ

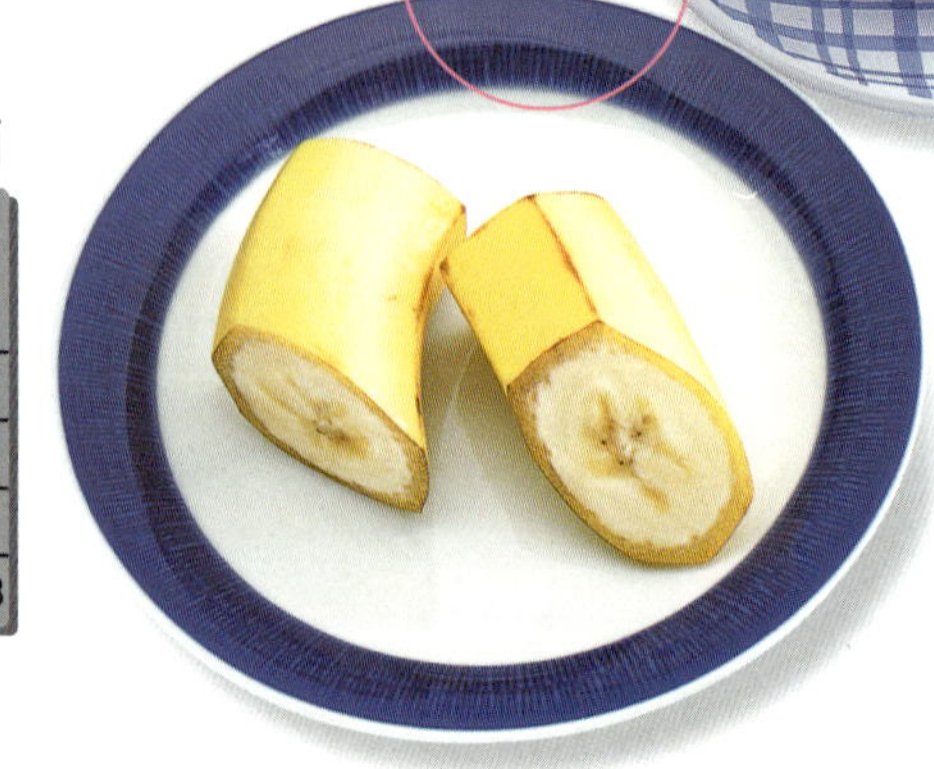

●四群点数法による栄養価

	♠	♥	♣	◆	計
朝食	1.8	0.5	1.2	3.2	6.7
昼食	0.0	1.0	0.3	4.0	5.3
間食	0.8	0.0	0.5	0.2	1.5
夕食	0.0	1.3	0.4	4.6	6.3
計	2.6	2.8	2.4	12.0	19.8

●作り方は48ページ

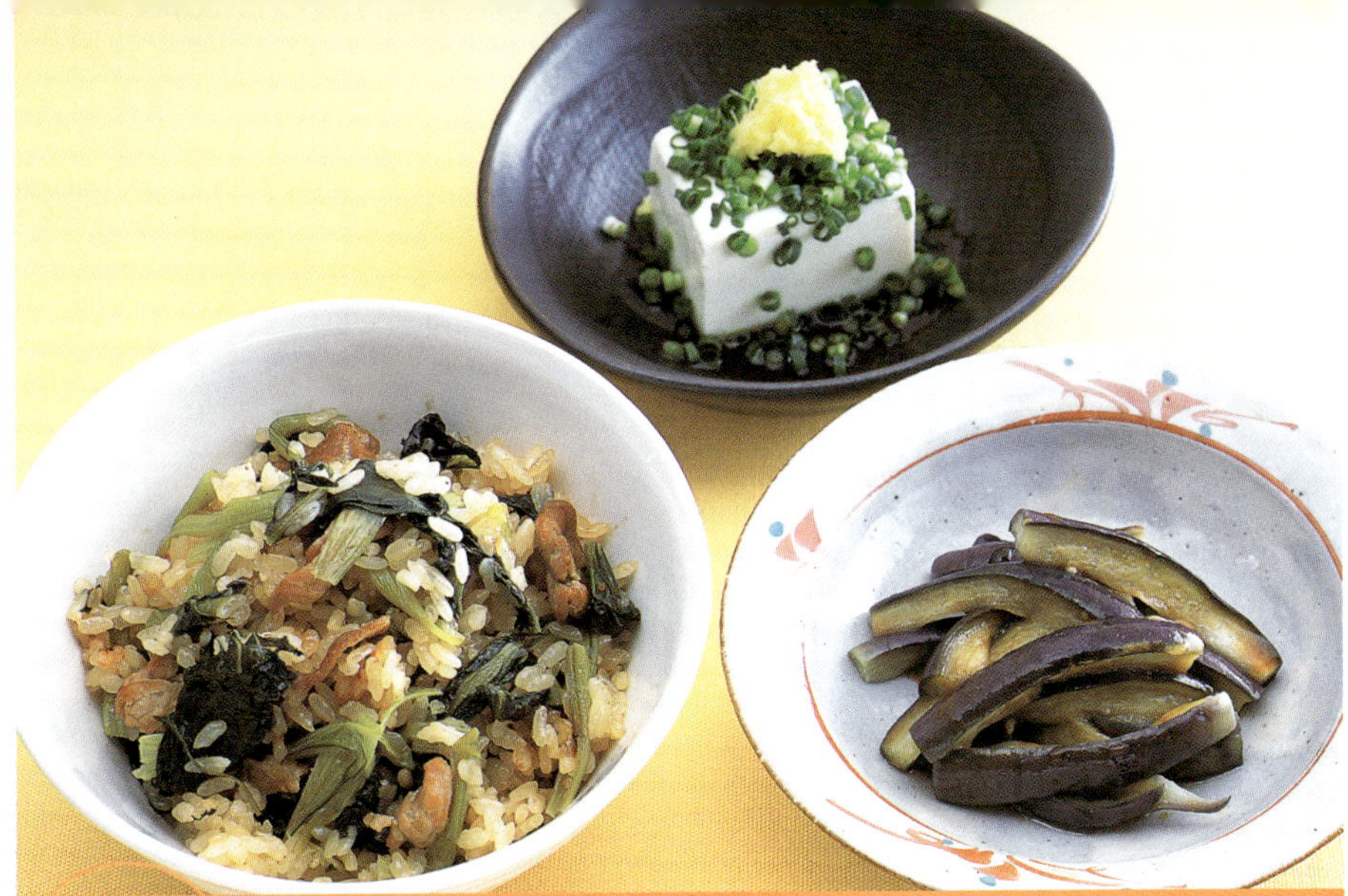

昼食

中国風菜飯　なすのからしあえ　冷ややっこ

●この中国風菜飯は、小松菜がたっぷりとれます。主食に味がついていますので、おかずはうす味のからしあえと、さっぱりした冷ややっこを添えました。

夕食

麦ごはん　カレイの煮つけ　ピーマンのマリネ　なめこのおろしあえ　生湯葉のみそ汁

●肉厚の赤ピーマン、黄ピーマンは、ピーマン嫌いのかたにも食べやすいピーマンです。しかも赤ピーマンはカロテンも多く、きれいな赤は料理に華やかさを添えてくれます。

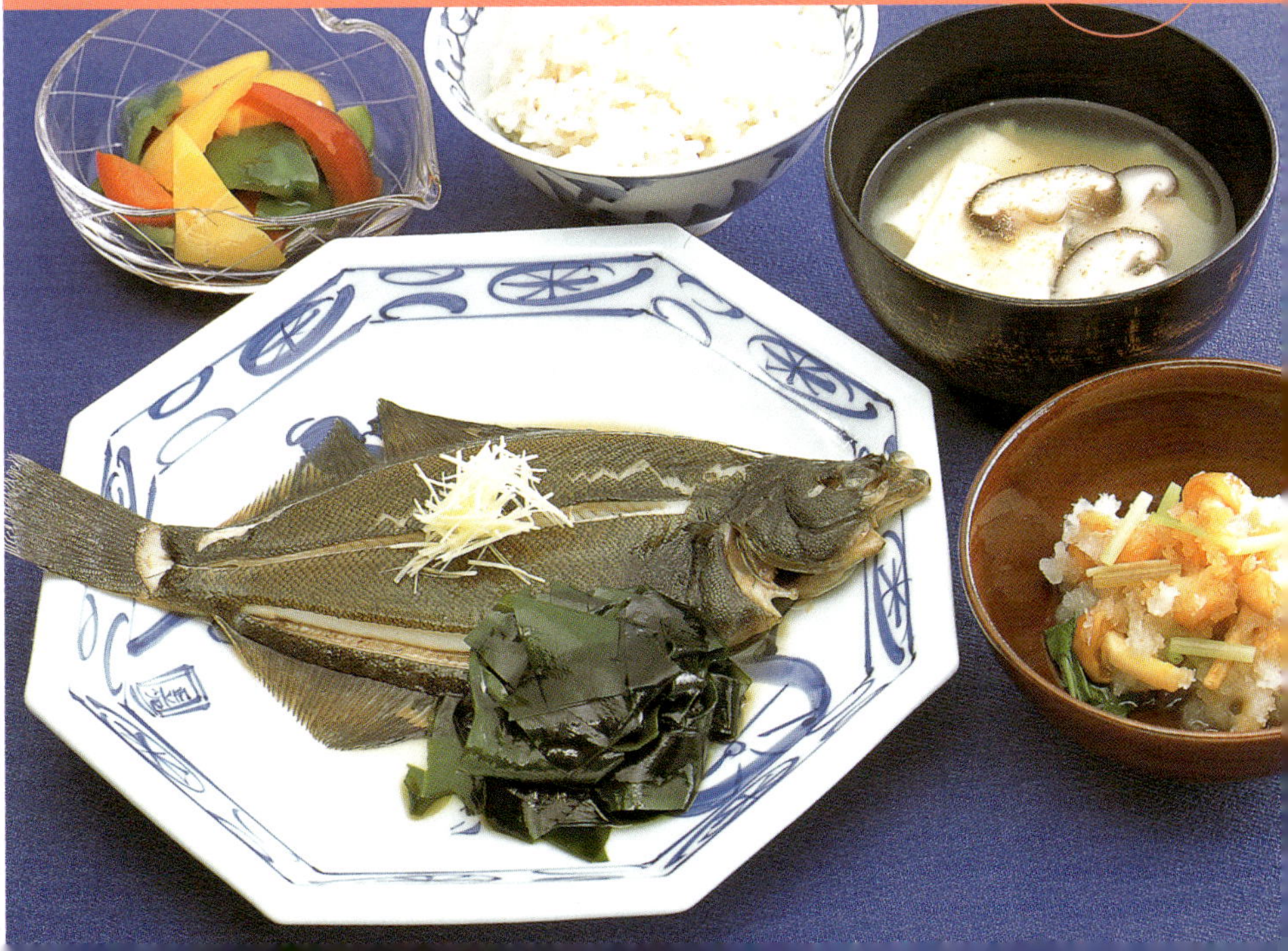

一日の始まりは野菜たっぷりのスープから

●46ページ参照

朝

ロールパン　実だくさんスープ
ゆで卵　プレーンヨーグルト
いちご

実だくさんスープ

①ベーコンは２㎝幅に切る。玉ねぎ、キャベツは一口大に、にんじんは薄い半月切りにする。
②じゃが芋は１㎝厚さのいちょう切りにし、水にさらして水けをきる。
③グリーンピースはさっとゆでる。
④なべを温め、バターをとかす。ベーコン、玉ねぎをいため、玉ねぎが透き通ったらにんじん、キャベツを入れ、５分くらいいためる。
⑤水、ブイヨン、こしょうを入れ、強火にして沸騰したら弱火にし、５分ほど煮たら、じゃが芋を入れ、さらに10分くらい煮込む。
⑥最後に塩で調味し、グリーンピースを散らす。

昼

中国風菜飯
なすのからしあえ
冷ややっこ

中国風菜飯

①豚肉は２～３㎝長さの細切りにして、下味をつける。
②小松菜は３㎝長さのざく切りにして、軸と葉に分けておく。
③なべにしそ油を熱し、強火で豚肉、小松菜の軸、葉の順にいため、しょうゆ、酒で調味する。
④水に浸しておいた米に③の豚肉と小松菜を加え、炊き上げる。
⑤さっくりと混ぜ、茶わんに盛る。

なすのからしあえ

①なすはへたをとり、縦に６～８等分にし、大きいものは長さを３㎝くらいに切る。
②なすをやわらかくゆでる（ラップにくるんで、電子レンジで加熱してもよい）。
③なすの水けをきり、からしじょうゆであえる。

冷ややっこ

①豆腐は軽く水けをきり、器に盛る。
②ねぎ、しょうがをのせ、しょうゆをかける。

夕

麦ごはん　カレイの煮つけ
ピーマンのマリネ　なめこの
おろしあえ　生湯葉のみそ汁

カレイの煮つけ

①カレイは、うろこ、えら、内臓を除いて、皮側に切り目を入れる。
②しょうがは１～２枚を薄切りにする。残りはごく細いせん切りにし、水に放して水けをきる（針しょうが）。
③水と酒、砂糖、しょうゆの調味料に薄切りのしょうがを加えて煮立て、カ

レイを入れる。

④沸騰したら火を弱め、落としぶたをして煮る。途中煮汁をまわしかける。

⑤カレイを器にとったら、残った煮汁でわかめをさっと煮る。

⑥カレイの上に針しょうがを天盛りにし、わかめを添える。

ピーマンのマリネ

①調味料を合わせておく。

②ピーマンは種をとり、食べやすい大きさに切る。

③ピーマンをいため、熱いうちに①の調味料につける。

なめこのおろしあえ

①なめこは、さっとゆでる。

②大根はおろし、軽く水けをきる。

③三つ葉は3cmの長さに切る。

④なめこ、大根おろし、三つ葉を混ぜ、しょうゆであえる。

生湯葉のみそ汁

①湯葉は一口大の大きさに切る。

②しいたけは5mm幅に切る。

③だしを煮立て、湯葉、しいたけを入れ、さっと煮る。

④みそをとき入れ、ひと煮立ちしかけたら、火を止める。わんに盛って、粉ざんしょうをふる。

●材料（1人分）

朝

●ロールパン…2個（70ｇ）

●実だくさんスープ

ショルダーベーコン……………………………1枚（20ｇ）
玉ねぎ……………………25ｇ
にんじん…………………20ｇ
キャベツ………小1枚（40ｇ）
バター……………小さじ1（4ｇ）
じゃが芋…………1/3個（50ｇ）
塩……………ミニ1/4（0.3ｇ）
こしょう…………………少量
［水……………1カップ（200mℓ）
固形ブイヨン…1/2個（2ｇ）］
グリーンピース…………10ｇ

●ゆで卵…………1個（50ｇ）
塩…………………………少量

●プレーンヨーグルト
（鉄入り）………………100mℓ

●いちご………大3個（60ｇ）

昼

●中国風菜飯

米………70ｇ　水………70mℓ
［豚もも肉（脂身なし）30ｇ
しょうゆ……小さじ1/2（3ｇ）
酒…………小さじ1/2強（3ｇ）
しょうが汁……………少量］
小松菜……………………60ｇ
しそ油………小さじ1強（5ｇ）
［しょうゆ………小さじ1（6ｇ）
酒………………小さじ1（5ｇ）］

●なすのからしあえ

なす……………小1本（60ｇ）
［減塩しょうゆ…小さじ1（6ｇ）
ときがらし……………少量］

●冷ややっこ

絹ごし豆腐………1/4丁（70ｇ）
減塩しょうゆ…小さじ1（6ｇ）
万能ねぎ（小口切り）…10ｇ
おろししょうが…………少量

間食

●ミルクティー

牛乳…100mℓ　紅茶液…50mℓ
砂糖……………小さじ1（3ｇ）

●バナナ…………1/2本（50ｇ）

夕

●麦ごはん

米…60ｇ 麦…15ｇ 水…110mℓ

●カレイの煮つけ

カレイ…………小1尾（70ｇ）
生わかめ…………………10ｇ
［水………………1/4カップ（50mℓ）
酒…………小さじ1/2強（3ｇ）
砂糖…………小さじ1（3ｇ）
しょうゆ………小さじ1（6ｇ）］
しょうが…………………少量

●ピーマンのマリネ

ピーマン…………………20ｇ
ピーマン（赤・黄）…各20ｇ
［酢……………小さじ1（5ｇ）
オリーブ油…小さじ1強（5ｇ）
塩………ミニ1/2弱（0.5ｇ）
白ワイン……小さじ1（5ｇ）］

●なめこのおろしあえ

なめこ……………………10ｇ
大根………………………60ｇ
三つ葉……………………少量
減塩しょうゆ……………………………小さじ1弱（5ｇ）

●生湯葉のみそ汁

生湯葉……………………15ｇ
生しいたけ………1枚（10ｇ）
だし……………3/4カップ（150mℓ）
みそ…………小さじ2（12ｇ）
粉ざんしょう……………少量

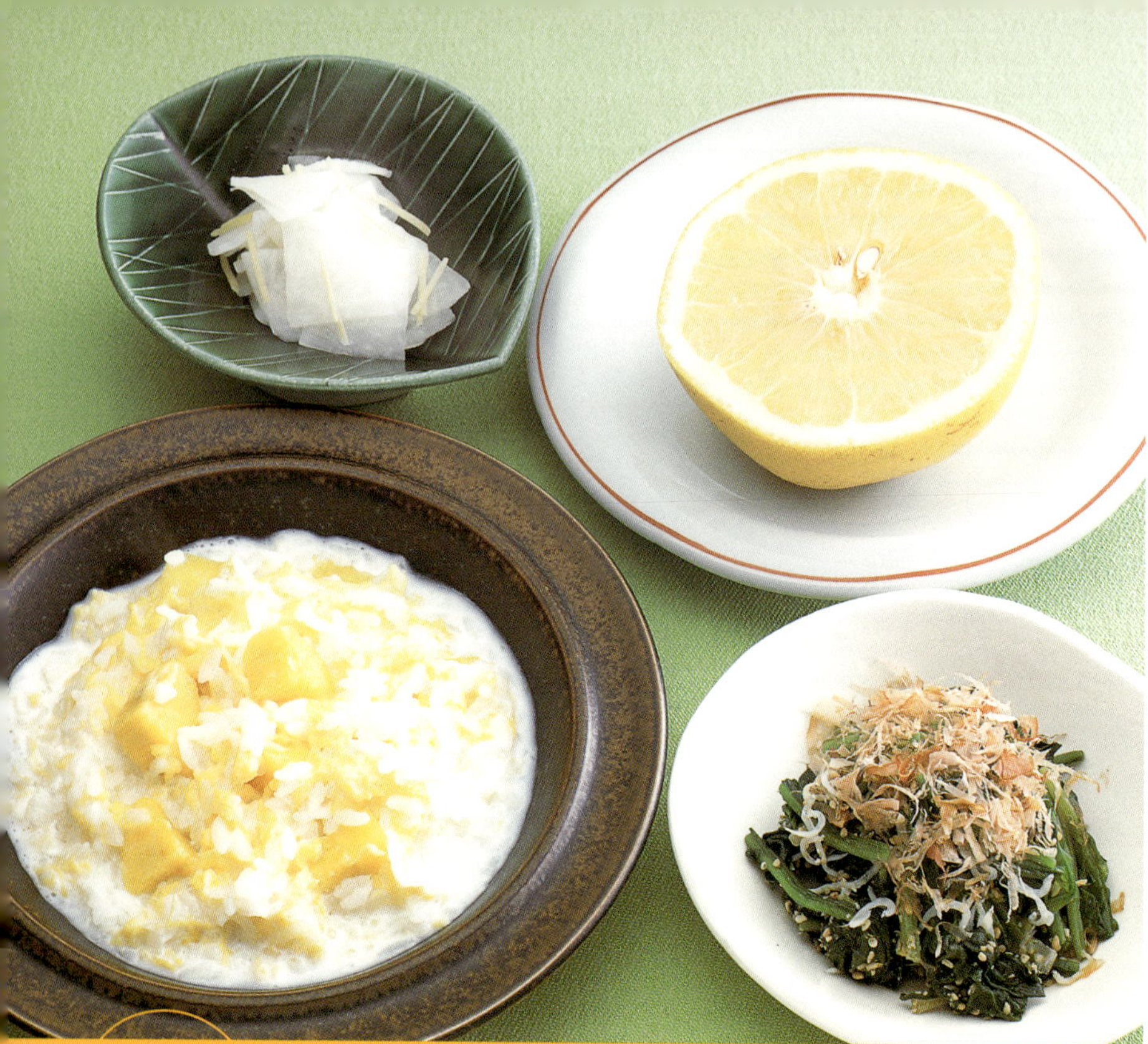

昼は弁当、夜はテイクアウトの一日献立

朝食

牛乳とさつま芋の雑炊　ほうれん草のお浸し　大根の浅漬け
グレープフルーツ

●さつま芋を電子レンジで加熱すれば、手早くできます。
米・牛乳・さつま芋の組み合わせは、味の点でも栄養の点でもグッドです。

間食

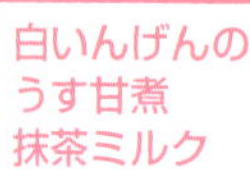
白いんげんの
うす甘煮
抹茶ミルク

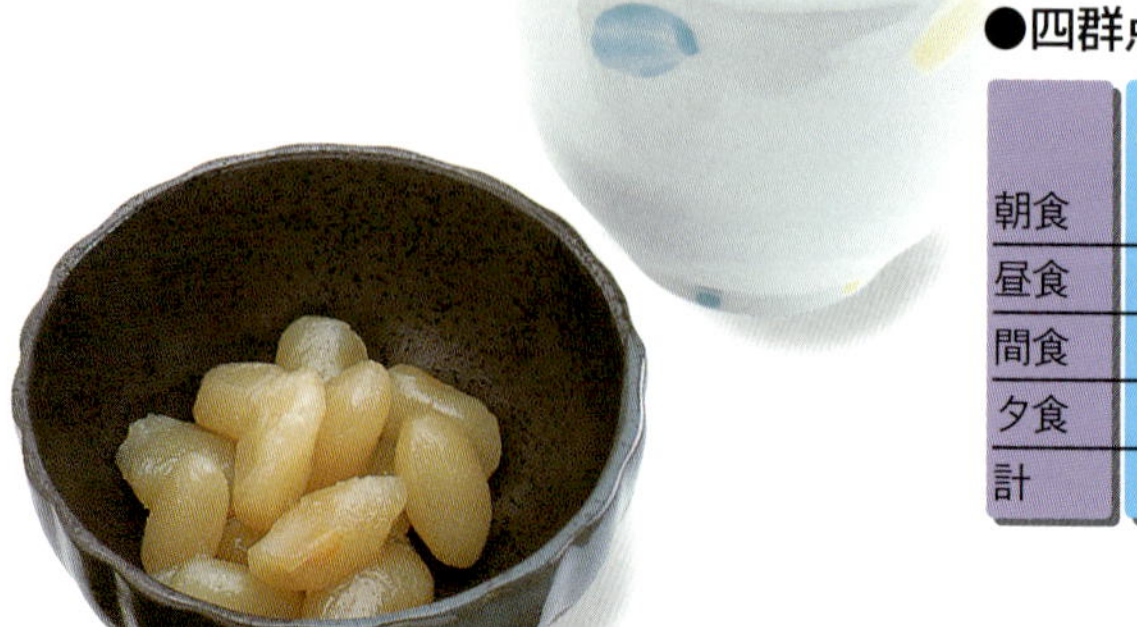

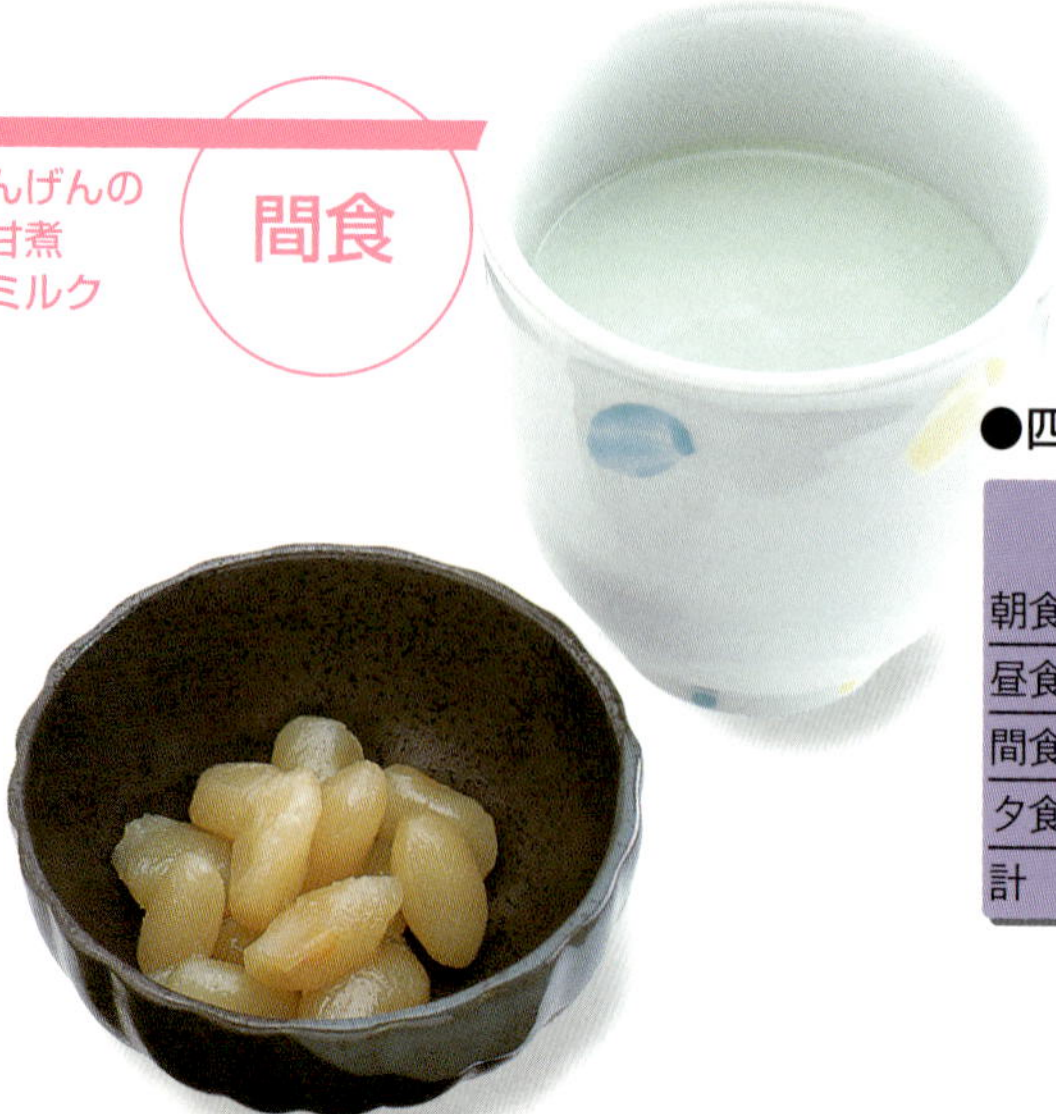

●四群点数法による栄養価

	♠	♥	♣	♦	計
朝食	1.6	0.2	1.7	2.4	5.9
昼食	0.1	1.0	0.4	4.4	5.9
間食	0.8	0.4	0.0	0.4	1.6
夕食	0.5	1.2	0.9	3.9	6.5
計	3.0	2.8	3.0	11.1	19.9

●作り方は52ページ

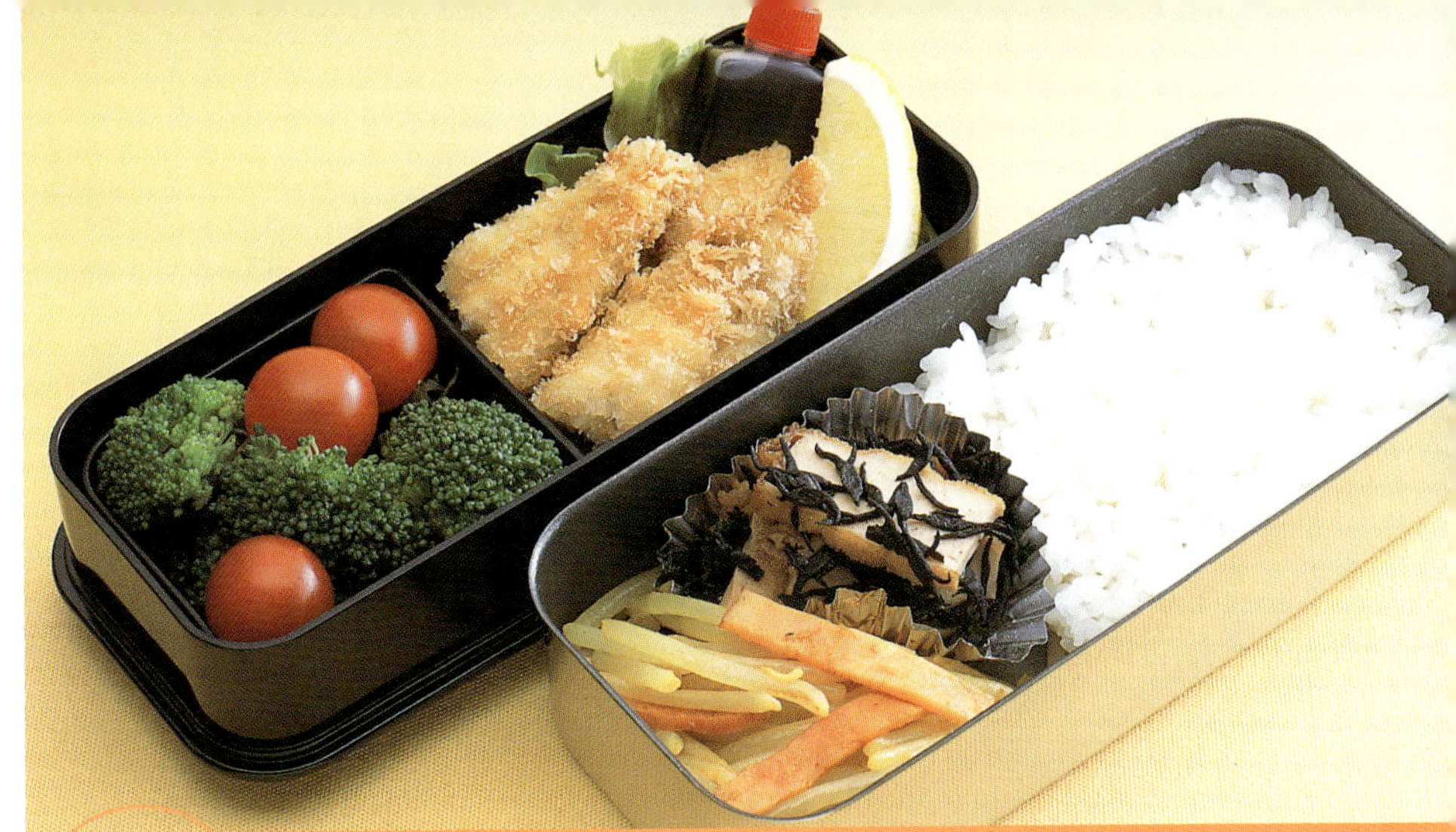

昼食 弁当

ごはん　アジのフライ　ひじきと厚揚げの煮物　もやしのカレーソテー
ゆでブロッコリー　プチトマト

●お弁当のおかずには、水けの少ない、形のしっかりしたものが合います。主菜はフライにし、野菜はレタス、ブロッコリー、プチトマト等を選びました。

夕食 テイクアウト

麦ごはん　八宝菜（テイクアウト）シューマイ（テイクアウト）
わかめスープ　みかん

●疲れた日の夕食は、"デパ地下"ですませたい、油が少なくてすむ八宝菜と、ちょっとお値段のはる肉たっぷりのシューマイで、たんぱく源を補うように考えました。ただし、食べるのは1個にします。

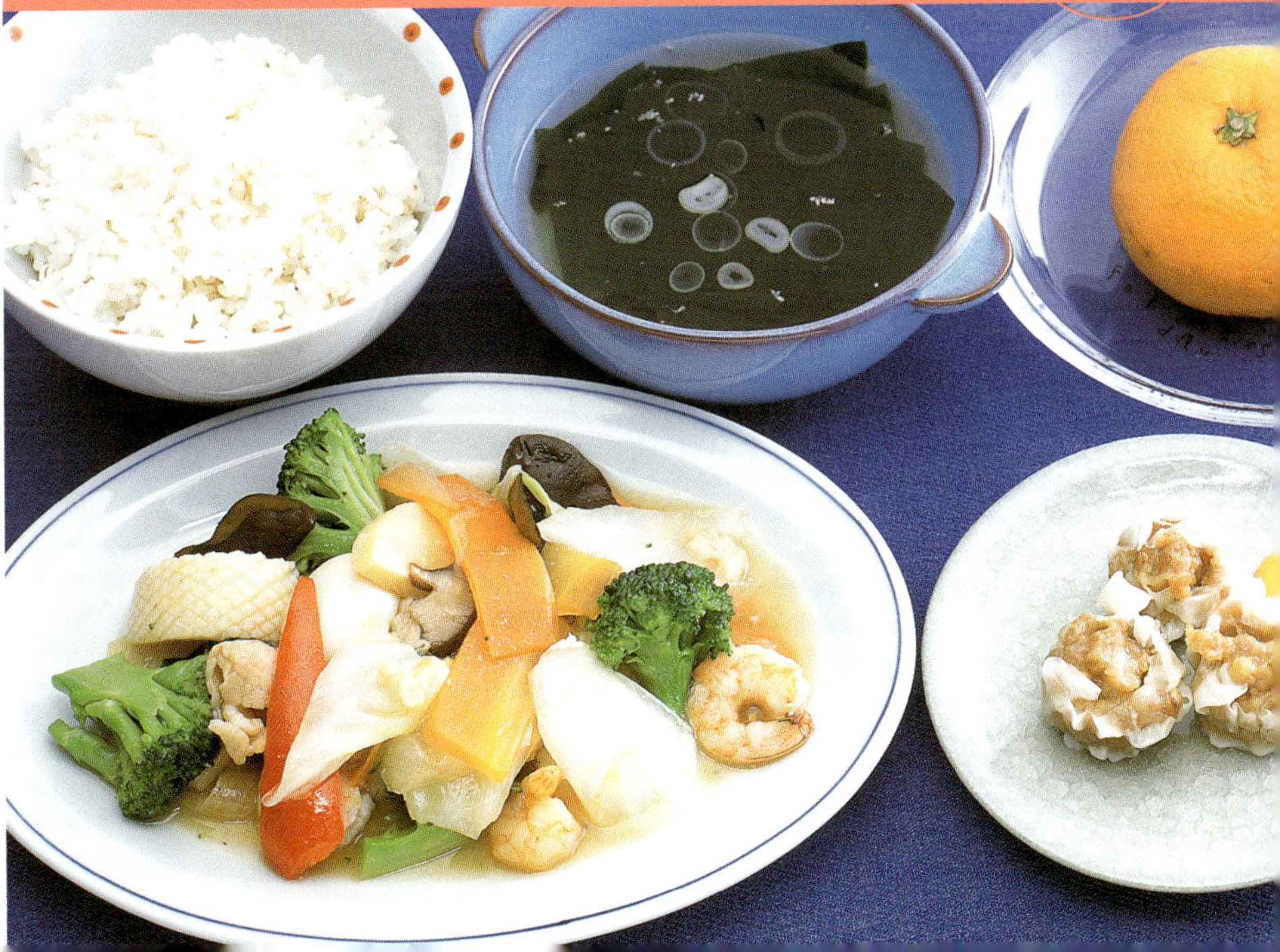

昼は弁当、夜はテイクアウトの一日献立

●50ページ参照

朝

牛乳とさつま芋の雑炊　ほうれん草のお浸し　大根の浅漬け　グレープフルーツ

牛乳とさつま芋の雑炊

①さつま芋は1cm幅の半月切りかいちょう切りにしてゆでる。または、電子レンジで火を通す。
②牛乳に芋を入れて煮立て、さっと洗ったごはんを加え、弱火で3分煮る。
③②に塩を加え、とき卵を流し入れる。

ほうれん草のお浸し

ほうれん草はゆで、3～4cm長さに切り、ごま、シラスを混ぜる。だし割じょうゆであえ、削りガツオをのせる。

大根の浅漬け

大根は3cm厚さのいちょう切りにする。しょうがと塩を混ぜ、しんなりしたら水けをきって器に盛る。

昼

（弁当）ごはん　アジのフライ　ひじきと厚揚げの煮物　もやしのカレーソテー　ゆでブロッコリー　プチトマト

アジのフライ

①アジは頭、内臓、ぜいごをとって、3枚におろす。
②アジの水けをふき、小麦粉、とき卵、パン粉を順につける。
③中温（170～180度）の油で揚げ、レタス、レモン、ソースを添える。

ひじきと厚揚げの煮物

①ひじきは水でもどし、水けをきる。
②厚揚げは熱湯をかけて油抜きして、1cm厚さに切る。
③ひじきと厚揚げに水と調味料を加え、煮汁がなくなるまで煮る。

もやしのカレーソテー

①もやしは根と芽をとっておく。
②ハムは半分にして、1cm幅に切る。
③フライパンに油を熱し、カレー粉を入れ、もやし、ハムの順にいためる。
④ざるに移し、手早くさます。

間食

白いんげんのうす甘煮　抹茶ミルク

白いんげんのうす甘煮

いんげんは一晩、水に浸す。やわらかくなるまで1時間くらい煮て、砂糖を加えて煮含める。

夕

麦ごはん　八宝菜（テイクアウト）　シューマイ（テイクアウト）　わかめスープ　みかん

八宝菜

①イカは表面に鹿の子の切れ目を入れる。エビは背わた、頭、殻を除く。
②白菜は一口大に切り、にんじんは短

冊切り、竹の子は薄切りにする。きくらげは水でもどし、二〜三つに切る。
③油の半量を熱し、豚肉をいため、イカ、エビをさっといためてとり出す。
④油をたし、②をいため、うずらの卵、水、調味料を加える。仕上げに水どきかたくり粉を入れて、とろみをつけ、③をもどして混ぜる。

※テイクアウトの場合、生しいたけ、赤ピーマン、ブロッコリーなど、冷蔵庫にある残り野菜を補い、味と彩りの調整をするとよい。

シューマイ

ひき肉と、みじん切りにした野菜と調味料をよく練り、シューマイの皮で包む。8分くらい蒸して、aを添える。

わかめスープ

①わかめは水洗いし、一口大に切る。
②ごまは切りごまにする。
③水に顆粒だし、酒、塩を加えて煮立て、わかめを入れる。器に盛って、ねぎの小口切り、ごまをかける。

●材料（1人分）

朝

●牛乳とさつま芋の雑炊
ごはん……………………100 g
さつま芋………$\frac{1}{3}$本（50 g）
牛乳（低脂肪）……$\frac{3}{4}$カップ（150mℓ）
卵………………小1個（40 g）
塩………………ミニ1弱（1 g）

●ほうれん草のお浸し
ほうれん草………$\frac{1}{4}$束（80 g）
- しょうゆ…小さじ1弱（5 g）
- だし……………………少量

いりごま…………小さじ1（3 g）
シラス干し……大さじ1弱（5 g）
削りガツオ……………… 少量

●大根の浅漬け
大根………………………40 g
しょうが…………………少量
塩…………ミニ$\frac{1}{2}$弱（0.5 g）

●グレープフルーツ………………………$\frac{1}{2}$個（100 g）

昼 弁当

●ごはん……………………100 g

●アジのフライ
アジ………小1尾（正味40 g）
- 小麦粉………小さじ$\frac{2}{3}$（2 g）
- とき卵……………………5 g
- パン粉……大さじ1強（4 g）

揚げ油……………………4 g
レタス……………$\frac{1}{2}$枚（10 g）
レモンのくし形切り…1切れ
ウスターソース…小さじ1弱（5 g）

●ひじきと厚揚げの煮物
ひじき…乾2 g　厚揚げ…15 g
- 水…………………………大さじ1
- 酒…………小さじ$\frac{1}{2}$強（3 g）
- 砂糖………小さじ$\frac{1}{2}$（1.5 g）
- しょうゆ……小さじ$\frac{1}{2}$（3 g）

●もやしのカレーソテー
もやし…………$\frac{1}{5}$袋（40 g）
ボンレスハム…………………5 g
しそ油…………小さじ$\frac{1}{2}$（2 g）
カレー粉…………………少量

●ゆでブロッコリー…40 g

●プチトマト…小3個（30 g）

間食

●白いんげんのうす甘煮
白いんげん…………乾10 g
水……………………………適量
砂糖…………大さじ$\frac{1}{2}$（5 g）

●抹茶ミルク
牛乳（鉄入り）…$\frac{1}{2}$カップ（100mℓ）
抹茶……………………少量
砂糖……………小さじ$\frac{2}{3}$（2 g）

夕 テイクアウト

●麦ごはん
米…40 g　麦…8 g　水…70mℓ

●八宝菜
- イカ（胴）……………20 g
- エビ・豚肉…………各10 g
- ゆでうずら卵…1個（20 g）
- 白菜………大$\frac{1}{2}$枚（60 g）
- にんじん・ゆで竹の子…各10 g
- きくらげ………………2個
- 油………………小さじ2（8 g）
  - 水…………$\frac{2}{5}$カップ（80mℓ）
  - 中国風顆粒だし…………小さじ$\frac{1}{3}$強（1.2 g）
  - 塩…………ミニ$\frac{1}{2}$（0.6 g）
  - しょうゆ…小さじ$\frac{1}{3}$（2 g）
  - かたくり粉……………小さじ$\frac{1}{2}$（1.5 g）
  - 水…………………小さじ1

生しいたけ………………1枚
赤ピーマン………………30 g
ブロッコリー……………10 g

●シューマイ（1個分）
シューマイの皮…………1枚
- 豚ひき肉………………20 g
- 玉ねぎ…………………3 g
- ゆで竹の子……………5 g
- しょうが………………少量
- 干ししいたけ（もどす）…$\frac{1}{3}$枚
- かたくり粉小さじ$\frac{2}{3}$（2 g）
- しょうゆ……小さじ$\frac{1}{3}$（2 g）
- ごま油………小さじ$\frac{1}{2}$（2 g）
- 砂糖…………小さじ$\frac{1}{3}$（1 g）
- 塩…………ミニ$\frac{1}{4}$（0.3 g）

a
- 酢………小さじ$\frac{1}{2}$弱（2 g）
- しょうゆ…小さじ$\frac{1}{3}$（2 g）
- 練りがらし………… 少量

●わかめスープ
生わかめ…………………10 g
- 水…………$\frac{3}{4}$カップ（150mℓ）
- 中国風顆粒だし…………小さじ$\frac{1}{2}$（1.5 g）
- 酒……………………少量
- 塩…………ミニ$\frac{1}{4}$（0.3 g）

いりごま・ねぎ………各少量

●みかん…………1個（70 g）

サラダを使ったバリエーション豊かな食卓

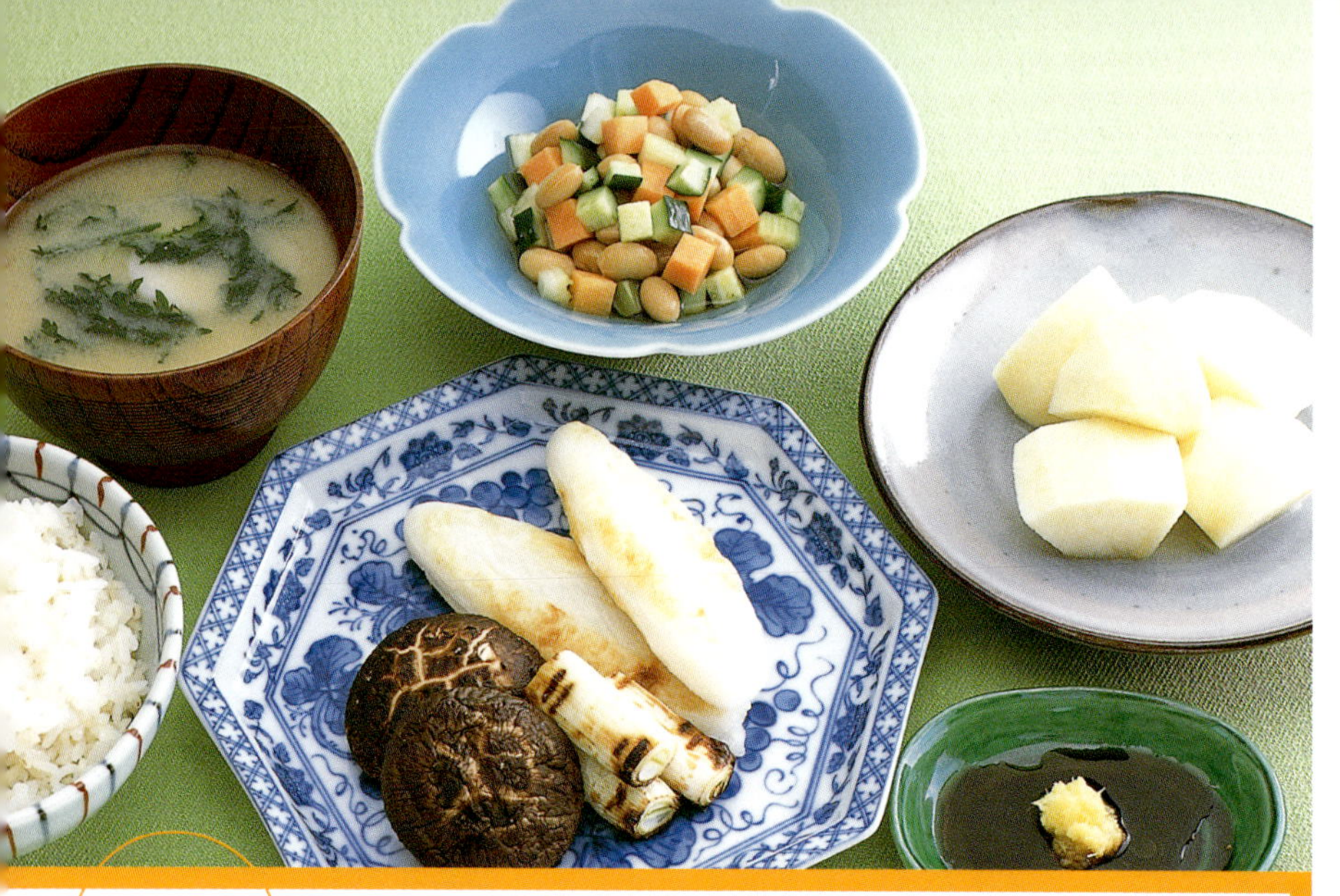

朝食

麦ごはん　焼きしいたけ　笹かまぼこ　大豆サラダ
里芋のみそ汁　りんご

●大豆は「五目豆」として家庭でよく作られると思います。
たまにはサラダにすると食塩も少なくてすみ、変化のある味が楽しめます。

昼食

冷やしおろしそば　だし巻き卵　小松菜のソテー

●福井を訪ねたときにいただいた“おろしそば”です。
大根の辛味で、うす味でもおいしく食べることができますが、
つけ汁は、うす味でも残さないと塩分のとりすぎになります。

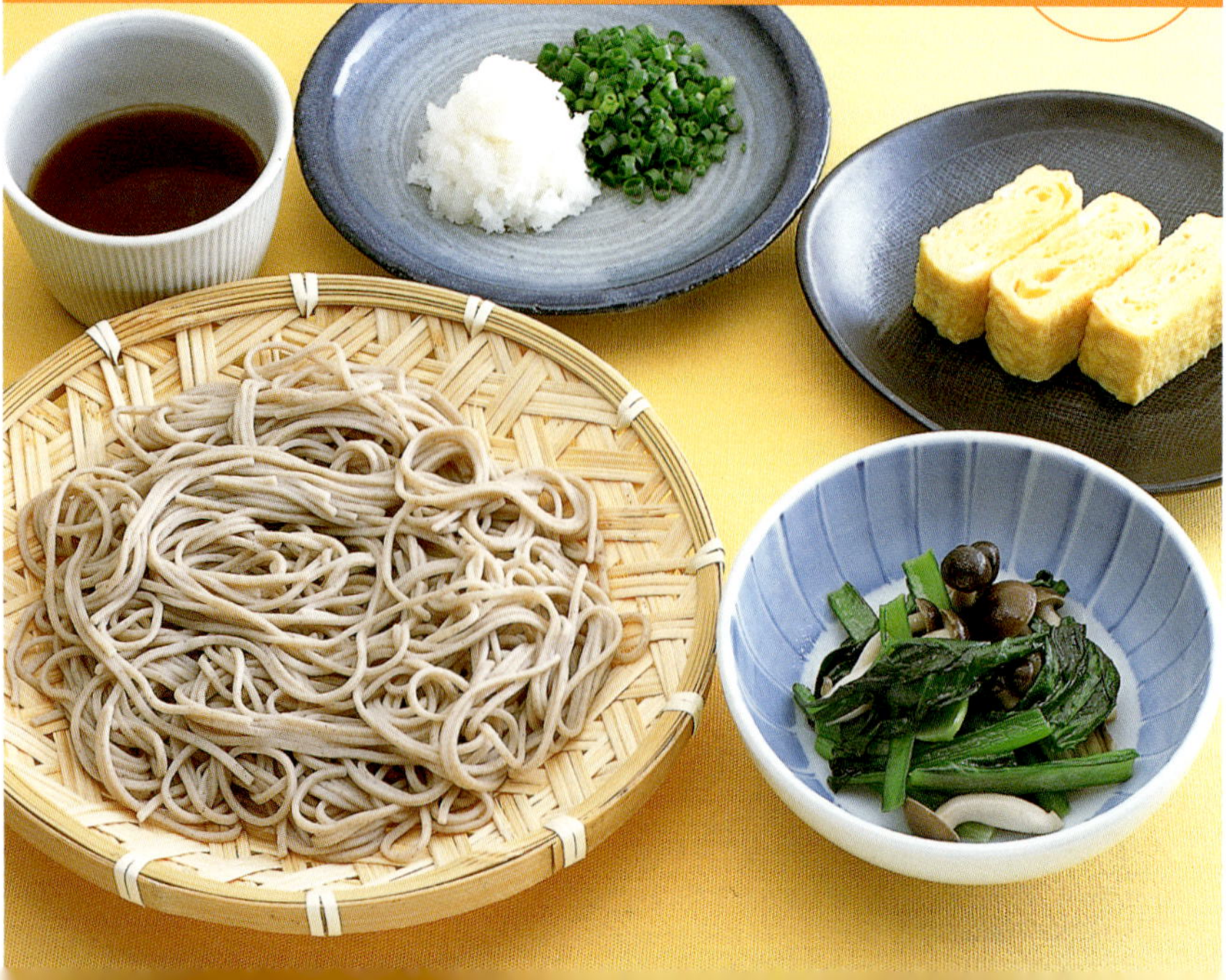

●作り方は56ページ

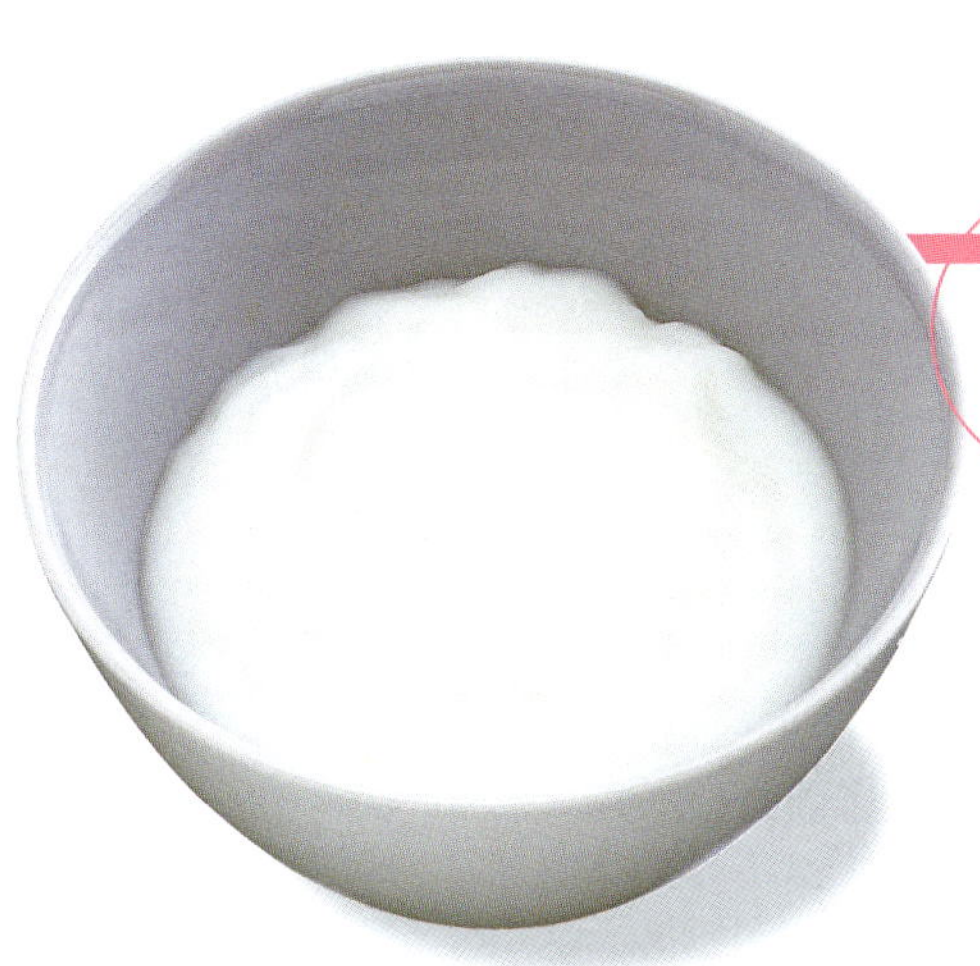

間食

ミルクくず湯

●四群点数法による栄養価

	♠	♥	♣	♦	計
朝食	0.0	1.8	1.1	3.6	6.5
昼食	1.0	0.0	0.4	3.7	5.1
間食	1.7	0.0	0.0	0.4	2.1
夕食	0.0	1.7	0.9	4.2	6.8
計	2.7	3.5	2.4	11.9	20.5

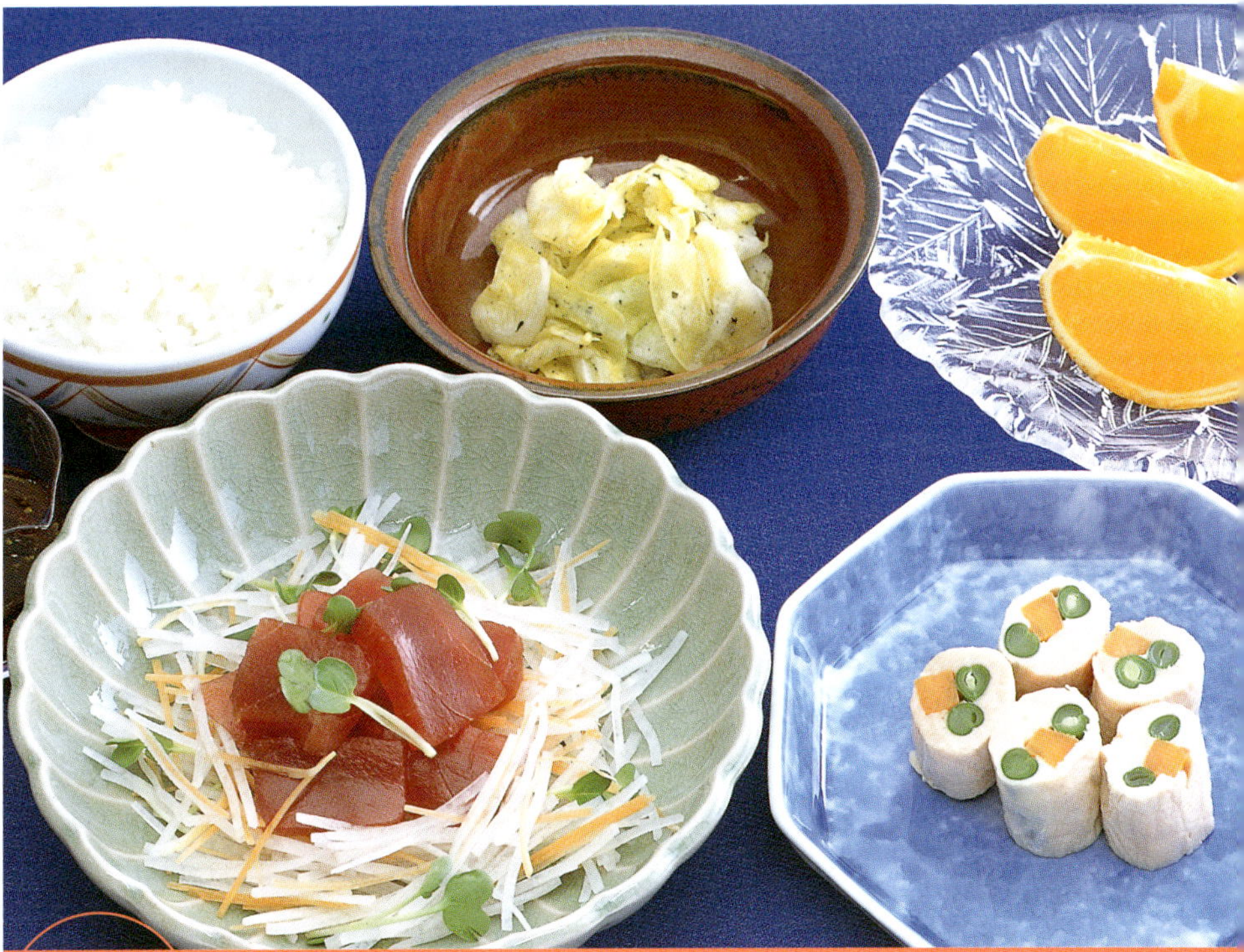

夕食

ごはん　鶏ささ身の野菜巻き　刺し身サラダ
キャベツのゆかり漬け　オレンジ

●刺し身サラダは、魚と野菜の量を増やせば主菜にもなる一品です。魚はカツオ、マグロ、ヒラメなど、野菜はサラダ菜、ちりめんレタスなど、組み合わせを変えることで変化が楽しめます。火を使わないので、スピード料理としての定番メニューにとり入れるとよい一品です。

サラダを使ったバリエーション豊かな食卓

●54ページ参照

朝

麦ごはん　焼きしいたけ
笹かまぼこ　大豆サラダ
里芋のみそ汁　りんご

焼きしいたけ

①しいたけは石づきをとる。ねぎは3cm長さに切る。
②焼き網を熱し、薄く油を塗り、しいたけ、ねぎを焼く。
③しょうがじょうゆを添える。

大豆サラダ

①大豆は熱湯をさっと通す。
②きゅうり、にんじん、セロリは、大豆と同じくらいの大きさに切り、塩、こしょうを混ぜる。
③②の水けをきり、大豆を加え、ドレッシングであえる。

里芋のみそ汁

①里芋は5mm厚さに切る。春菊は2～3cm長さに切る。
②だしで里芋をやわらかく煮て、春菊を加え、みそをとき入れる。

昼

冷やしおろしそば
だし巻き卵
小松菜のソテー

冷やしおろしそば

①そばはゆでて、流水で手早く洗ってざるに上げ、水けをきる。
②大根はおろし、おろし汁は別に分けておく。
③めんつゆに、水と②のおろし汁を加えてのばす。
④そばを盛り、つゆ、おろし大根、小口切りにしたねぎを添える。

だし巻き卵

①卵を割りほぐし、だし、砂糖、塩を混ぜる。
②卵焼き器を熱し、油を塗る。卵液を数回に分けて流し、表面が半熟になったら巻き込み、くり返して焼く。
③熱いうちに巻きすで巻いて形を整え、さめたら切り分ける。

小松菜のソテー

①小松菜はざく切りにして、軸と葉に分ける。しめじは小房に分けておく。
②なべにしそ油を熱し、小松菜の軸としめじをいためる。
③②に小松菜の葉を加えていため、塩、こしょうで味をととのえる。

間食

ミルクくず湯

ミルクくず湯

①くず粉と牛乳を合わせて火にかける。
②沸騰したら火を弱め、甘味料を加えて、なべ底から返すように練っていく。
③くずに火が通ったら、アーモンドエ

ッセンスをふる。

夕

ごはん　鶏ささ身の野菜巻き
刺し身サラダ
キャベツのゆかり漬け　オレンジ

鶏ささ身の野菜巻き

①鶏ささ身は、真ん中から観音開きにし、全体の厚さを同じようにして、塩、こしょうをふる。

②いんげんは、かためにゆでる。

③にんじんは、いんげんと同じくらいの太さにして、かためにゆでる。

④アルミホイルにごま油を引き、ささ身を置いて、いんげん、にんじんを芯にして巻いていく。

⑤④をオーブントースターまたは天火で焼く。

刺し身サラダ

①大根、にんじんは細めのせん切りにし、貝割れ菜は2～3㎝長さに切って水に放す。

②水けをきった野菜を器に敷き、そぎ切りにしたマグロの赤身を盛る。

③食べる直前にドレッシングをかける。

キャベツのゆかり漬け

キャベツは一口大に切り、塩をふる。しんなりしたら軽く絞り、ゆかりを混ぜる。

●材料（1人分）

朝

●麦ごはん
米…50g　麦…15g　水…100mℓ

●焼きしいたけ
生しいたけ………2枚（20g）
ねぎ………………20g
いため油（104ページ参照）……小さじ1/2（2g）
減塩しょうゆ…小さじ1（6g）
しょうが………少量

●笹かまぼこ……2枚（60g）

●大豆サラダ
ゆで大豆（市販品）……50g
きゅうり………20g
にんじん………15g
セロリ………10g
塩・こしょう………各少量
ノンオイルドレッシング……小さじ2強（12g）

●里芋のみそ汁
里芋………小1個（40g）
春菊………10g
だし………3/4カップ（150mℓ）
みそ………小さじ2（12g）

●りんご………1/3個（70g）

昼

●冷やしおろしそば
そば………乾 60g
大根………70g
めんつゆ（市販品・3倍希釈）……大さじ3弱（40g）
水・大根おろしの汁……1/2カップ強（120mℓ）
万能ねぎ………10g

●だし巻き卵
卵………1個（50g）
だし………小さじ2
砂糖………小さじ2/3（2g）
塩………ミニ1/6（0.2g）
油………小さじ3/4（3g）

●小松菜のソテー
小松菜………60g
しめじ………1/5パック（20g）
しそ油………小さじ1（4g）
塩………ミニ1/3（0.4g）
こしょう………少量

間食

●ミルクくず湯
くず粉………10g
牛乳（鉄入り）…1カップ（200mℓ）
人工甘味料………5g
アーモンドエッセンス…適量

夕

●ごはん………165g

●鶏ささ身の野菜巻き
鶏ささ身……大1本（40g）
塩………ミニ1/4（0.3g）
こしょう………少量
さやいんげん………20g
にんじん………10g
ごま油………小さじ1/4（1g）

●刺し身サラダ
マグロ（刺し身用・赤身）…40g
大根………40g
にんじん………10g
貝割れ菜………5g
ドレッシング
酢………小さじ1（5g）
オリーブ油………小さじ1強（5g）
減塩しょうゆ………小さじ1（6g）
こしょう………適量

●キャベツのゆかり漬け
キャベツ……… 小1枚（40g）
塩・ゆかり………各少量

●オレンジ………100g

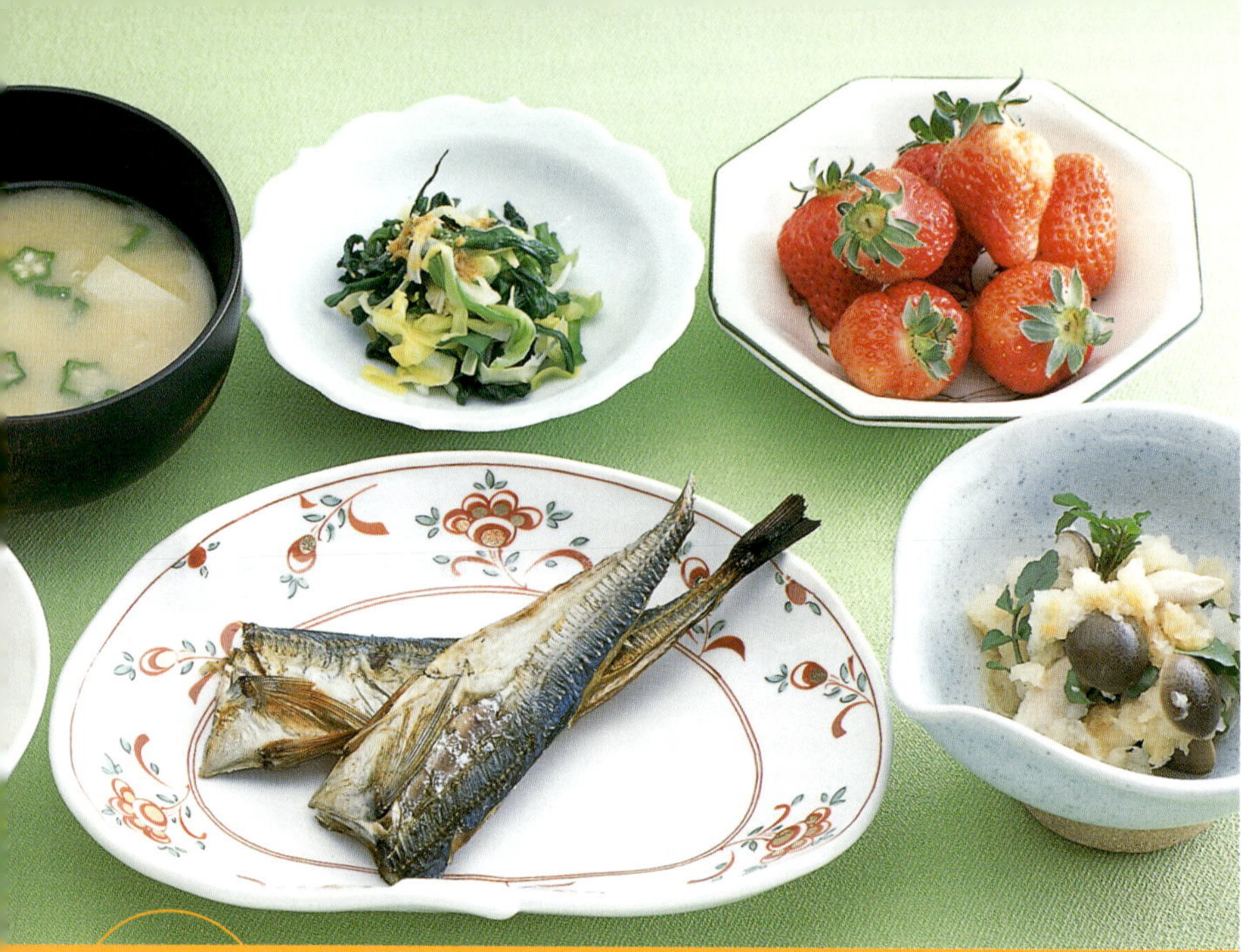

昼をコンビニにした場合の一日献立①

朝食

麦ごはん　アジの干物　しめじのおろしあえ
にらのしょうがかけ　じゃが芋とオクラのみそ汁　いちご

●干物は、アジの塩焼きにはないおいしさがあります。食塩が多いのが欠点ですが、食塩が少なくてすむ副菜を組み合わせることで、その欠点をカバーしました。

昼食 コンビニ

〈コンビニ〉卵サンドイッチ　海藻入り和風サラダ　牛乳

●「昼食はコンビニへ」という姿は、老若男女を問わない時代です。メニューも“安全”“ヘルシー”をうたっているものも豊富に出始めています。選び方を工夫すると、エネルギー制限のあるかたにも利用できます。

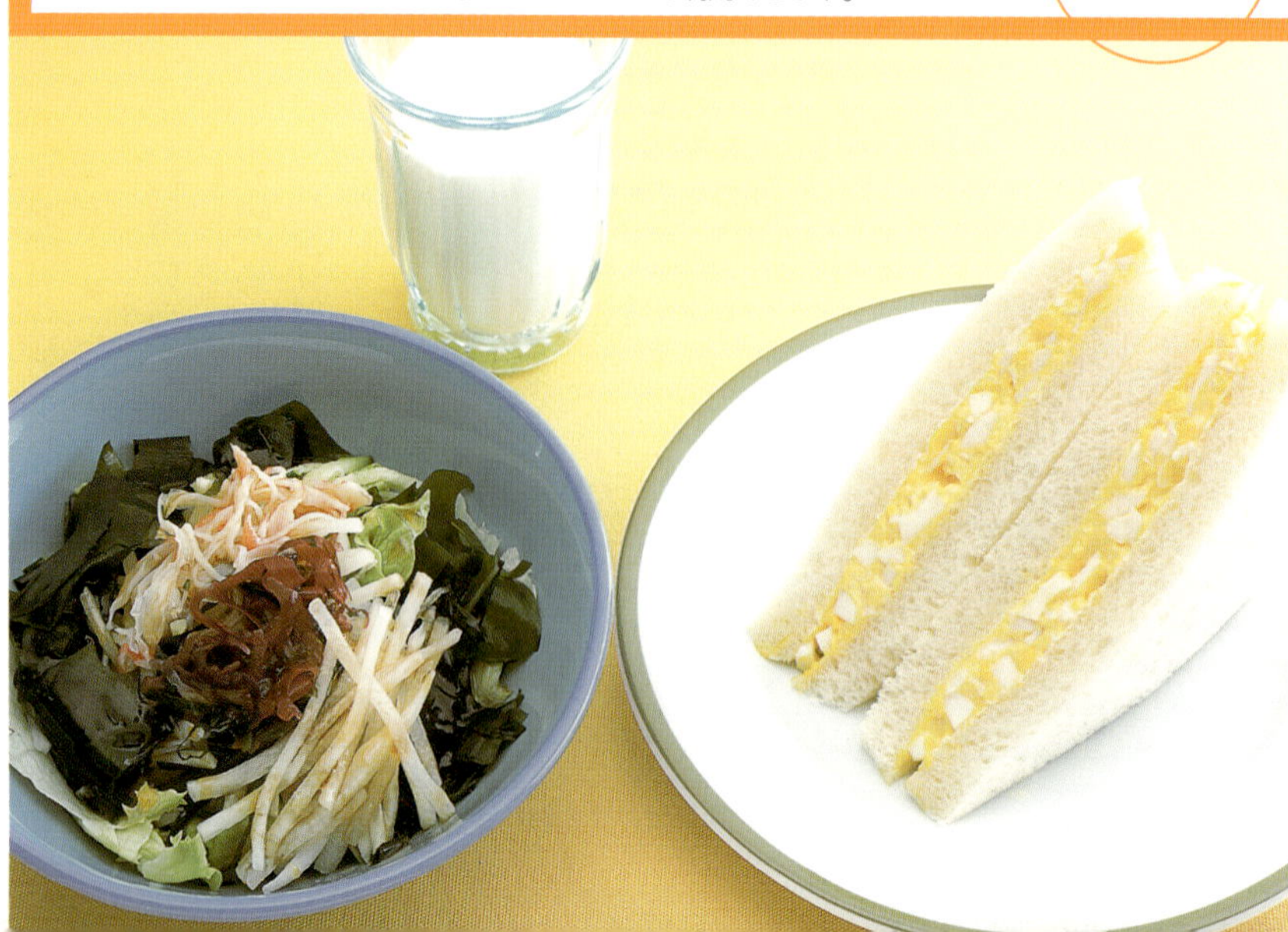

●作り方は60ページ

間食

里芋きな粉
ほうじ茶

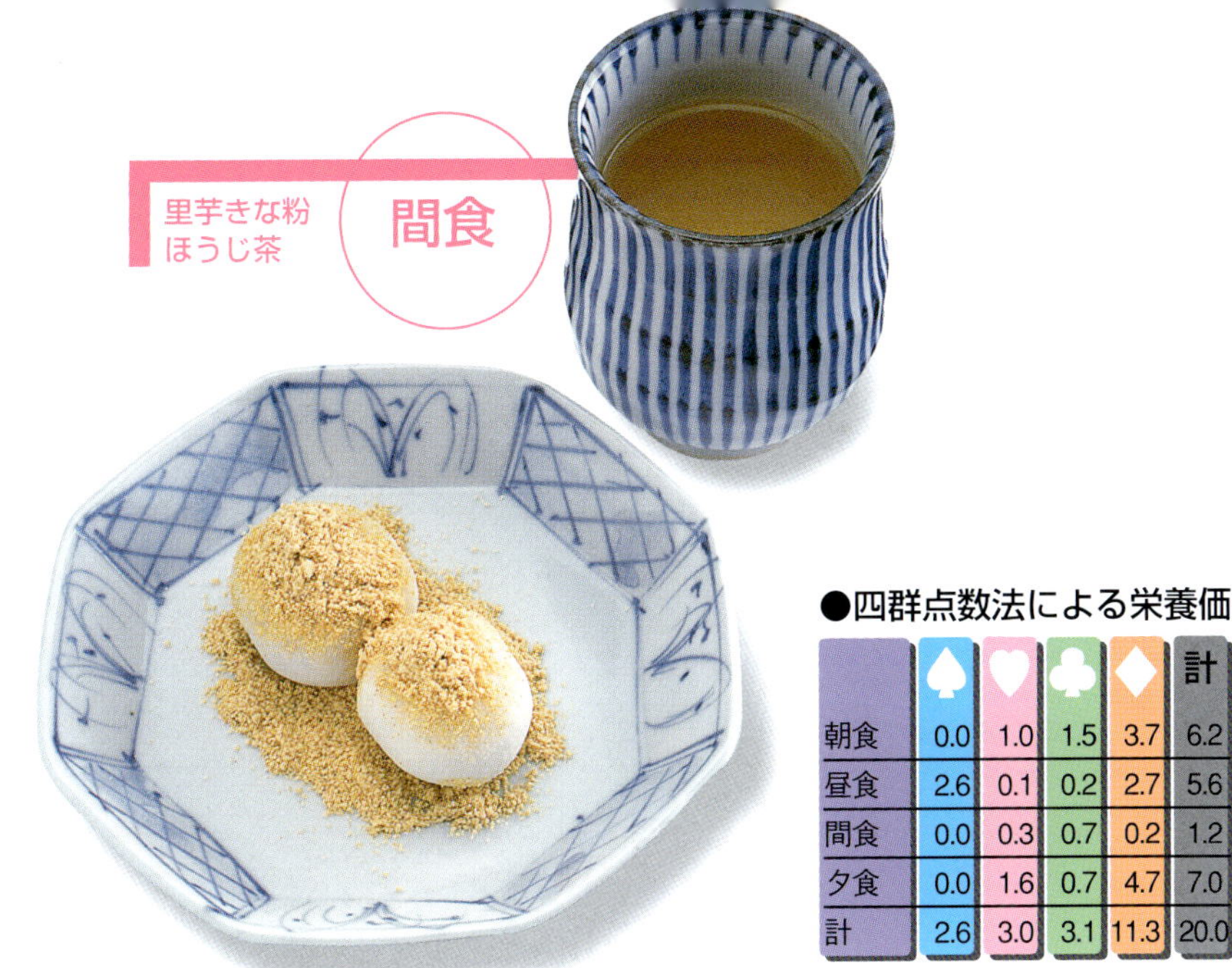

●四群点数法による栄養価

	♠	♥	♣	◆	計
朝食	0.0	1.0	1.5	3.7	6.2
昼食	2.6	0.1	0.2	2.7	5.6
間食	0.0	0.3	0.7	0.2	1.2
夕食	0.0	1.6	0.7	4.7	7.0
計	2.6	3.0	3.1	11.3	20.0

夕食

ごはん　豆腐とカニのいため物　中国風のあえ物　わかめのしょうが煮
グレープフルーツ

●もやしは根と芽をとって、あえ物やソテーに使うと「これが、もやし？」と思うくらいおいしくなります。しゃっきり加減にゆでたほうが、よりおいしくなります。

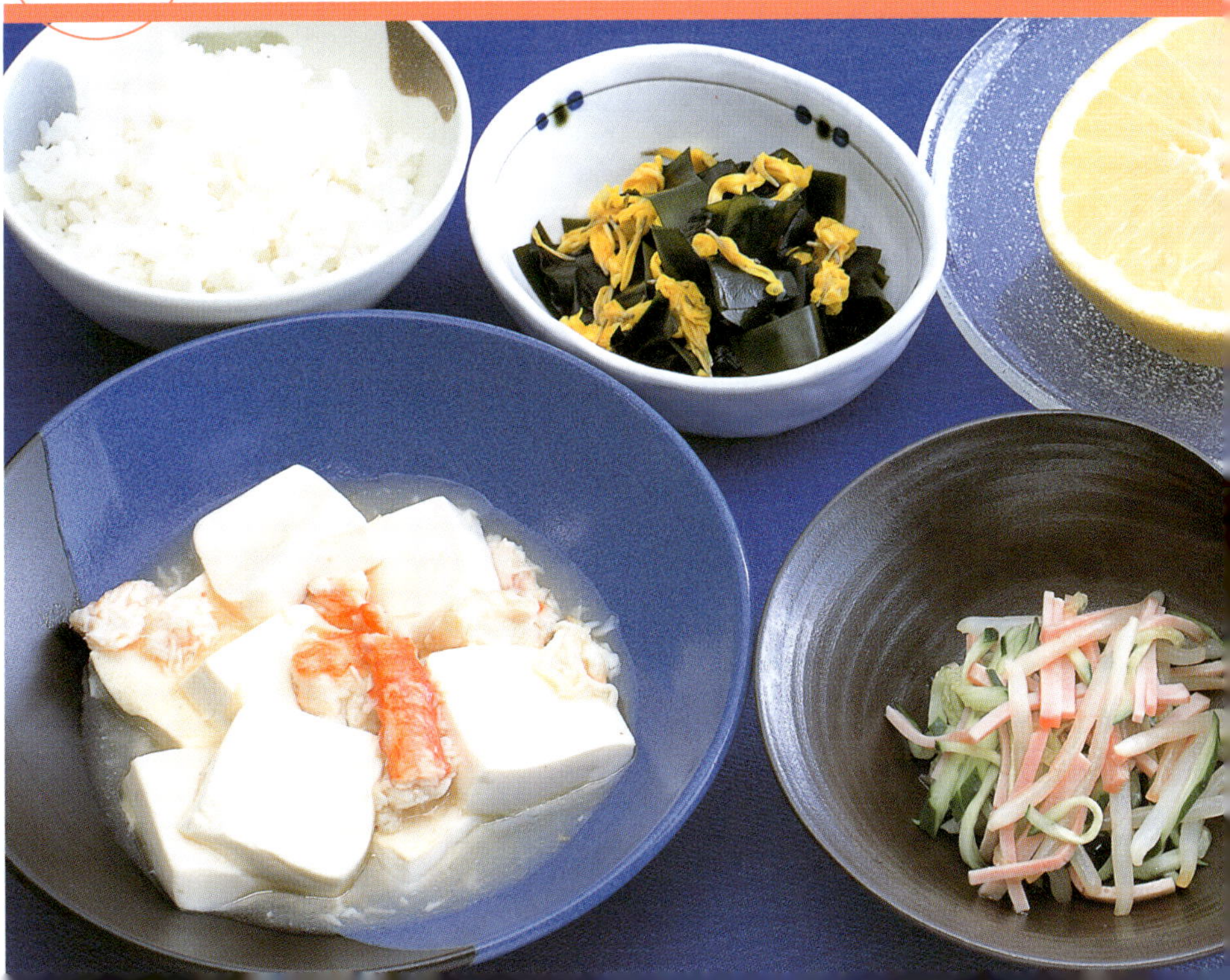

昼をコンビニにした場合の一日献立①

●58ページ参照

朝

麦ごはん　アジの干物
しめじのおろしあえ
にらのしょうがかけ　じゃが芋と
オクラのみそ汁　いちご

アジの干物

アジの干物は、焦がさないように、パリッとかわかすように焼く。

しめじのおろしあえ

①しめじは小房に分け、さっとゆでる。
②クレソンは3㎝長さに切る。
③①②、おろし大根を合わせ、ゆず酢を混ぜたしょうゆであえる。

にらのしょうがかけ

①にらは3～4㎝長さに切る。
②さっとゆでたら、水けをよくきって皿に盛り、しょうがじょうゆをかける。

じゃが芋とオクラのみそ汁

①じゃが芋は拍子木切りにする。
②オクラはへたの部分をとり、小口切りにする。
③だしでじゃが芋をやわらかく煮て、オクラを入れる。
④火を弱めてみそをとき入れ、沸騰する前に火を止める。

昼

（コンビニ）
卵サンドイッチ
海藻入り和風サラダ　牛乳

卵サンドイッチ

①卵は、ゆでて、みじん切りにする。
②卵にマヨネーズ、塩を混ぜ、パンにはさむ。
③パンと卵がなじんだら、半分に切る。

海藻入り和風サラダ

①わかめ、赤とさかは洗って水につけ、熱湯をかけて水でさます。
②レタスは洗って水けをよくきり、食べやすい大きさにちぎる。
③きゅうり、大根はせん切りにする。カニかまは、縦にさく。
④①②③の水けをきって皿に盛り、食べる直前に、ドレッシングをかける。

※コンビニでサンドイッチを選んだら、もう1品はなるべく、野菜の多いものを選ぶ。たとえば、サラダなら、ドレッシングはマヨネーズのようにエネルギーが高いものは避け、なるべく和風でノンオイルのものにする。

間食

里芋きな粉
ほうじ茶

里芋きな粉

①里芋は皮をむいて、電子レンジで中心がやわらかくなるまで火を通す。
②きな粉と砂糖を合わせ、熱い里芋にまぶす。

夕

ごはん　豆腐とカニのいため物　中国風のあえ物　わかめのしょうが煮　グレープフルーツ

豆腐とカニのいため物

①豆腐は小さめのやっこに切り、熱湯にくぐらせ、水けをきる。

②カニは缶から出し、軟骨をとり、ほぐしておく。

③なべに油を熱し、カニをいため、水、顆粒だし、酒、塩を入れる。

④煮立ったら火を弱め、豆腐を入れる。豆腐に火が通ったら、水どきかたくり粉でとろみをつける。

中国風のあえ物

①もやしは根と芽をとり、ゆでて水けをきる。

②きゅうり、ハムはせん切りにする。

③①②を調味料であえる。

わかめのしょうが煮

①わかめは洗って茎をとり、食べやすい大きさに切る。

②黄菊は額からはずし、さっとゆでて水にさらし、水けを絞っておく。

③なべに水、酒、しょうゆ、しょうが汁を煮立て、わかめと黄菊を入れてさっと煮る。

●材料（1人分）

朝

●麦ごはん
米……… 60ｇ　麦………15ｇ
水………………………110mℓ

●アジの干物……………
……………… 小２尾（50ｇ）

●しめじのおろしあえ
しめじ………………………20ｇ
クレソン……………………5ｇ
大根（おろして水けをきる）……………………………70ｇ
減塩しょうゆ…小さじ1弱（5ｇ）
ゆず酢……小さじ½強（3ｇ）

●にらのしょうがかけ
にら…………………………60ｇ
黄にら………………………15ｇ
減塩しょうゆ…小さじ⅔（4ｇ）
おろししょうが………少量

●じゃが芋とオクラのみそ汁
じゃが芋…………⅓個（40ｇ）
オクラ……………1本（10ｇ）
だし……………¾カップ（150mℓ）
みそ…………小さじ2（12ｇ）

●いちご………………120ｇ

昼 コンビニ

●卵サンドイッチ
食パン（サンドイッチ用）……………………… 2枚（60ｇ）
ゆで卵……………1個（50ｇ）
マヨネーズ……小さじ1強（5ｇ）
塩…………………………少量

●海藻入り和風サラダ
生わかめ……………………40ｇ
赤とさか……………………10ｇ
レタス……………2枚（40ｇ）
きゅうり……………………10ｇ
大根…………………………20ｇ
カニ風味かまぼこ½本（5ｇ）
和風ドレッシング…………………………大さじ2弱（25ｇ）

●牛乳（鉄入り）……200mℓ

間食

●里芋きな粉
里芋（冷凍でも可）……………………………2個（100ｇ）
きな粉…………小さじ2強（5ｇ）
砂糖…………小さじ1（3ｇ）

●ほうじ茶

夕

●ごはん………………150ｇ

●豆腐とカニのいため物
絹ごし豆腐……½丁（140ｇ）
カニ（水煮缶詰め）……30ｇ
油・ごま油…各小さじ1（4ｇ）
水……………¼カップ（50mℓ）
中国風顆粒だし………………………小さじ⅓（1ｇ）
酒……………小さじ1（5ｇ）
塩…………ミニ½（0.6ｇ）
かたくり粉…小さじ⅔（2ｇ）
水………………大さじ1強

●中国風のあえ物
もやし…………⅕袋（40ｇ）
きゅうり………⅕本（20ｇ）
ボンレスハム……………20ｇ
減塩しょうゆ…小さじ1（6ｇ）
砂糖…………小さじ⅓（1ｇ）
酒………小さじ½強（3ｇ）
ごま油……小さじ½（2ｇ）

●わかめのしょうが煮
生わかめ…………………20ｇ
黄菊………………………10ｇ
水……………………大さじ1
酒…………小さじ½強（3ｇ）
しょうゆ……小さじ½（3ｇ）
しょうが汁…………… 少量

●グレープフルーツ……………………………½個（100ｇ）

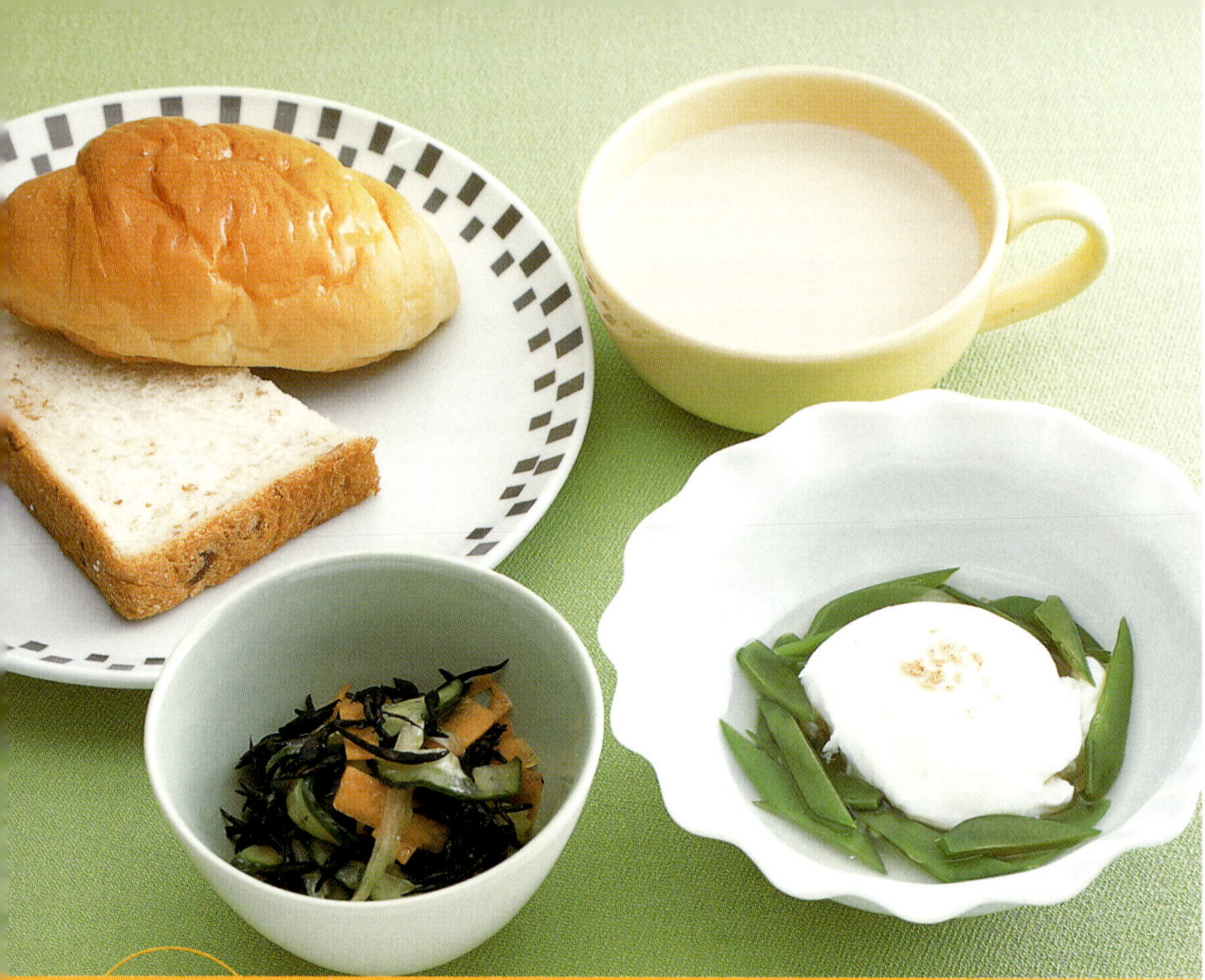

イワシのつみれの目先を変えて――子供からお年寄りまで

朝食

ライ麦パン　ロールパン　ポーチドエッグのスープ煮
ひじきのサラダ　カフェオレ

●ひじきはもどして、さっとゆでて冷凍しておきます。
朝、熱湯を通すと簡単にもどります。サラダ、みそ汁の実などに重宝します。

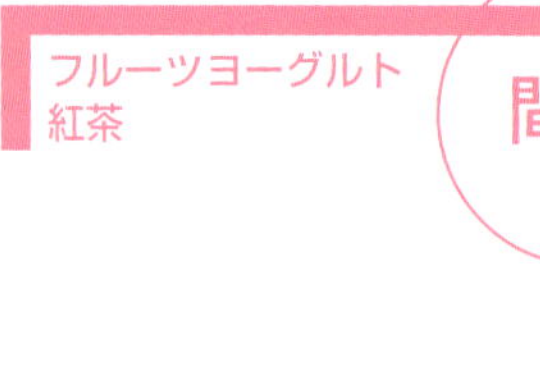

間食

フルーツヨーグルト
紅茶

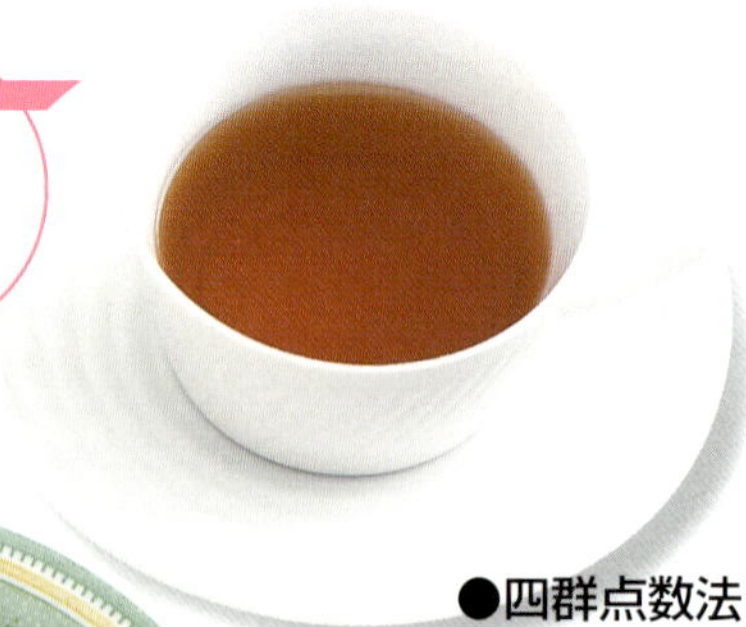

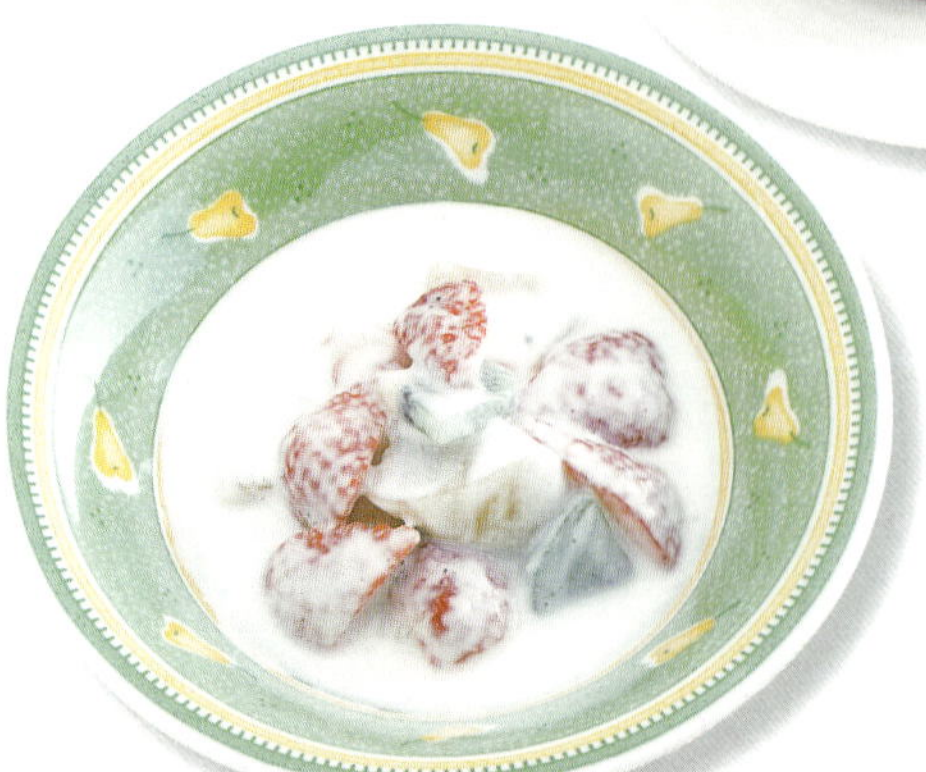

●四群点数法による栄養価

	♠	♥	♣	♦	
朝食	2.2	0.0	0.3	3.7	6.2
昼食	0.0	0.8	1.9	4.4	7.1
間食	0.6	0.0	0.5	+	1.1
夕食	0.0	2.0	1.1	3.1	6.2
計	2.8	2.8	3.8	11.2	20.6

●作り方は64ページ

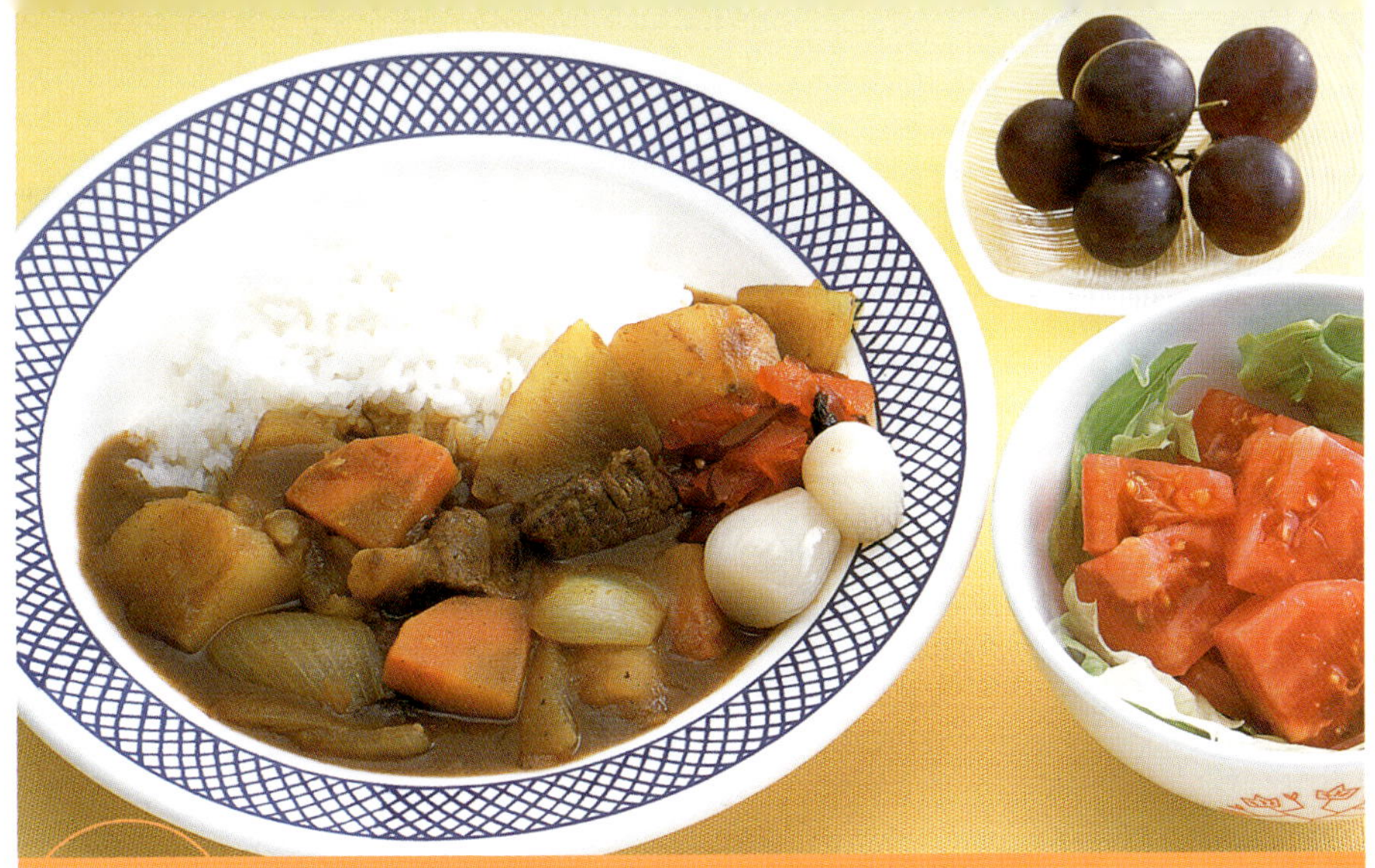

昼食

カレーライス　トマトサラダレモン風味　ぶどう

●カレーライスは家庭のお総菜の定番です。
市販のカレールーは脂肪、食塩分の多いのが欠点です。さらさらカレーは「カレーではない」と思われたら、「とろみちゃん」を振り入れると簡単にとろみがつきます。

夕食

麦ごはん　イワシハンバーグ　きのこの煮浸し　かぼちゃの甘煮

●イワシの脂肪は血栓予防効果のあるＤＨＡ（ドコサヘキサエン酸）が豊富で、ヘルシー食品として人気が高い食材です。しかし、魚の中ではエネルギーが高いので、食べられる量が少なくなります。豆腐を入れてボリューム感を補いました。

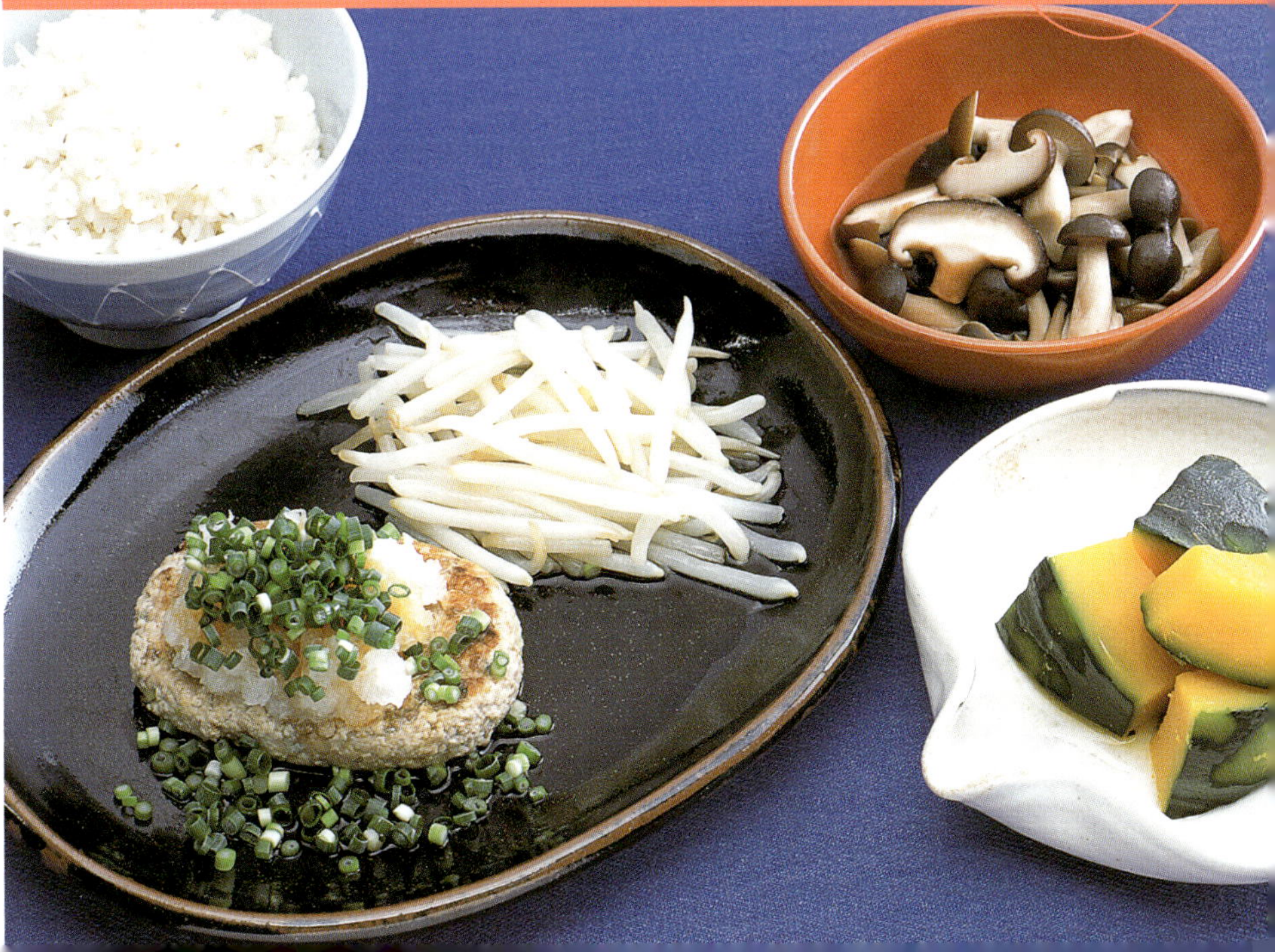

イワシのつみれの目先を変えて—子供からお年寄りまで

●62ページ参照

朝

ライ麦パン・ロールパン
ポーチドエッグのスープ煮
ひじきのサラダ　カフェオレ

ポーチドエッグのスープ煮

①塩（分量外）を加えた沸騰湯の中に卵を静かに割り落とす。
②弱火にし、半熟程度になったらすくい上げ、水けをきる。
③さやえんどうはすじをとり、色よくゆで、1cm幅の斜め切りにする。
④水を煮立ててブイヨンをとかし、水どきかたくり粉でとろみをつける。
⑤器に卵とさやえんどうを盛り、スープを注ぎ、こしょうをふる。

ひじきのサラダ

①ひじきはもどしてゆでる。
②にんじんは短冊切りにする。きゅうり、セロリは縦四つに割り、斜め薄切りの笹うちにし、塩を混ぜて軽く絞る。
③ひじきと②の野菜を混ぜ、ドレッシングをかける。

昼

カレーライス
トマトサラダレモン風味
ぶどう

カレーライス

①牛肉は一口大の角切りにする。
②玉ねぎは3cm角に切る。にんじんは5mm幅のいちょう切りにする。じゃが芋は3cm角に切る。
③なべに油を熱し、肉をいため、さらに②の野菜を入れていためる。
④湯を加え、アクをとりながら煮込む。野菜がやわらかくなったらカレールーをとき混ぜる。
⑤ごはんとカレーを器に盛り、脇に福神漬け、らっきょうを添える。

トマトサラダレモン風味

①トマトは湯むきして一口大に切る。
②レモン汁を水でうすめ、塩、こしょうを入れて、ソースを作る。
③皿にレタスを敷き、トマトを盛り、②をかける。

間食

フルーツヨーグルト
紅茶

フルーツヨーグルト

いちご、キウイ、桃は食べやすい大きさに切り、ヨーグルト、砂糖を混ぜる。

夕

麦ごはん　イワシハンバーグ
きのこの煮浸し
かぼちゃの甘煮

イワシハンバーグ

①イワシは手で頭、骨、内臓をとり、軽く洗ったあと、トントンたたいて少し粘りを出す。
②豆腐は、半量になるまで水けをきる

(電子レンジで加熱すると早い)。
③ねぎは、あらみじん切りにする。
④イワシ、豆腐、ねぎを混ぜ合わせ、しょうゆ、酒、しょうが汁を入れて楕円形にする。
⑤フライパンに油を引いて、④を焼く。
⑥もやしは根と芽をとり、油でさっといためる。
⑦大根はおろし、あさつきは小口切りにする。
⑧器に⑤を盛り、その上に大根おろし、あさつきをのせ、もやしを添える。
⑨ポン酢しょうゆをかける。

きのこの煮浸し

①しめじは小房に分けておく。
②しいたけは石づきをとり、5mm幅くらいに切る。
③だしと調味料を煮立て、しめじとしいたけをさっと煮る。

かぼちゃの甘煮

①かぼちゃは種をとって、3〜4cm角に切り、切り口を面とりし、ところどころ皮をむく。
②なべにかぼちゃの皮を下にして入れ、だしを加えて火にかける。
③煮立ったら砂糖、塩を加え、落としぶたをして、中火で汁がなくなるまで煮る。

●材料(1人分)

朝

●ライ麦パン…………30g
ロールパン…………50g
●ポーチドエッグのスープ煮
卵…………………1個(50g)
さやえんどう…………………
………………6〜7枚(20g)
水…………………大さじ1
固形ブイヨン…………少量
かたくり粉・水………各少量
こしょう………………少量
●ひじきのサラダ
ひじき…………………乾6g
にんじん………………10g
きゅうり………………15g
セロリ…………………5g
塩…………………………少量
ドレッシング
酢…………小さじ1弱(4g)
オリーブ油……………
…………小さじ1強(5g)
減塩しょうゆ小さじ1(6g)
塩…………………………少量
●カフェオレ
牛乳…………………150mℓ
コーヒー液……………50mℓ

昼

●カレーライス
ごはん………………150g
牛肉もも肉……………40g
玉ねぎ…………⅓個(60g)
にんじん………………20g
じゃが芋………⅓個(40g)
油…………小さじ1強(5g)
カレールー(市販品)……
…………………………10g
水…………½カップ(100mℓ)
福神漬け・らっきょう…各10g
●トマトサラダレモン風味
トマト…………小1個(100g)
レタス…………1枚(20g)
レモン汁…………小さじ2
水…………………小さじ1
塩………ミニ¼(0.3g)
こしょう………………少量
●ぶどう……………………70g

間食

●フルーツヨーグルト
いちご…………………40g
キウイフルーツ…………20g
桃(缶詰め)……………20g
ヨーグルト(鉄入り)…70mℓ
砂糖…………小さじ⅔(2g)
●紅茶

夕

●麦ごはん
米…40g 麦…8g 水…70mℓ
●イワシハンバーグ
イワシ…………………60g
もめん豆腐……………40g
ねぎ……………………10g
しょうゆ……小さじ½(3g)
酒…………小さじ½強(3g)
しょうが汁……………少量
油…………小さじ¼(1g)
大根……………………30g
あさつき………………10g
もやし…………⅓袋(80g)
油…………小さじ1(4g)
ポン酢しょうゆ(市販品)…
…………大さじ1弱(15g)
●きのこの煮浸し
しめじ…………½パック(50g)
生しいたけ………2枚(20g)
だし…………¼カップ(50mℓ)
酒…………小さじ½弱(2g)
しょうゆ・塩………各少量
●かぼちゃの甘煮
かぼちゃ………………60g
だし……………………少量
砂糖…………小さじ1(3g)
塩…………ミニ⅙(0.2g)

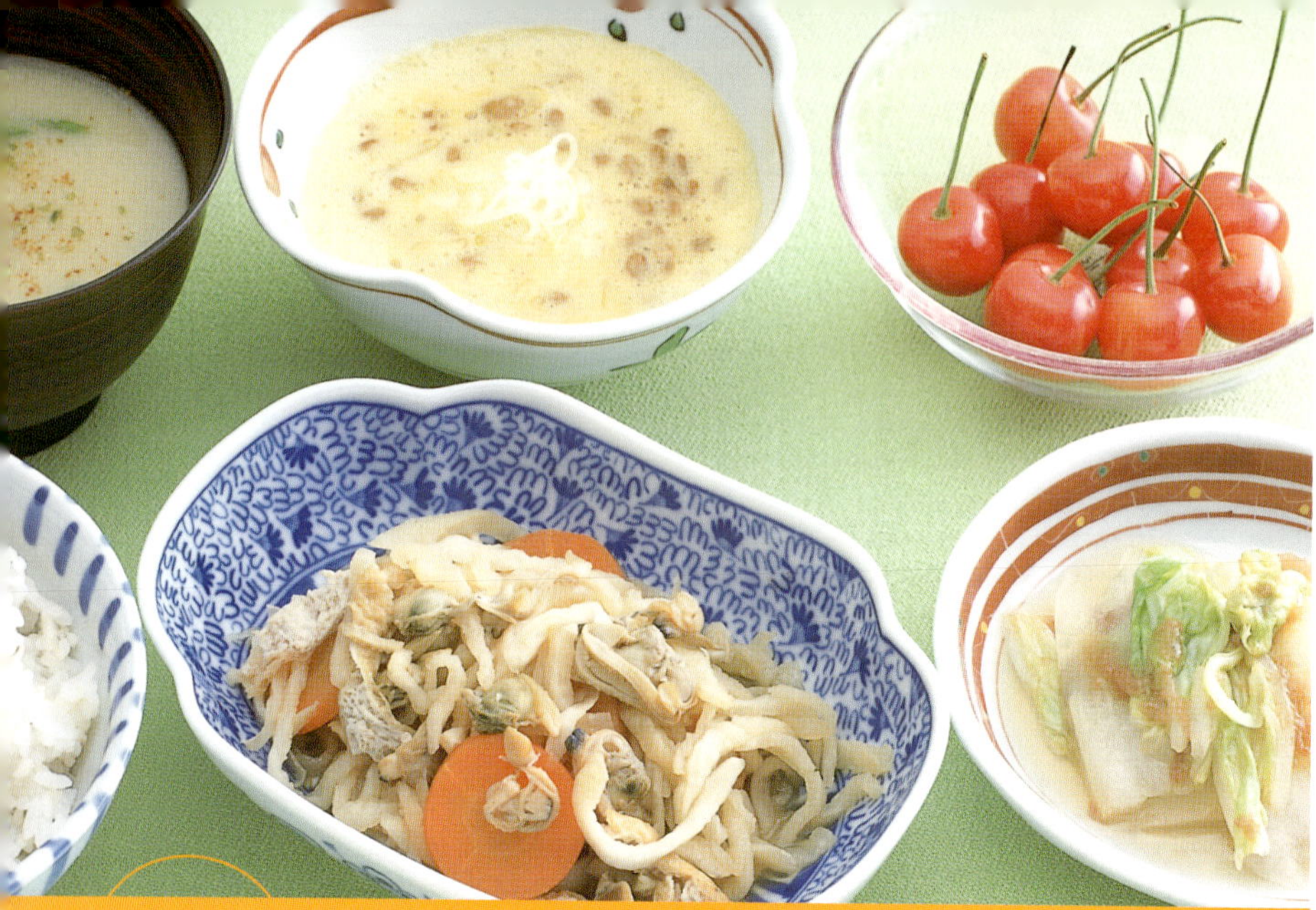

昼を外食にした場合の一日献立①

朝食

麦ごはん　納豆　切り干し大根の煮物　白菜の梅肉あえ　さやえんどうのみそ汁　さくらんぼ

●素朴な素材の組み合わせのメニューです。
みそ汁には七味を入れ、うす味を補いました。アサリは鉄分の多い食品です。
切り干しとの相性もよいのでとり入れました。

昼食
外食

〈ヒレカツ定食〉ごはん　ヒレカツ　野菜ジュース

●ヒレカツはどこでも食べられる外食で、調理工程がシンプルなので、
残すことでエネルギーの調整がしやすいことから選びました。食べるのは2個にし、
みそ汁も塩分のとりすぎになるので残します。

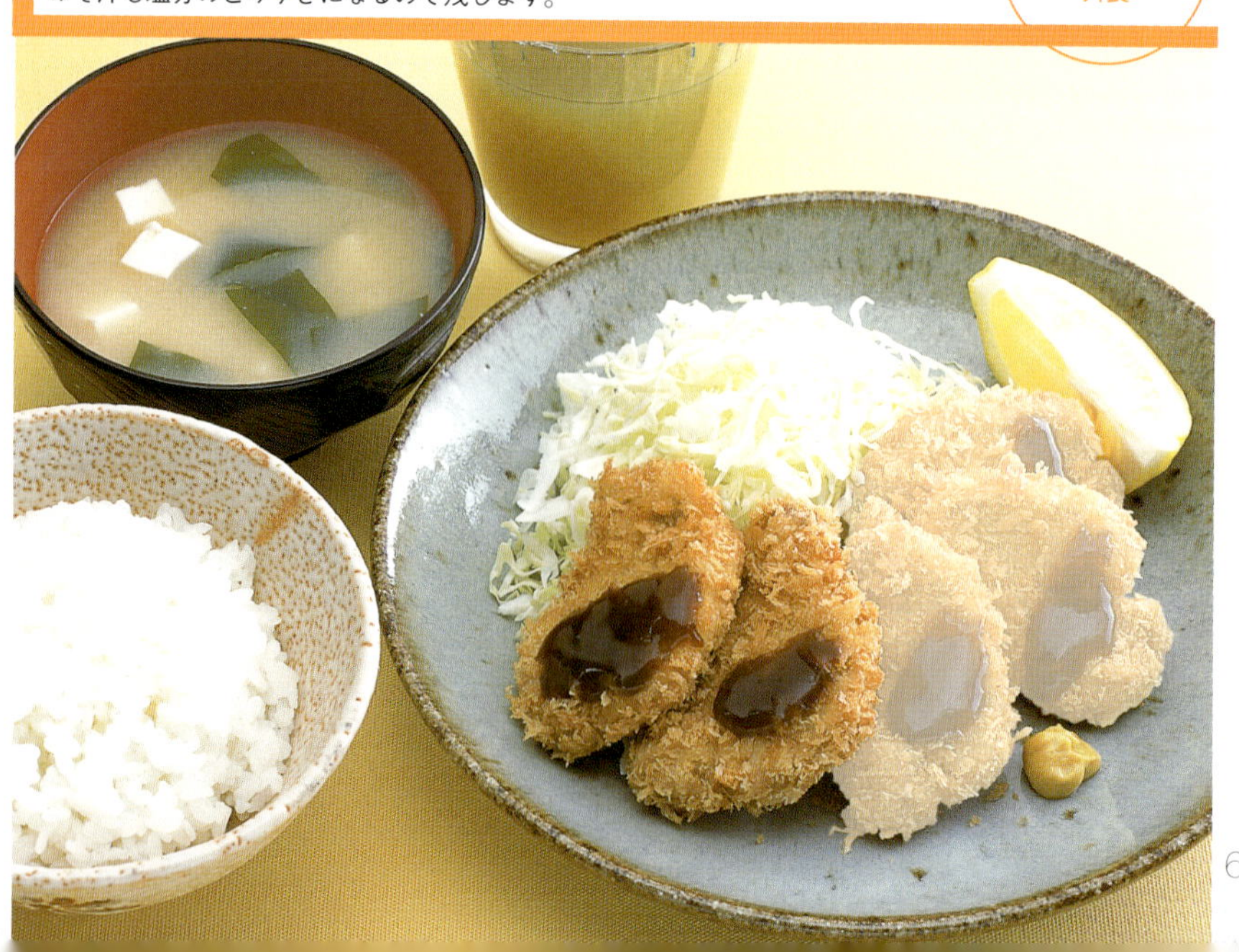

●作り方は68ページ

間食

こんにゃくゼリー
シナモンティー

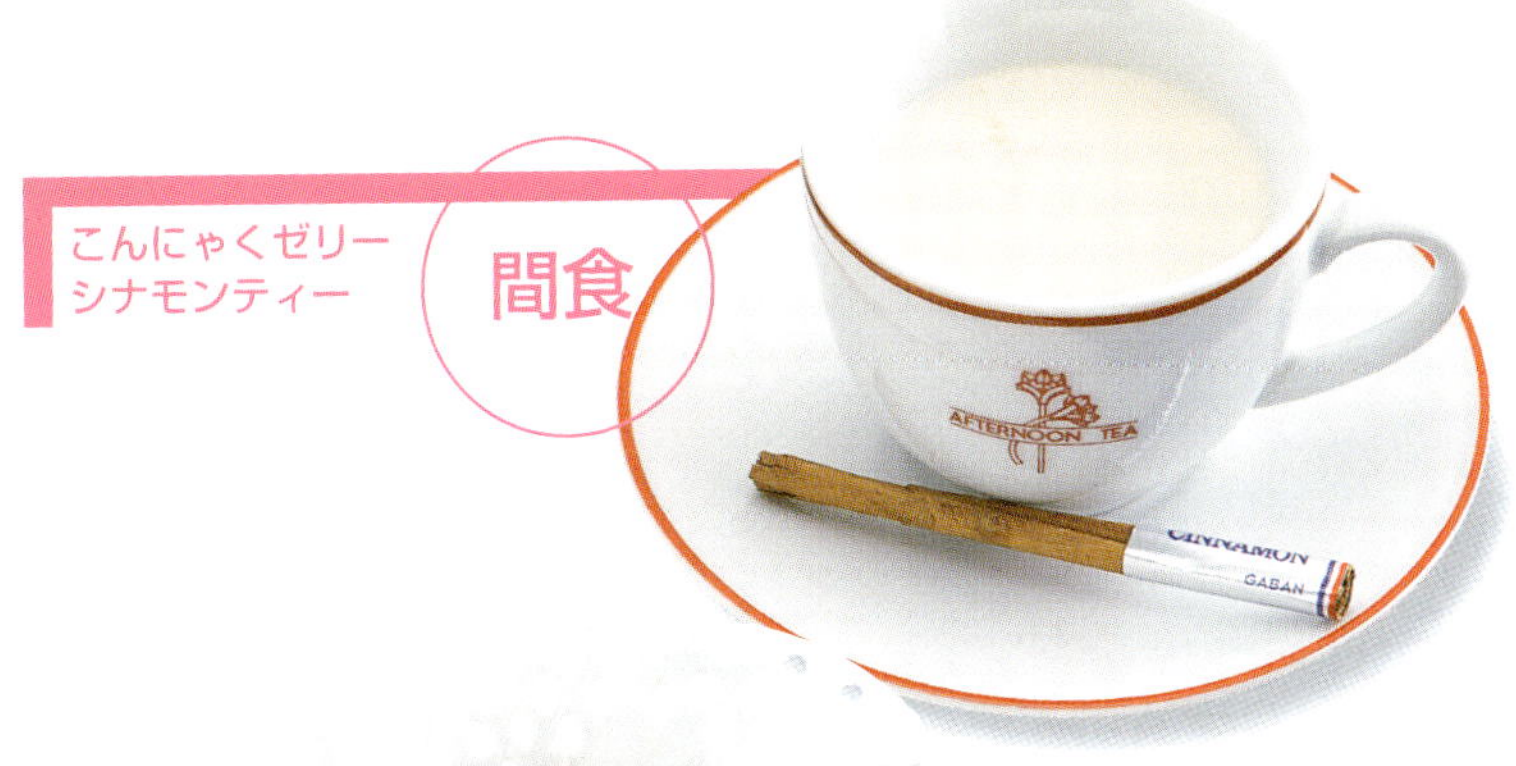

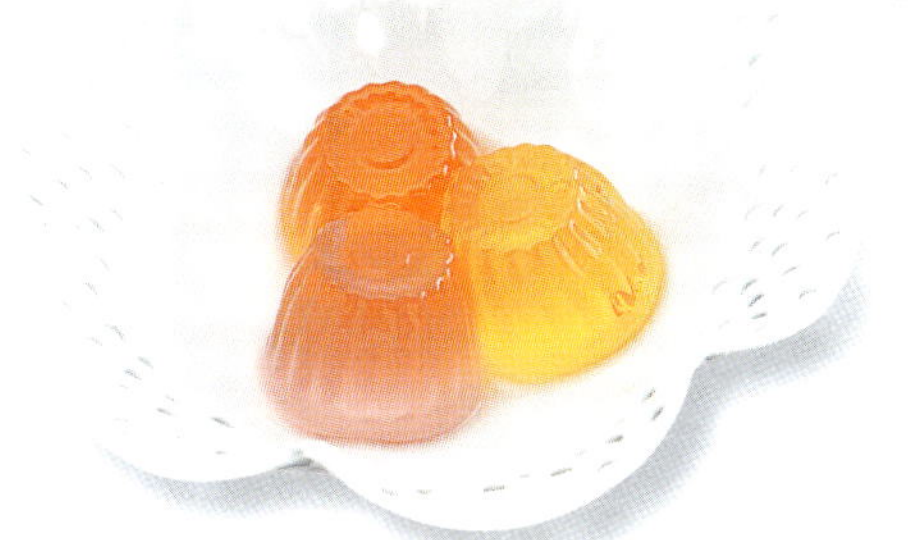

●四群点数法による栄養価

	♠	♥	♣	♦	計
朝食	0.6	1.4	1.2	2.8	6.0
昼食	0.1	0.7	0.6	4.3	5.7
間食	0.6	0.0	0.0	0.4	1.0
夕食	0.6	1.3	0.8	4.2	6.9
計	1.9	3.4	2.6	11.7	19.6

夕食

ごはん　イサキのチンチョンユイ　青梗菜のクリーム煮
わかめのいため物　メロン

●"蒸す"という調理法は、油や砂糖を使いませんのでエネルギーが少なくてすみます。魚は白身魚であればなんでもよいのですが、新鮮さが味を決めます。

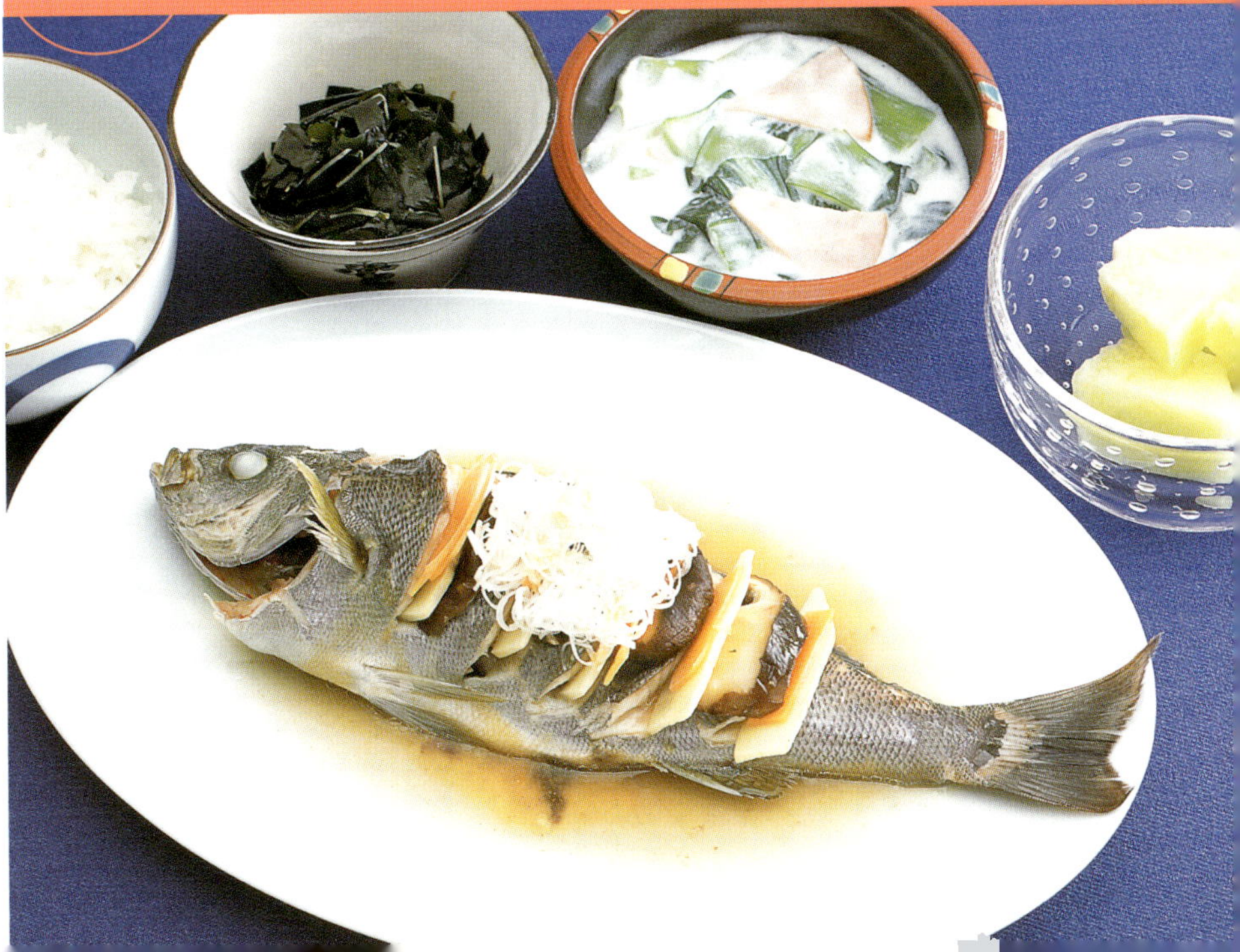

昼を外食にした場合の一日献立①

●66ページ参照

朝

麦ごはん　納豆　切り干し大根の煮物　白菜の梅肉あえ　さやえんどうのみそ汁　さくらんぼ

納豆

卵を割りほぐして納豆を入れる。しょうゆ、からしを混ぜ、小口切りにしたねぎをのせる。

切り干し大根の煮物

①切り干し大根は水につけてもどし、水けを絞る。

②にんじんは皮をむき、輪切りにする。

③油揚げは両面に熱湯をかけて油抜きし、縦二つに切って7～8㎜幅に切る。

④①②③と水けをきったアサリを入れ、水、調味料を加え、落としぶたをして煮汁がなくなるまで煮る。

白菜の梅肉あえ

①白菜は軸と葉に分けて、4～5㎝のざく切りにする。

②軸、葉の順でゆでて、水けをきる。

③梅肉をとり、煮切り酒（一度煮立てたもの）、しょうゆ、塩をよく練り合わせ、白菜をあえる。

さやえんどうのみそ汁

①さやえんどうは斜め二つに切る。

②だしで、さやえんどうをさっと煮る。

③みそをとき入れて、わんに盛り、七味とうがらしをふる。

昼

（外食）
ごはん　ヒレカツ
野菜ジュース

ヒレカツ

①豚肉は1㎝厚さに切り、塩をふる。

②肉に小麦粉を薄くまぶし、とき卵、パン粉の順につける。

③中温（170～180度）に熱した油で、カラリときつね色に揚げる。

④皿にカツを盛ってソースをかけ、せん切りにしたキャベツ、レモン、練りからしを添える。

夕

ごはん　イサキのチンチョンユイ
青梗菜のクリーム煮
わかめのいため物　メロン

イサキのチンチョンユイ

①イサキはうろこ、えら、内臓を除き、塩と酒をふっておく。

②イサキの水けをふいて、表側に等間隔に、切れ目を入れる。

③竹の子、もどした干ししいたけ、にんじんは、切れ目の数にそろえて薄く切る。

④イサキを盛る器に、水、顆粒だし、しょうが汁を入れ、イサキをのせる。

③を1枚ずつ1組にし、イサキの切れ目にはさみ込む。

⑤よく蒸気の上がった蒸し器に入れ、強火で5分、弱火で10分くらい蒸す。

⑥酢、しょうゆ、しょうが汁を合わせ、イサキにかける。小口切りにして、水にさらしたねぎをのせる。

青梗菜（チンゲンサイ）のクリーム煮

①青梗菜を軸と葉に分けて、ざく切りにする。

②ボンレスハムは一口大に切る。

③なべに油を熱し、青梗菜の軸、ハム、葉の順でいためる。塩、こしょうをふり、水、顆粒だしと酒を入れる。

④③が沸騰したら牛乳を入れ、再沸騰したら、水どきかたくり粉でとじる。

わかめのいため物

①干しわかめはもどし、食べやすい大きさに切り、水けをよくきる。しょうがはごく細いせん切りにし、水に放してパリッとさせ、水けをきる（針しょうが）。

②なべに油を熱し、わかめをいため、酒、しょうゆを入れる。

③わかめに火が通ったら、針しょうがを入れ、さっくり混ぜて火を止める。

●材料（1人分）

朝

●麦ごはん
米……… 40g　麦……… 8g
水…………………………70mℓ

●納豆
納豆……………小1パック（40g）
卵……………大½個（30g）
しょうゆ……………………少量
練りがらし…………………少量
ねぎ…………………………5g

●切り干し大根の煮物
切り干し大根…………乾10g
にんじん……………………10g
油揚げ………………………3g
アサリ（水煮缶詰め）… 20g
　水……………大さじ3（45mℓ）
　酒……………小さじ1弱（4g）
　砂糖……………小さじ⅔（2g）
　しょうゆ……小さじ⅔（4g）

●白菜の梅肉あえ
白菜……………小½枚（40g）
　梅肉…………小さじ⅓（2g）
　酒…………小さじ½弱（2g）
　しょうゆ……………………少量
　塩……………ミニ⅙（0.2g）

●さやえんどうのみそ汁
さやえんどう………………40g
だし……………¾カップ（150mℓ）
みそ……………小さじ2（12g）
七味とうがらし…………少量

●さくらんぼ………………75g

昼　外食

<ヒレカツ定食>

●ごはん……………… 125g

●ヒレカツ（2個分）
　豚ヒレ肉……………………50g
　塩……………ミニ¼（0.3g）
　小麦粉…………小さじ2（6g）
　とき卵………………………5g
　パン粉………大さじ2弱（5g）
揚げ油………………………8g
キャベツ……………………30g
レモンのくし形切り…1切れ
練りがらし…………………少量
豚カツソース…大さじ½強（10g）

●野菜ジュース（ほうれん草ベース）……………200mℓ

間食

●こんにゃくゼリー……3個

●シナモンティー
牛乳（低脂肪）………100mℓ
紅茶液……………………30mℓ
シナモンスティック……1本

夕

●ごはん………………150g

●イサキのチンチョンユイ
　イサキ………小1尾（70g）
　塩……………ミニ¼（0.3g）
　酒………………小さじ1（5g）
ゆで竹の子………………12g
干ししいたけ……………½枚
にんじん……………………8g
　水…………………大さじ1強
　中国風顆粒だし………少量
　しょうが汁……………適量
ねぎ…………………………少量
　酢………………小さじ1（5g）
　減塩しょうゆ……………
　……………小さじ2（12g）
　しょうが汁……………少量

●青梗菜のクリーム煮
青梗菜……………1株（100g）
ボンレスハム……………10g
しそ油…………小さじ¾（3g）
　塩…………ミニ⅓（0.4g）
　こしょう………………少量
　水………………大さじ2（30mℓ）
　中国風顆粒だし……小さじ⅕
　酒…………小さじ½強（3g）
　牛乳……………⅓カップ（70mℓ）
かたくり粉・水………各少量

●わかめのいため物
干しわかめ…………………8g
しょうが……………………少量
油………………小さじ¾（3g）
　酒……………小さじ1弱（4g）
　減塩しょうゆ…小さじ1（6g）

●メロン…………………70g

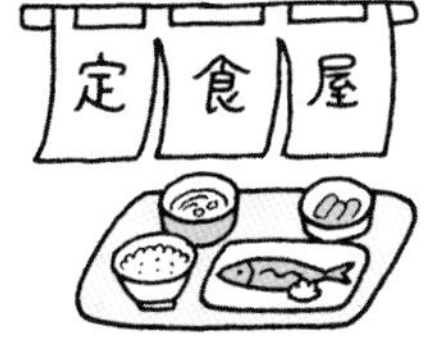

朝食

麦ごはん　焼き塩ザケ　きんぴらごぼう　春菊のお浸し
かぶのみそ汁　ぶどう

●お浸しは、もともとはだし汁の中に材料を浸したものです。
つけ汁が多めのほうがしっとりとしますので、減塩しょうゆを使いました。

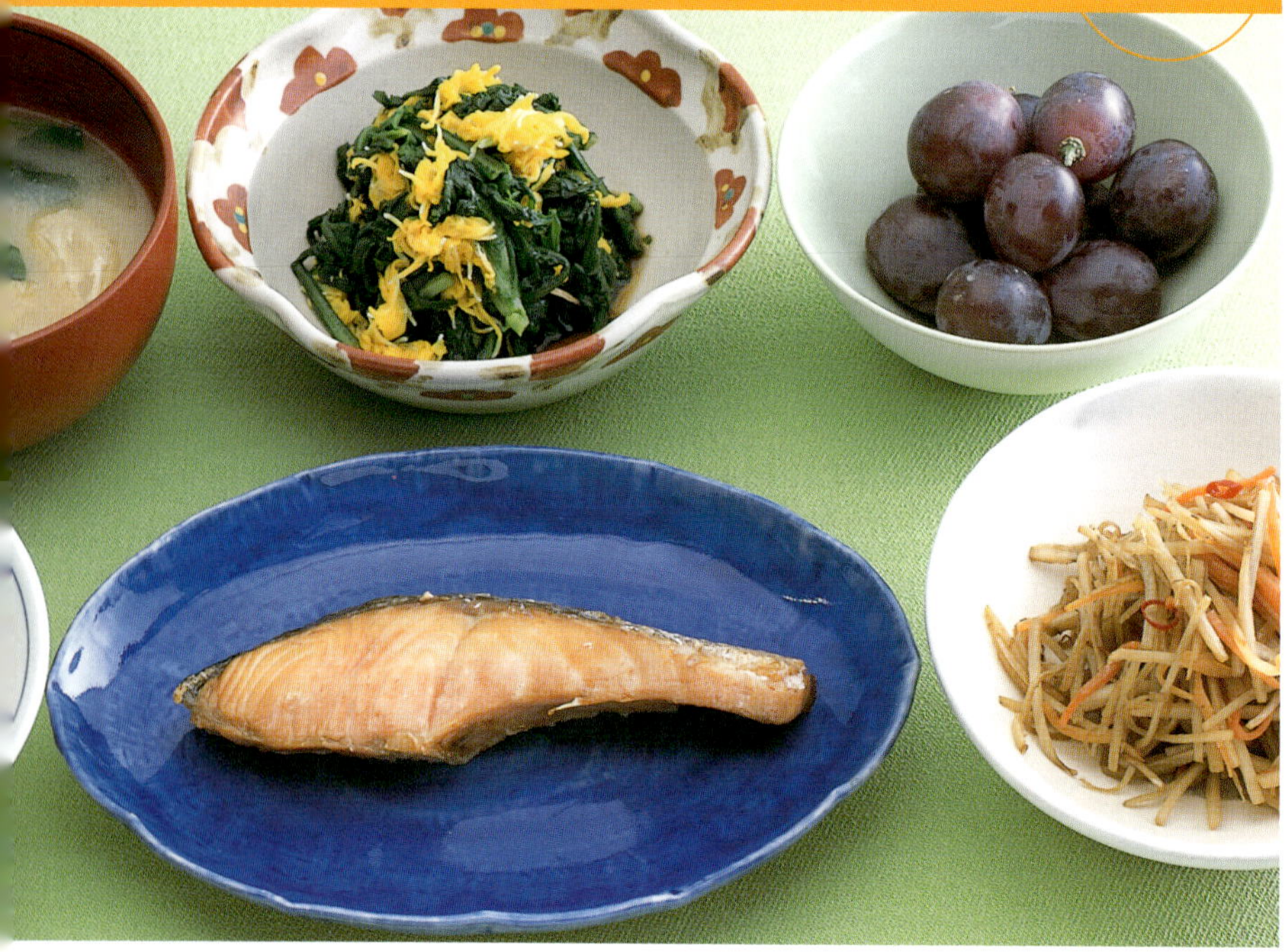

間食

即席チーズケーキ
アップルティー

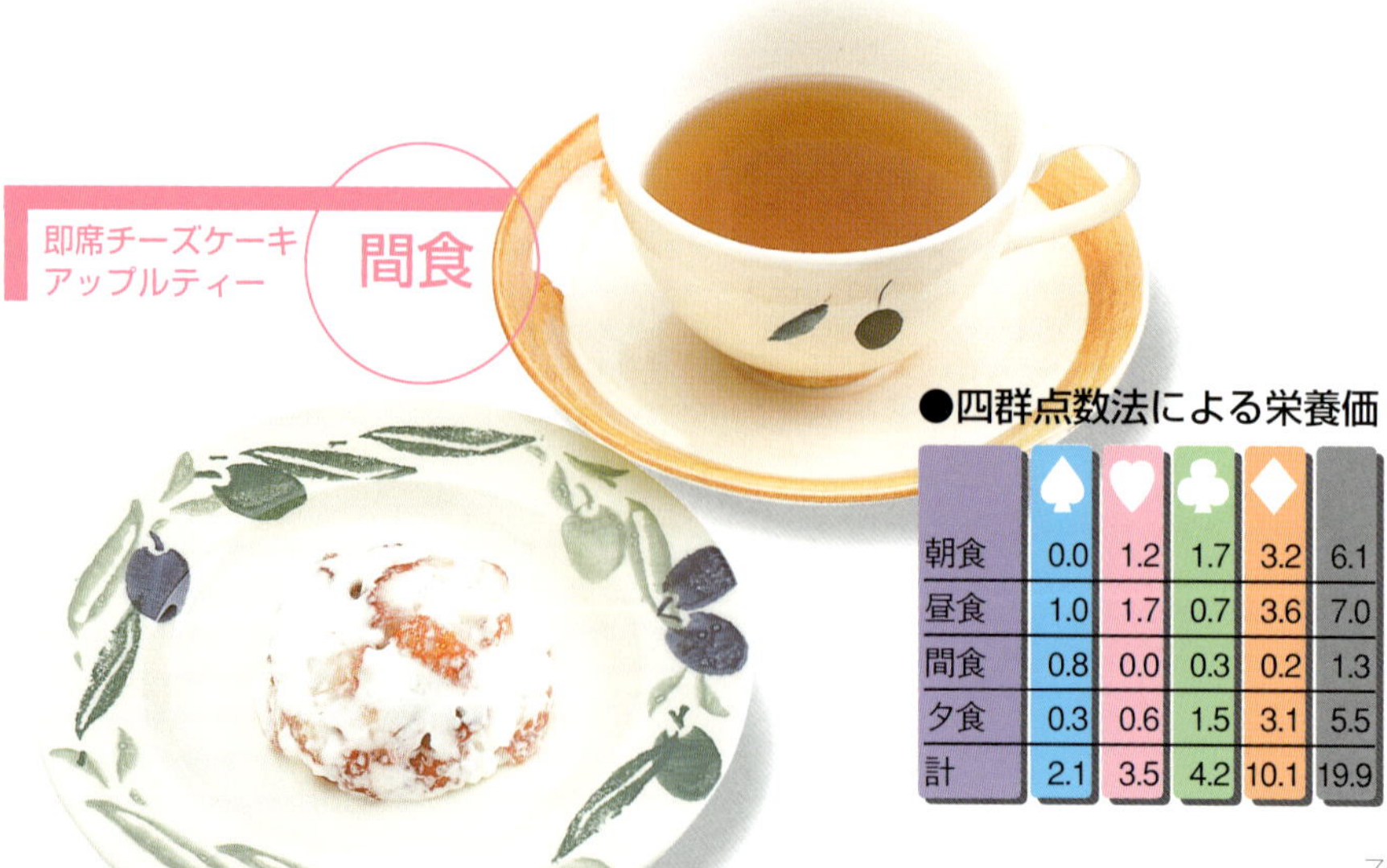

●四群点数法による栄養価

	♠	♥	♣	♦	
朝食	0.0	1.2	1.7	3.2	6.1
昼食	1.0	1.7	0.7	3.6	7.0
間食	0.8	0.0	0.3	0.2	1.3
夕食	0.3	0.6	1.5	3.1	5.5
計	2.1	3.5	4.2	10.1	19.9

●作り方は72ページ

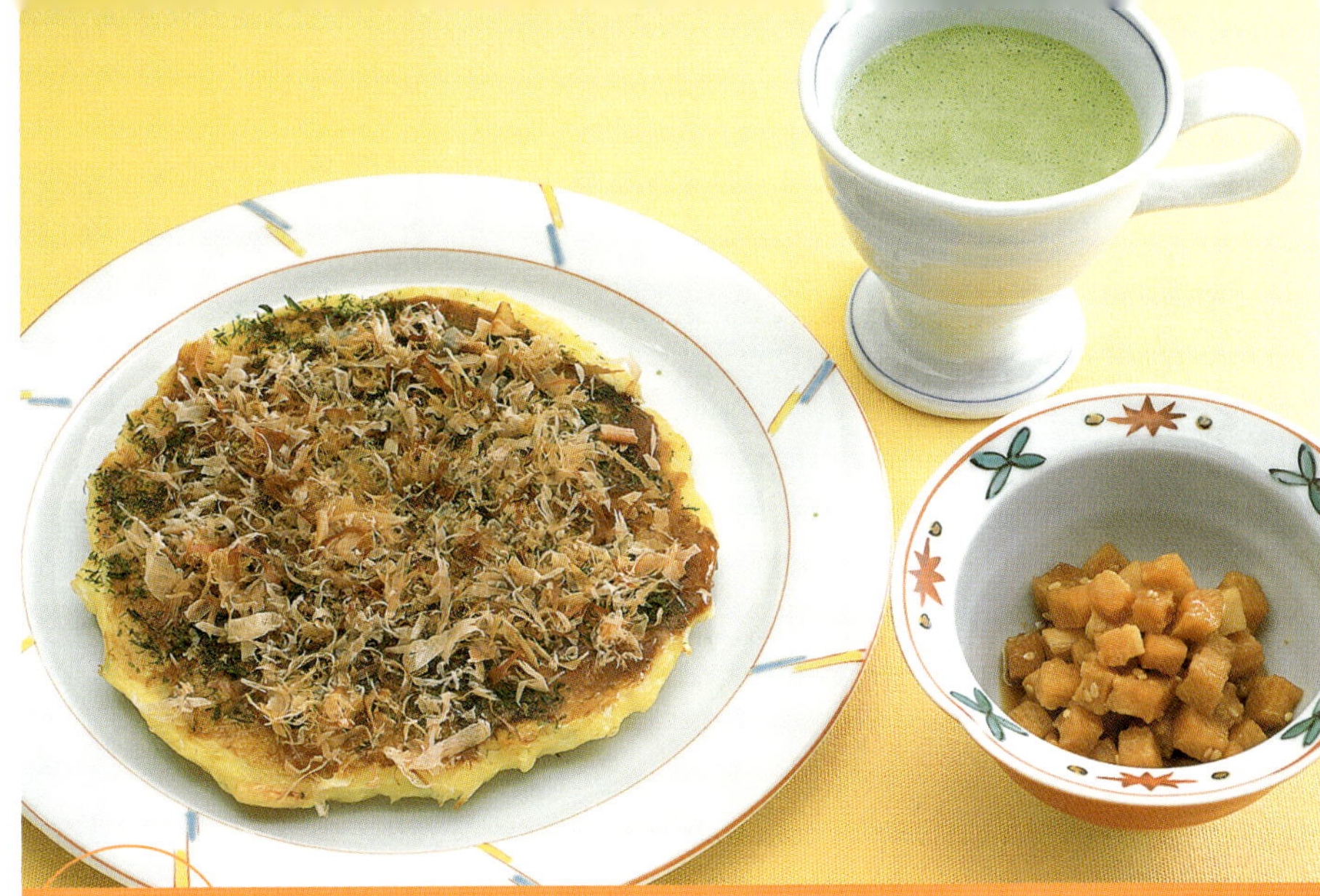

昼食

お好み焼き　干し大根のしょうゆ漬け　抹茶入り豆乳

●時には気分を変えてと思い、“お好み焼き”にしてみました。おうちでのんびりの日曜日に、家族のリクエストに合わせ、具を楽しむのもよいではありませんか。

夕食

ごはん　和風ポトフ　さつま芋のミルク煮　京菜の漬物

●スープたっぷりの野菜の煮物です。根菜は硬いのでよくかんで食べます。これは食べすぎ予防に効果のある食べ方です。また、鶏肉の皮は残しましょう。エネルギーがぐっと少なくなります。

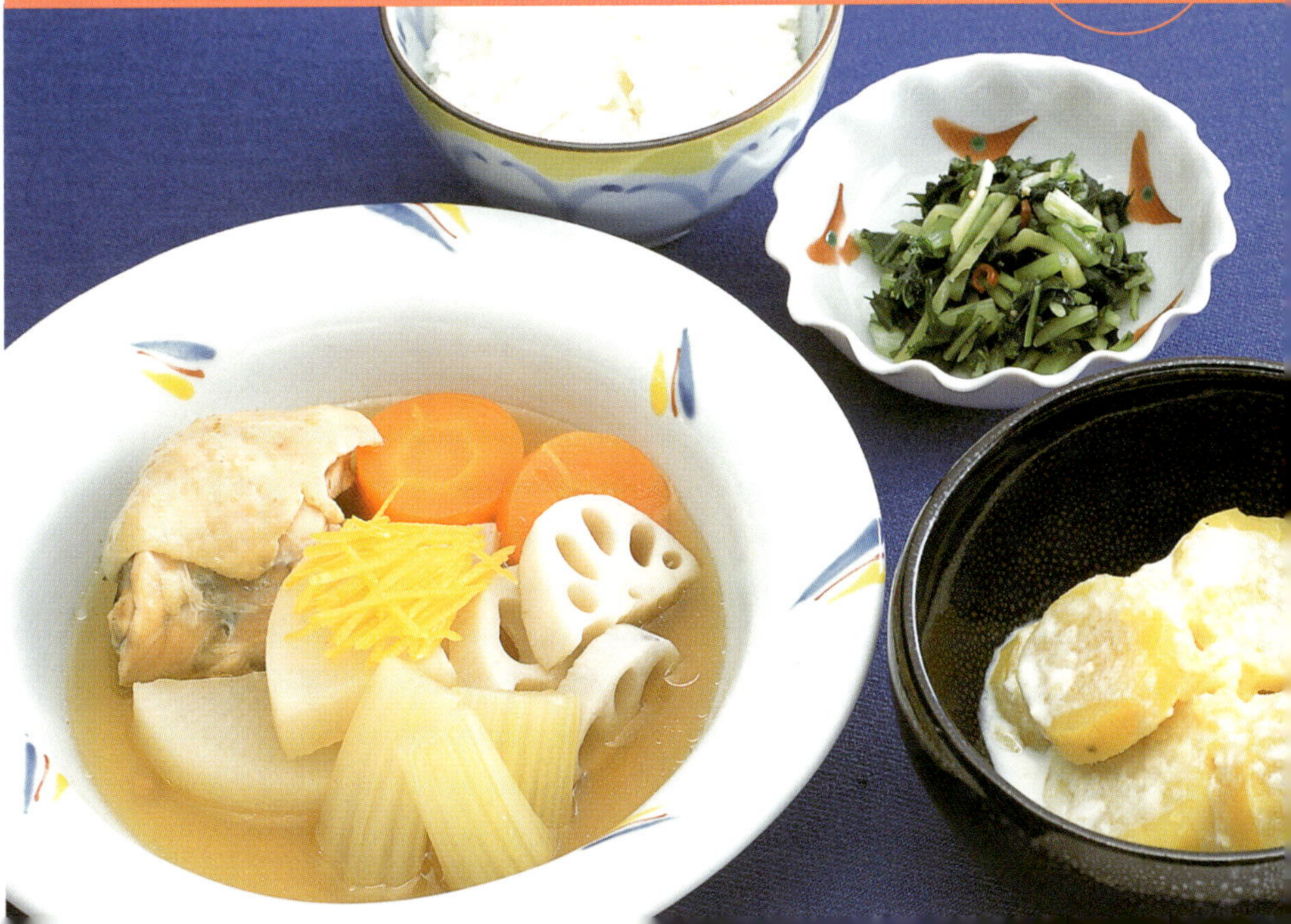

かみごたえのある根菜たっぷりメニュー

●70ページ参照

朝

麦ごはん　焼き塩ザケ
きんぴらごぼう　春菊のお浸し
かぶのみそ汁　ぶどう

きんぴらごぼう

①ごぼうは、５cm長さの太めのせん切りにして水にさらし、水けをきる。
②にんじんも、ごぼうと同じくらいの大きさに切る。
③なべにごま油を熱して、ごぼうとにんじんをよくいためる。
④調味料、小口切りにしたとうがらしを加え、中火で汁けがなくなるまで、混ぜながら煮る。

春菊のお浸し

①春菊はさっとゆで、水にとってさまし、水けを絞って４cm長さに切る。
②黄菊は花びらをむしり、さっとゆで、水にさらし、水けをしっかり絞る。
③①②をほぐして混ぜ、だしで割ったしょうゆであえる。

かぶのみそ汁

①かぶは５mm厚さに切り、かぶの葉は３cm長さに切る。
②油揚げは熱湯をかけて油抜きし、縦二つにし、１cm幅に切る。
③だしで①②を煮て、かぶがやわらかくなったら、みそをとき入れる。

昼

お好み焼き
干し大根のしょうゆ漬け
抹茶入り豆乳

お好み焼き

①卵と水をよくとき、おろした長芋に混ぜ、ふるった小麦粉も加える。
②キャベツをせん切りにする。
③なべに油を熱し、①とキャベツの1/3～1/2量を入れる。
④残りのキャベツ、細切りにした豚肉、サクラエビを③の上に並べ、上から残りの①をかけてふたをする。
⑤火が通ったらひっくり返し、押しつけるようにして焼き上げる。
⑥ソースを塗り、青のり、削りガツオをかける。

干し大根のしょうゆ漬け

大根は１cmくらいの角切りにして、天日で干す。調味料につけ、味がなじんだら、ごまを混ぜる。

間食

即席チーズケーキ
アップルティー

即席チーズケーキ

①ヨーグルトはふきんに包んで、水けをきる。
②①にレモン汁、砂糖を加え、刻んだいちごにラム酒をかけて混ぜる。
③②を、ラップを敷いたプリン型に詰め、冷蔵庫でよく冷やす。

夕

ごはん　和風ポトフ
さつま芋のミルク煮
京菜の漬物

和風ポトフ

①れんこんは半月切りにして、水につけてアクを抜く。大根はいちょう切り、にんじんは輪切り、セロリは3cm長さに切る。
②なべに水、こんぶ、酒を入れて火にかけ、沸騰直前に、こんぶをとり出す。
③沸騰したら鶏肉を入れ、アクをとりながら、20～30分煮る。
④①の野菜を入れ、塩、しょうゆで調味して、20分くらい煮る。途中、材料が液体から出るようなら湯を足す。
⑤器に④を盛りつけ、せん切りにしたゆずの皮をのせる。
※鶏肉の皮は食べずに残す。

さつま芋のミルク煮

①さつま芋は皮をむき、1cm厚さの輪切りにする。太いものは半月切りや、いちょう切りにする。水にさらし、表面のでんぷんを洗う。
②なべにさつま芋を入れて、ひたひたの水を加えて、7～10分くらいゆでる（電子レンジで加熱してもよい）。
③水をきり、牛乳、砂糖を入れて煮上げる。

●材料（1人分）

朝

●麦ごはん
米…40g　麦…8g　水…70mℓ
●焼き塩ザケ…………40g
●きんぴらごぼう
ごぼう……………½本（60g）
にんじん…………………15g
赤とうがらし……………少量
ごま油…………小さじ1（4g）
酒…………小さじ1弱（4g）
砂糖…………小さじ⅔（2g）
しょうゆ……小さじ⅔（4g）
●春菊のお浸し
春菊………………⅓束（70g）
黄菊………………………10g
減塩しょうゆ…小さじ1（6g）
だし………………小さじ1強
●かぶのみそ汁
かぶ……………小1個（40g）
かぶの葉……………………5g
油揚げ………………………3g
だし……………¾カップ（150mℓ）
みそ…………小さじ2（12g）
●ぶどう………………100g

昼

●お好み焼き
小麦粉……½カップ弱（50g）
卵……………1個（50g）
水………大さじ3強（50mℓ）
長芋……………………10g
キャベツ……大1枚（70g）
豚肉……………………10g
サクラエビ………………3g
いため油（104ページ参照）
………………小さじ¾（3g）
豚カツソース…大さじ1弱（15g）
青のり・削りガツオ…各少量
●干し大根のしょうゆ漬け
大根……………………100g
酢…………小さじ1弱（4g）
ごま油…………小さじ1（4g）
減塩しょうゆ…小さじ2（12g）
いり白ごま……小さじ⅔（2g）
●抹茶入り豆乳
調製豆乳…………………150mℓ
抹茶………………………少量

間食

●即席チーズケーキ
プレーンヨーグルト…100mℓ
レモン汁…………………少量
砂糖…………小さじ⅔（2g）
いちご……………………60g
ラム酒………小さじ½強（3g）
●アップルティー

夕

●ごはん………………125g
●和風ポトフ
鶏骨つき肉（ぶつ切り）……
……………70g（正味40g）
れんこん…………………40g
大根………………………60g
にんじん…………………20g
セロリ……………………20g
水……………1カップ（200mℓ）
こんぶ………3～4cm角1枚
酒……………大さじ1（15g）
塩…………ミニ1弱（1g）
しょうゆ………小さじ1（6g）
ゆずの皮…………………適量
●さつま芋のミルク煮
さつま芋…………⅓本（50g）
水…………………………適量
牛乳……………⅕カップ（40mℓ）
砂糖……………小さじ⅔（2g）
●京菜の漬物
京菜の漬物（市販品）………
……………………………20g
いり白ごま………………少量

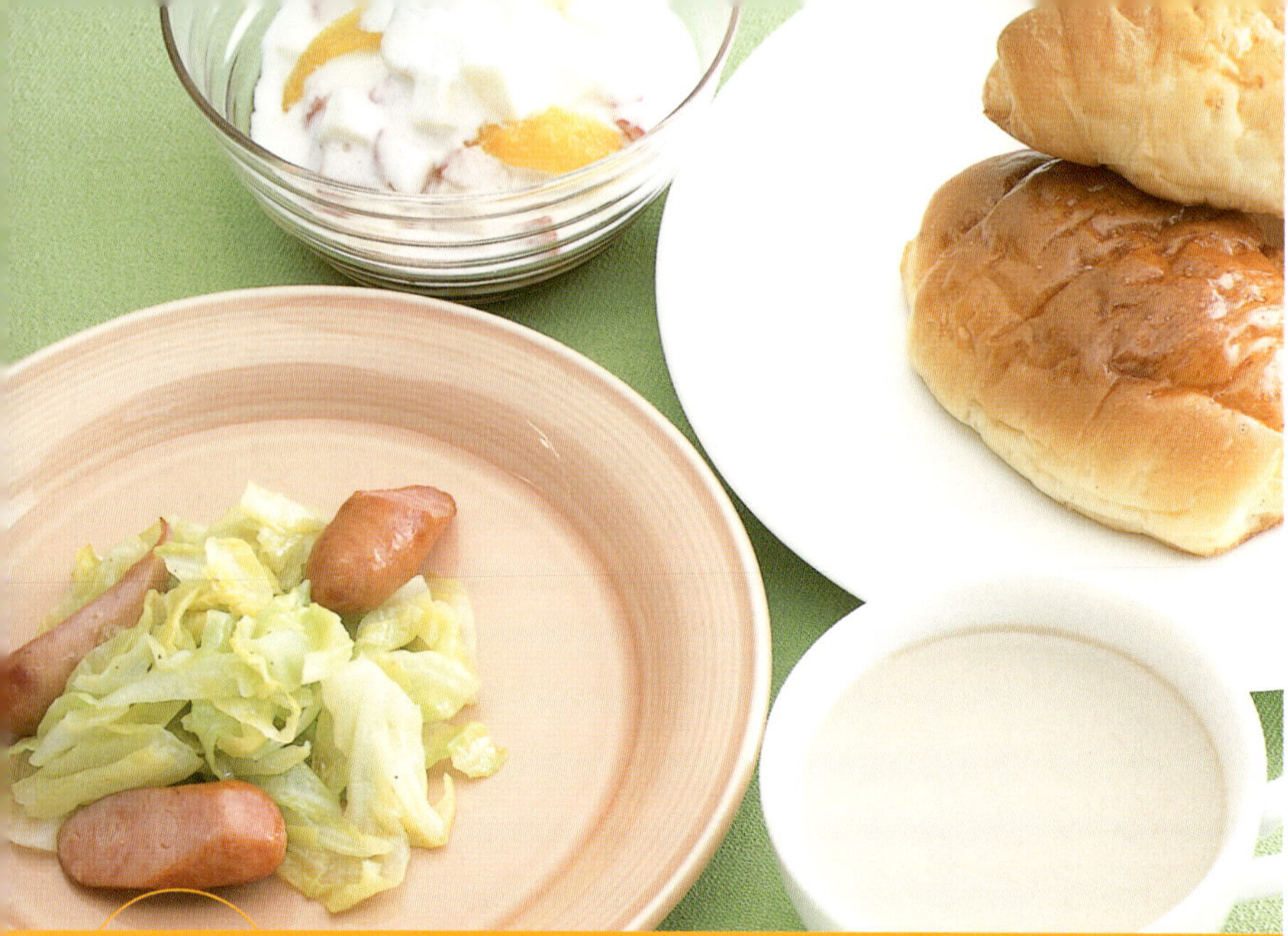

昼をコンビニにした場合の一日献立②

朝食

ロールパン　ソーセージソテー　オレンジのフルーツヨーグルト　カフェオレ

●主菜はいたって簡単にできますので、副菜に手をかけてみました。時間がなければヨーグルトの中のバナナの分量を増やして、バナナだけにすれば簡単です。

昼食

〈コンビニ〉紅ザケのおにぎり　ひじきの煮物　うの花いり　ゆで卵　ウーロン茶

●コンビニのお昼の第２弾です。今日は和風でととのえました。
ゆで卵の代わりに、冷ややっこセットや焼きとりでもよいでしょう。

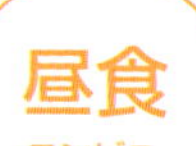

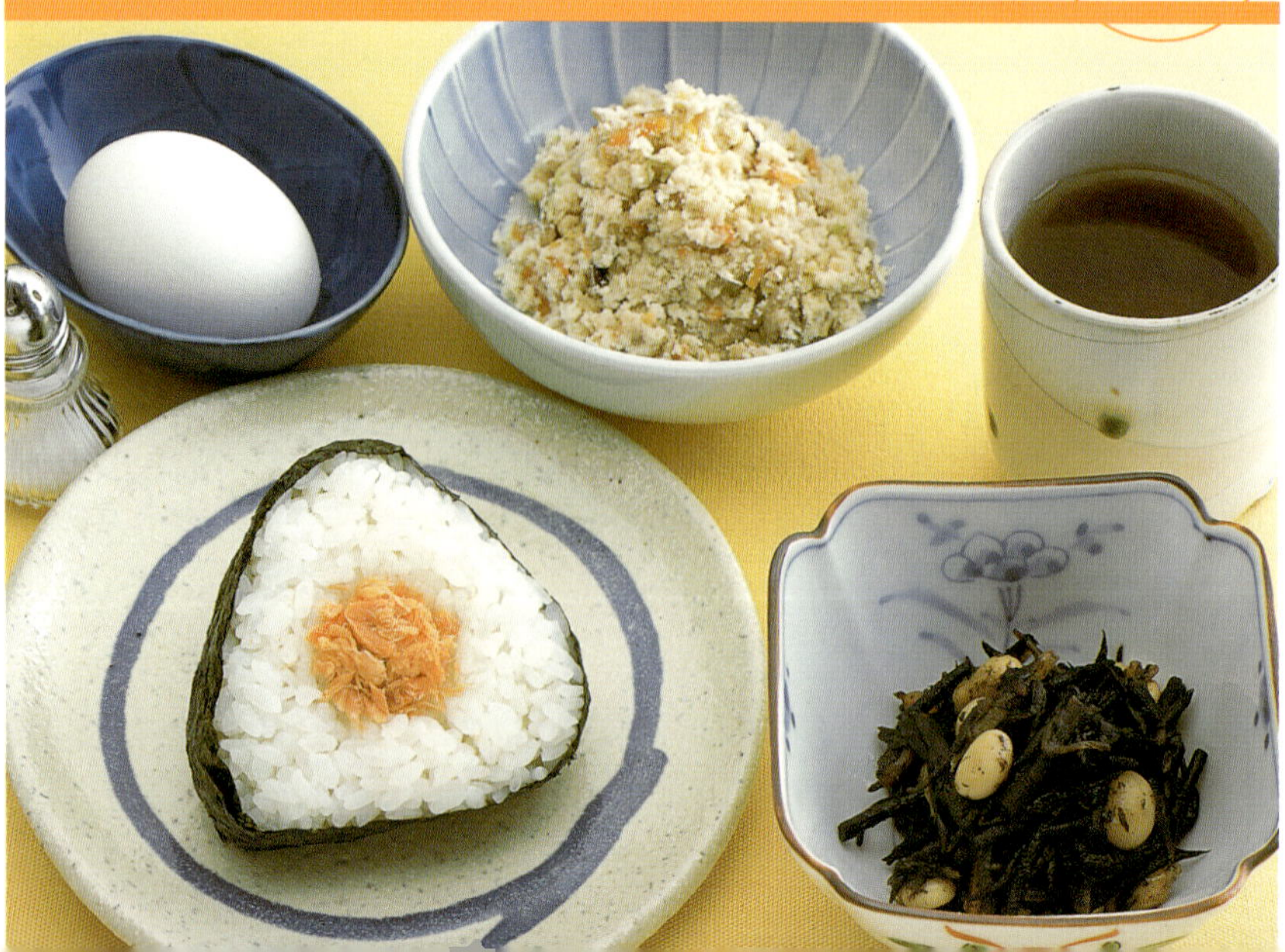

●作り方は76ページ

ライチ
ジャスミンティー

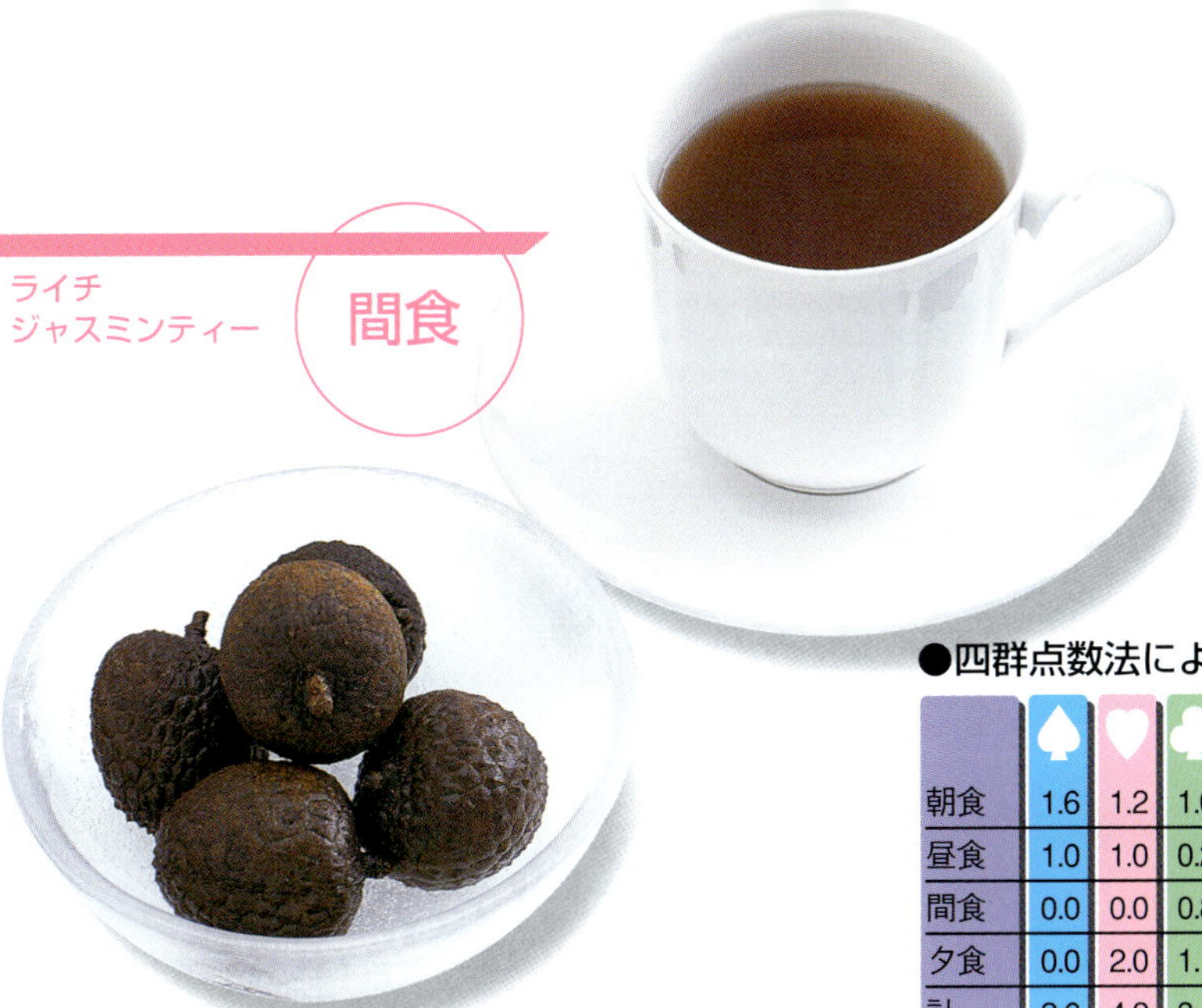

間食

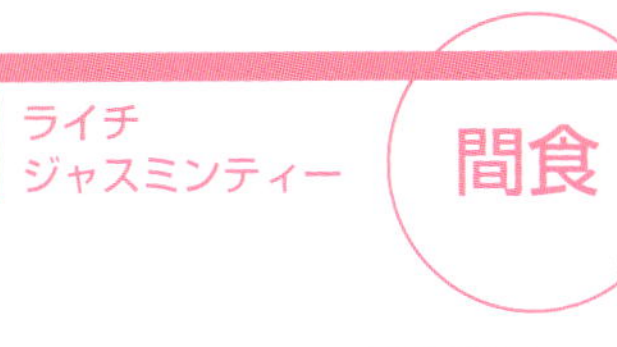

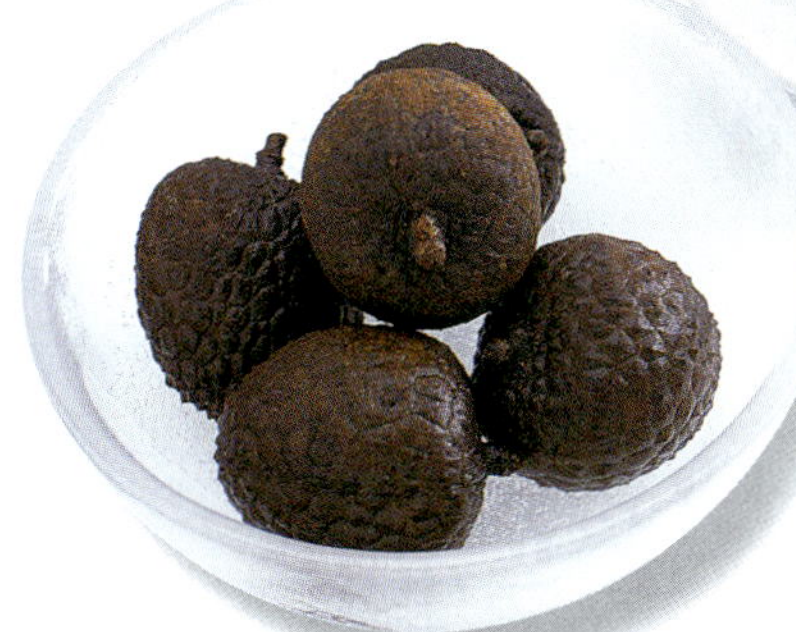

●四群点数法による栄養価

	♠	♥	♣	♦	計
朝食	1.6	1.2	1.0	3.9	7.7
昼食	1.0	1.0	0.2	2.7	4.9
間食	0.0	0.0	0.8	0.0	0.8
夕食	0.0	2.0	1.1	3.5	6.6
計	2.6	4.2	3.1	10.1	20.0

夕食

麦ごはん　カジキマグロのハーブ焼き　おかひじきのあえ物
浸し豆　とろろこんぶのすまし汁

●浸し豆は山形のかたに教えていただきました。そのときは、この中になすのみじん切りが入っていました。みょうがとの相性がよく、夏になると一度は作りたくなる小皿です。

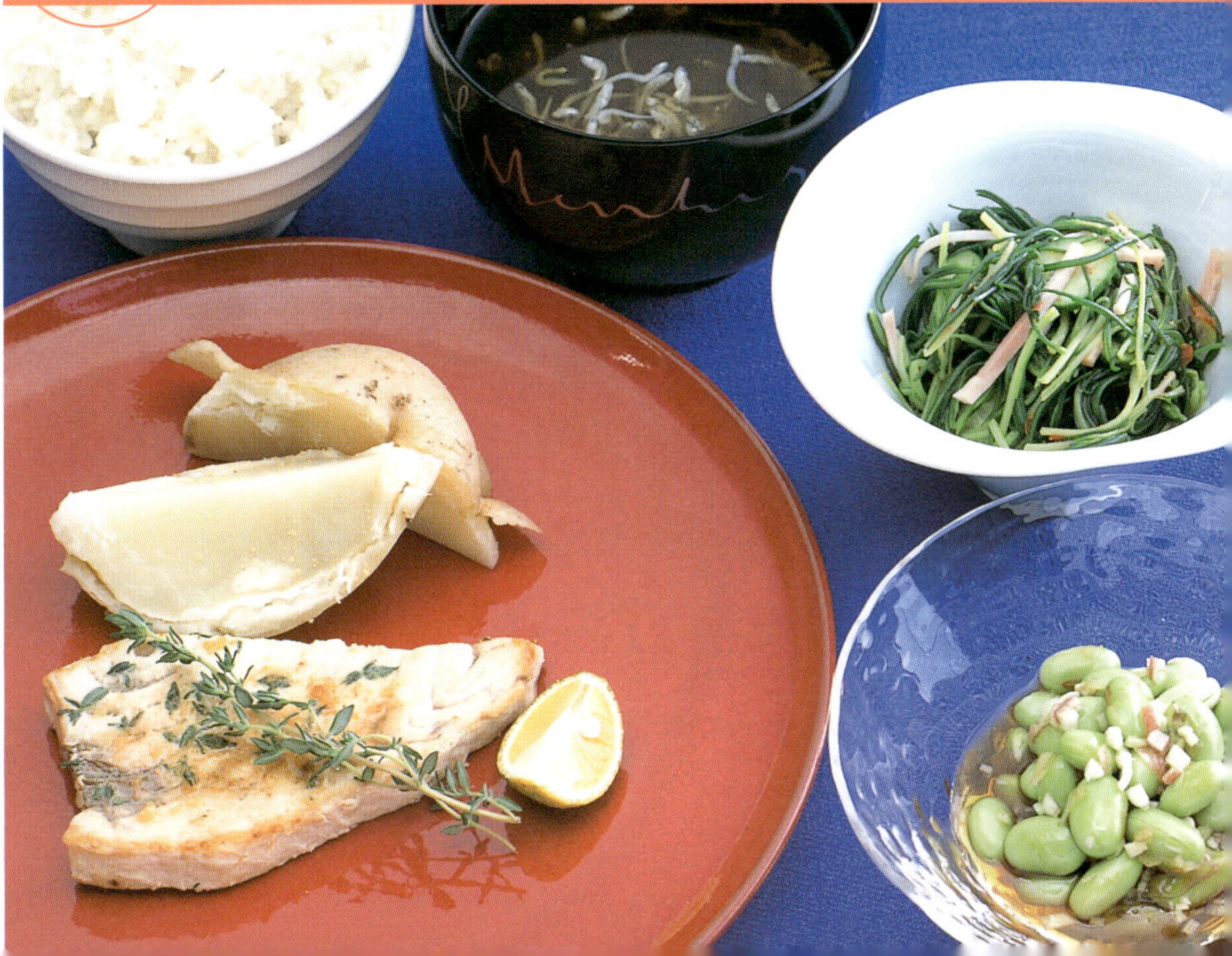

昼をコンビニにした場合の一日献立②

●74ページ参照

朝

ロールパン　ソーセージソテー
オレンジのフルーツヨーグルト
カフェオレ

ソーセージソテー

①キャベツを1㎝幅に切り、水大さじ1（分量外）を加え、ラップでくるんで電子レンジで加熱する。
②斜め二つに切ったソーセージをオリーブ油でいため、キャベツを加え、塩、こしょうで調味する。

オレンジのフルーツヨーグルト

①りんご、バナナ、いちごは食べやすい大きさに切る。
②ヨーグルトの中に、砂糖を入れて混ぜる。
③①のくだものとヨーグルトをあえて器に盛り、皮をむいたオレンジを上にのせる。

昼

（コンビニ）　紅ザケのおにぎり
ひじきの煮物　うの花いり
ゆで卵　ウーロン茶

紅ザケのおにぎり

①水にぬらした手のひらに、塩をまぶし、ごはんをのせて三角形に握る。
②握ったごはんの中央に、焼いてほぐした塩ザケを詰める。
③ごはんの周囲に、のりを巻く。

ひじきの煮物

①ひじきはよく洗い、たっぷりの水につけてもどす。
②にんじんはせん切りにする。
③なべに水けをきったひじき、にんじん、大豆を入れ、水、調味料を加えて、煮汁がなくなるまで煮る。

うの花いり

①ごぼうは、2㎝長さの細切りにし、水に放してアクを抜く。にんじんも同じくらいの細切りにする。
②干ししいたけは水でもどし、石づきをとって細切りにする。
③ねぎは3～4㎜厚さの小口切りにする。
④なべに油を熱し、ごぼう、にんじん、しいたけをいためる。
⑤しんなりしてきたら、おからを加え、ほぐすようにいためる。水、調味料を入れ、木べらで混ぜながら、中火で煮汁がなくなるまで煮る。
⑥最後にねぎを加えて、火を止める。

夕

麦ごはん　カジキマグロのハーブ焼き　おかひじきのあえ物　浸し豆
とろろこんぶのすまし汁

カジキマグロのハーブ焼き

①カジキの切り身ににんにくを塗って塩、こしょうをふり、タイムの葉を少量ちぎってのせる。
②フライパンにバターをとかし、カジ

キを焼く。

③じゃが芋は二つに切って皮ごとゆで、塩、こしょうをふる。

④カジキにタイムを飾り、じゃが芋とすだちを添える。

おかひじきのあえ物

①おかひじきはさっとゆで、食べやすい大きさに切る。

②きゅうりは輪切り、ハムはせん切りにし、①と合わせ、調味料であえる。

浸し豆

①青大豆は一晩水につける。

②なべに豆と新しい水を入れ、火にかける。10分くらい、豆がやわらかくなるまで煮て、そのままさます。

③めんつゆに水を加え、みじん切りにしたみょうがを入れ、水けをきった豆を浸す。

とろろこんぶのすまし汁

汁わんに、とろろこんぶ、じゃこ、顆粒だし、しょうゆを入れ、熱湯を注ぐ。

●材料（1人分）

朝

●ロールパン……2個（80g）

●ソーセージソテー

ウインナソーセージ……………………………………2本（30g）

キャベツ…………2枚（100g）

オリーブ油……小さじ1強（5g）

塩……………ミニ½弱（0.5g）

こしょう……………………少量

●オレンジのフルーツヨーグルト

オレンジ…………………30g

りんご……………………20g

バナナ……………………30g

いちご……………………20g

プレーンヨーグルト…………………………………½カップ（100mℓ）

砂糖……………小さじ1（3g）

●カフェオレ

牛乳（鉄入り）………100mℓ

コーヒー液………………50mℓ

昼 コンビニ

●紅ザケのおにぎり

ごはん……………………90g

塩……………ミニ1弱（1g）

焼き塩ザケ………………10g

のり………………………⅙枚

●ひじきの煮物

ひじき……………………乾3g

にんじん…………………8g

ゆで大豆（市販品）……10g

水…………………大さじ1

酒…………小さじ½弱（2g）

砂糖…………小さじ1（3g）

しょうゆ……小さじ1弱（5g）

●うの花いり

おから……………………40g

ごぼう・にんじん・干ししいたけ・ねぎ…………各少量

油…………小さじ¾（3g）

水…………………大さじ1

酒…………小さじ½強（3g）

砂糖…………小さじ1（3g）

しょうゆ……小さじ1弱（5g）

●ゆで卵………… 1個（50g）

食塩………………………少量

●ウーロン茶…………200mℓ

間食

●ライチ（冷凍）…5個（100g）

●ジャスミンティー………………………………100mℓ

夕

●麦ごはん

米…50g 麦…15g 水…100mℓ

●カジキマグロのハーブ焼き

カジキマグロ…1切れ（80g）

おろしにんにく…………少量

塩……………ミニ½弱（0.5g）

こしょう……………………少量

タイム………………………2本

バター…………小さじ½（2g）

じゃが芋…大½個（100g）

塩・こしょう………各少量

すだちのくし形切り…1切れ

●おかひじきのあえ物

おかひじき………………50g

きゅうり…………………20g

ボンレスハム………………5g

酢…………小さじ1弱（4g）

ごま油………小さじ¾（3g）

塩 ………………………少量

こしょう…………………少量

豆板醤……………………少量

●浸し豆

青大豆……………………乾10g

めんつゆ（市販品・ストレート）………大さじ½（8g）

水…………大さじ2（30mℓ）

みょうが …………………少量

●とろろこんぶのすまし汁

水…………………¾カップ（150mℓ）

とろろこんぶ………………2g

ちりめんじゃこ……………………………大さじ1強（5g）

和風顆粒だし…………小さじ⅕

しょうゆ………小さじ⅔（4g）

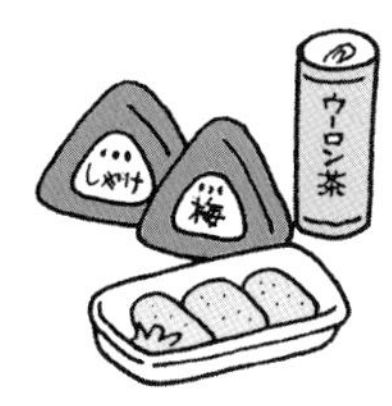

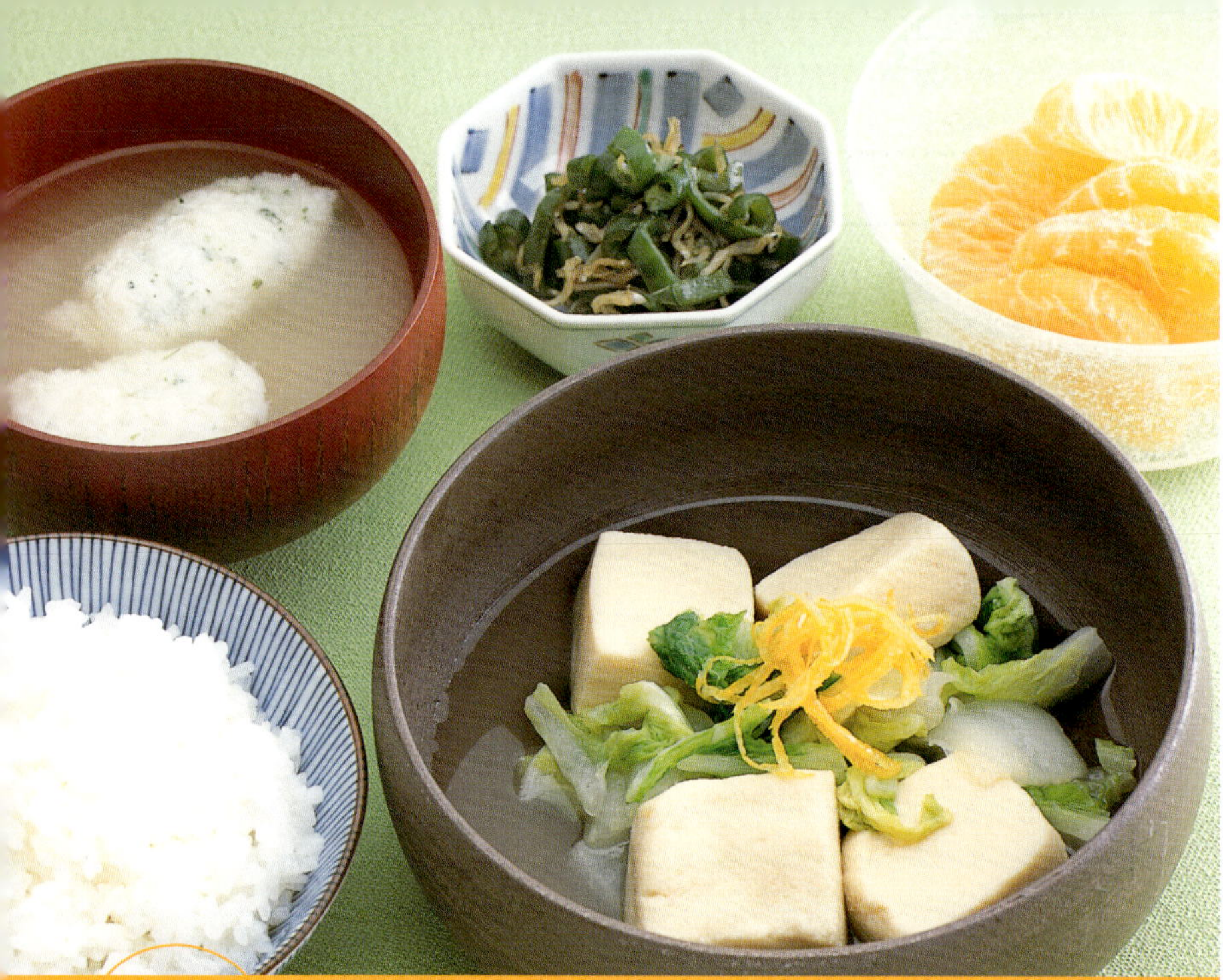

朝食

ごはん　凍り豆腐と白菜の煮物　ピーマンの当座煮
山芋団子のみそ汁　デコポン

●最近の凍り豆腐はもどさずにすむので、扱いが簡単です。
前日に白菜を切っておけば、ほかのおかずを作っているうちに煮えてしまいます。

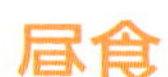

焼きおにぎりのクッパ　なすのチーズ焼き

●焼きおにぎりのクッパは、加工食品にひと手間加えた一品です。お昼1人のかたは、どうしても残り物になりがちです。1人分でも簡単にできるものを組み合わせました。

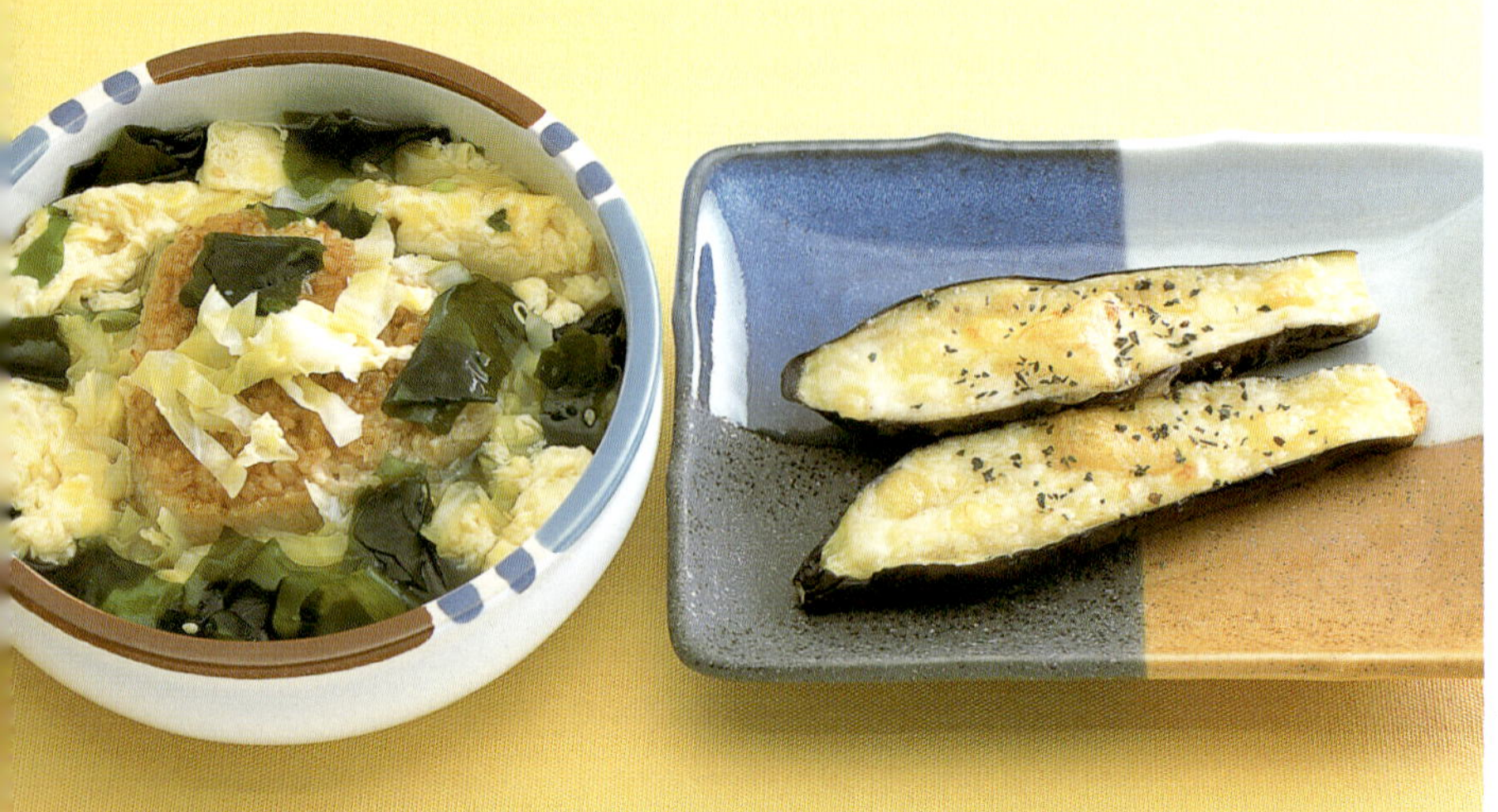

●作り方は80ページ

間食

焼きとうもろこし
きな粉ミルク

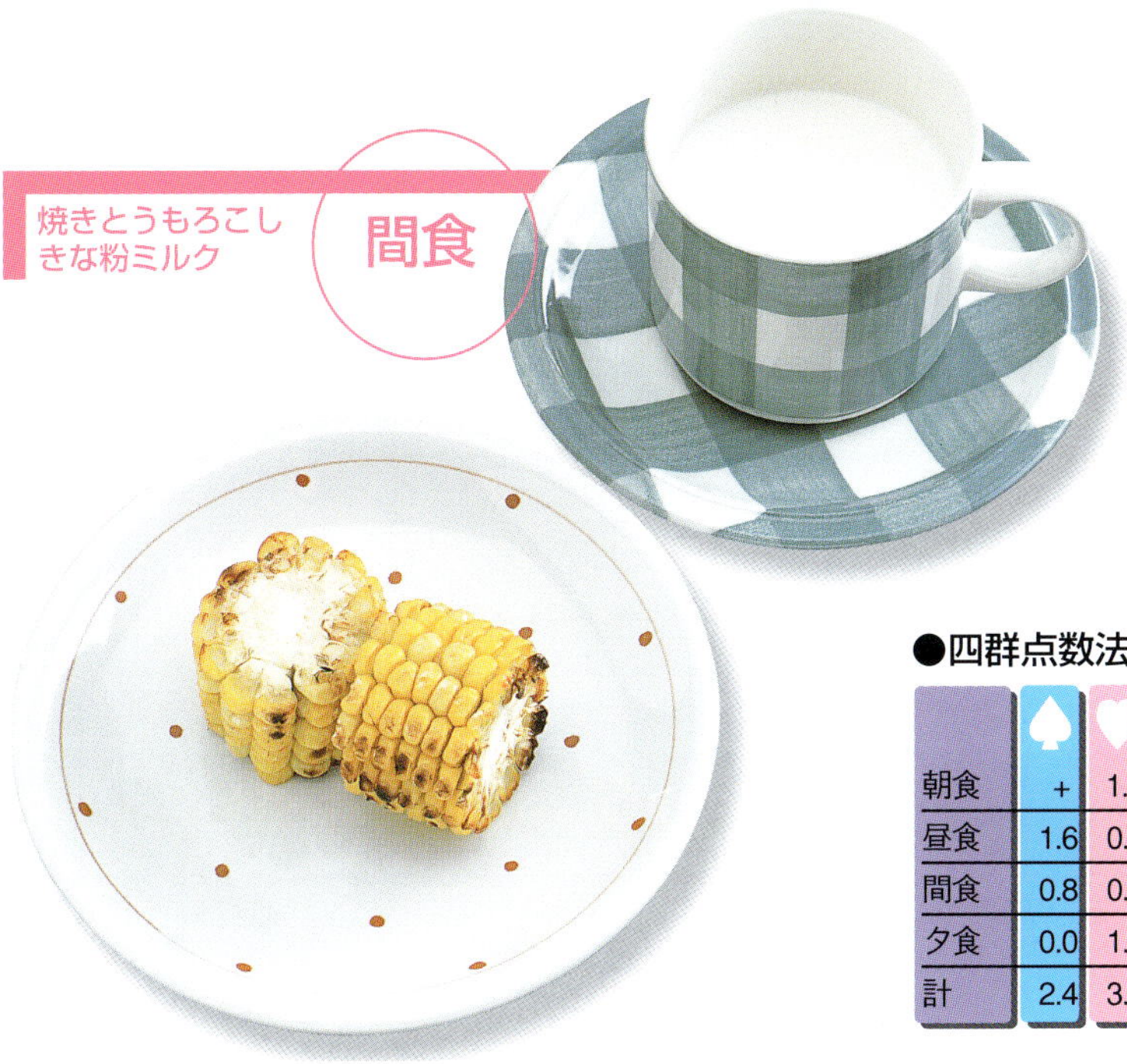

●四群点数法による栄養価

	♠	♥	♣	♦	計
朝食	+	1.6	1.7	4.2	7.5
昼食	1.6	0.0	0.4	2.5	4.5
間食	0.8	0.1	0.6	0.0	1.5
夕食	0.0	1.8	1.3	4.0	7.1
計	2.4	3.5	4.0	10.7	20.6

夕食

麦ごはん　豚肉とにんにくの茎のソテー　つみれ汁
かぶとにんじんのぬか漬け　りんご

●家で作ったつみれ汁は、でき上がりがいかにも素朴という感じですが、また作りたくなるおいしさです。切りこんぶやグリーンピースを入れてもよいでしょう。

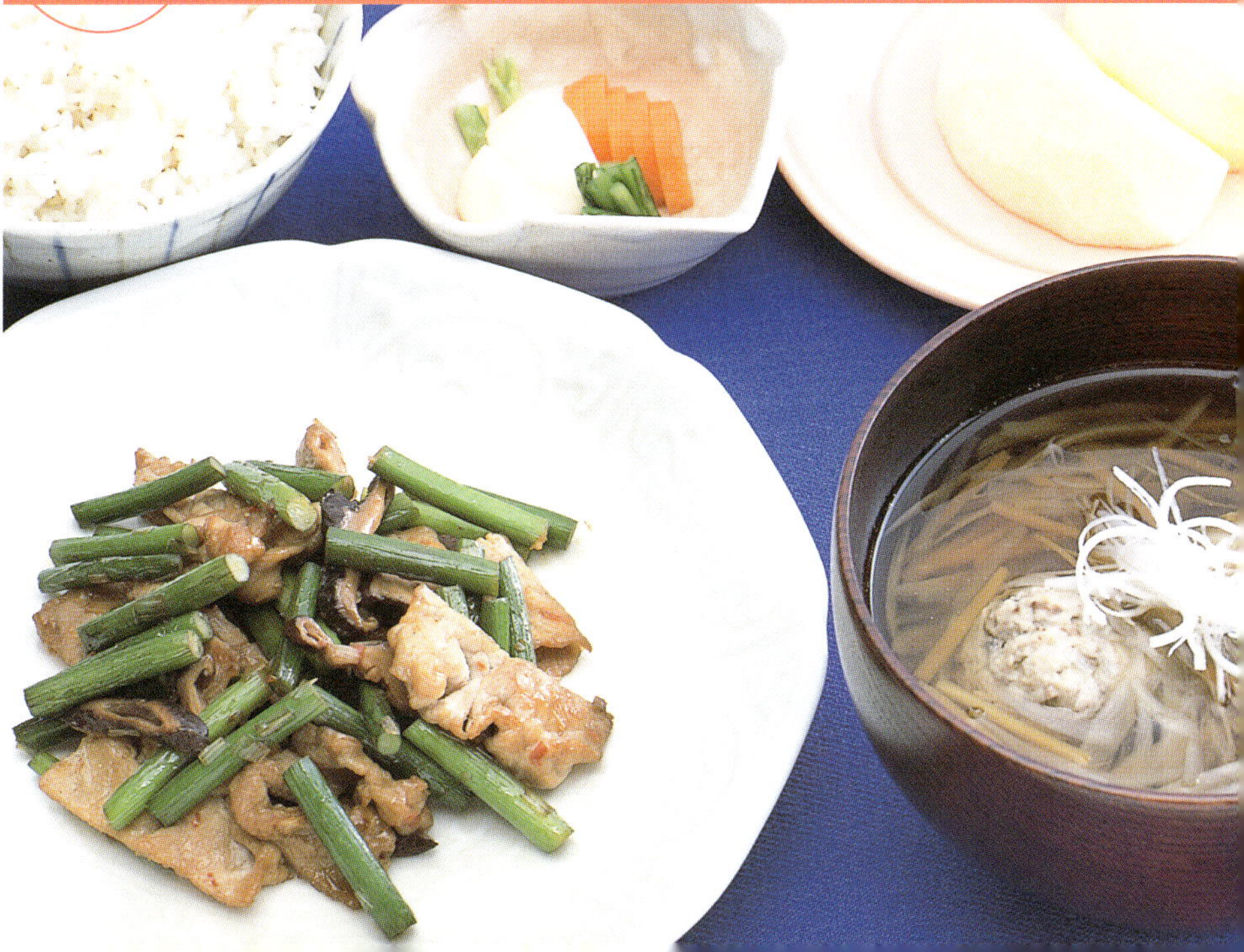

加工食品をひと工夫した簡単メニュー

●78ページ参照

朝

ごはん　凍り豆腐と白菜の煮物
ピーマンの当座煮　山芋団子のみそ汁　デコポン

凍り豆腐と白菜の煮物

①白菜は軸と葉を別々にして、3㎝のざく切りにする。
②凍り豆腐は4つに切っておく。
③なべに水、調味料を入れる。沸騰したら白菜の軸を入れる。2～3分したら凍り豆腐を入れ、さらに10分くらい煮る。
④白菜の葉を入れ、さっと煮る。
⑤④を器に盛り、せん切りにしたゆずをのせる。

ピーマンの当座煮

せん切りにしたピーマンを油でさっといため、だし、調味料を入れる。煮立ったらじゃこを混ぜる。

山芋団子のみそ汁

①大和芋はすりおろす。
②大和芋に、卵白、かたくり粉、青のりを混ぜて、団子をつくる。
③なべにだしを煮立て、②を落として火を通し、みそをとき入れる。

なすのチーズ焼き

①なすを縦2つに割り、身の表面にオリーブ油を塗り、塩、こしょうする。
②とろけるチーズをのせ、オーブントースターで焼き、バジリコをふる。

昼

焼きおにぎりのクッパ
なすのチーズ焼き

焼きおにぎりのクッパ

①焼きおにぎりを、ごはんが温まる程度に、電子レンジでもどす。
②キャベツは5㎜幅のせん切りにする。
③なべに水、スープのもと、キャベツを入れて煮る。
④キャベツがやわらかくなったら、あらくといた卵を流し入れて混ぜる。
⑤器に焼きおにぎりを入れ、熱いスープを注ぐ。

間食

焼きとうもろこし
きな粉ミルク

焼きとうもろこし

とうもろこしはゆでて、5㎝長さの輪切りにする。オーブントースターで焦げ目がつくまで焼く。

夕

麦ごはん　豚肉とにんにくの茎のソテー　つみれ汁　かぶとにんじんのぬか漬け　りんご

豚肉とにんにくの茎のソテー

①豚肉は5㎝幅くらいの薄切りにし、

しょうゆ、酒で下味をつける。いためる直前に、かたくり粉をまぶす。

②にんにくの茎は、4cm長さに切る。

③干ししいたけは水でもどして、細切りにする。

④ねぎは、みじん切りにする。

⑤なべに油を熱し、ねぎをいためる。次に豚肉を入れていため、六～七割が火が通ったら、にんにくの茎としいたけを加えて、さらにいためる。

⑥合わせておいた水、顆粒だし、酒、しょうゆ、豆板醤を加える。

つみれ汁

①イワシは手開きし、頭と骨、内臓をとる。あらく切って、トントンと粘りが出るまでたたく。

②ねぎは、あらみじん切りにする。

③イワシをボールにとり、つみれの材料を加え、練り混ぜる。

④ごぼうは笹がきにし、水に放してアクを抜く。大根、にんじんはせん切りにする。

⑤だしを煮立てて、④の野菜を入れる。沸騰したら酒を入れ、③を団子に丸めて入れる。火が通ったら、しょうゆ、塩で調味する。

⑥器に盛り、白髪ねぎ（細いせん切りにして水に放して水けをきったもの）を天盛りにする。

●材料（1人分）

朝

●ごはん……165g

●凍り豆腐と白菜の煮物
- 凍り豆腐（もどす必要のないもの）……20g
- 白菜……小1枚（80g）
- 水……1½カップ（300mℓ）
- 添付調味料……1袋
- ゆずの皮……少量

●ピーマンの当座煮
- ピーマン……小2個（40g）
- ちりめんじゃこ……5g
- 油……小さじ½（2g）
- だし……大さじ1
- 酒……小さじ1弱（4g）
- しょうゆ……小さじ⅔（4g）

●山芋団子のみそ汁
- 大和芋……60g
- 卵白……5g
- かたくり粉……小さじ1（3g）
- 青のり……少量
- だし……¾カップ（150mℓ）
- みそ……小さじ2（12g）

●デコポン……100g

昼

●焼きおにぎりのクッパ
- 焼きおにぎり（冷凍）…1個（100g）
- キャベツ……1½枚（70g）
- 卵……1個（50g）
- 水……1カップ（200mℓ）
- わかめスープのもと（市販品）……1袋

●なすのチーズ焼き
- なす……小1本（60g）
- オリーブ油……小さじ½（2g）
- 塩……ミニ¼（0.3g）
- こしょう……少量
- とろけるチーズ……15g
- 粉バジリコ……少量

間食

●焼きとうもろこし…50g

●きな粉ミルク
- 牛乳（鉄入り）……100mℓ
- きな粉……小さじ1（2g）

夕

●麦ごはん
- 米…50g 麦…15g 水…100mℓ

●豚肉とにんにくの茎のソテー
- 豚肉（薄切り）……40g
- しょうゆ……小さじ⅓（2g）
- 酒……小さじ½弱（2g）
- かたくり粉…小さじ⅓（1g）
- にんにくの茎……½束（50g）
- 干ししいたけ……½枚
- ねぎ……5g
- 油……小さじ1強（5g）
- 水……大さじ1
- 中国風顆粒だし……少量
- 酒……小さじ1（5g）
- しょうゆ……小さじ1弱（5g）
- 豆板醤……少量

●つみれ汁
- つみれ
  - イワシ……40g
  - ねぎ……5g
  - しょうが汁……少量
  - 塩……ミニ¼（0.3g）
  - 酒……小さじ1（5g）
  - かたくり粉…小さじ⅔（2g）
- ごぼう……20g
- 大根……40g
- にんじん……20g
- だし……1カップ（200mℓ）
- 酒……小さじ1（5g）
- しょうゆ……小さじ1（6g）
- 塩……少量
- ねぎ（白髪ねぎ用）……適量

●かぶとにんじんのぬか漬け（市販品）…各10g

●りんご……⅓個（70g）

湯豆腐で楽しい家族のだんらんメニュー

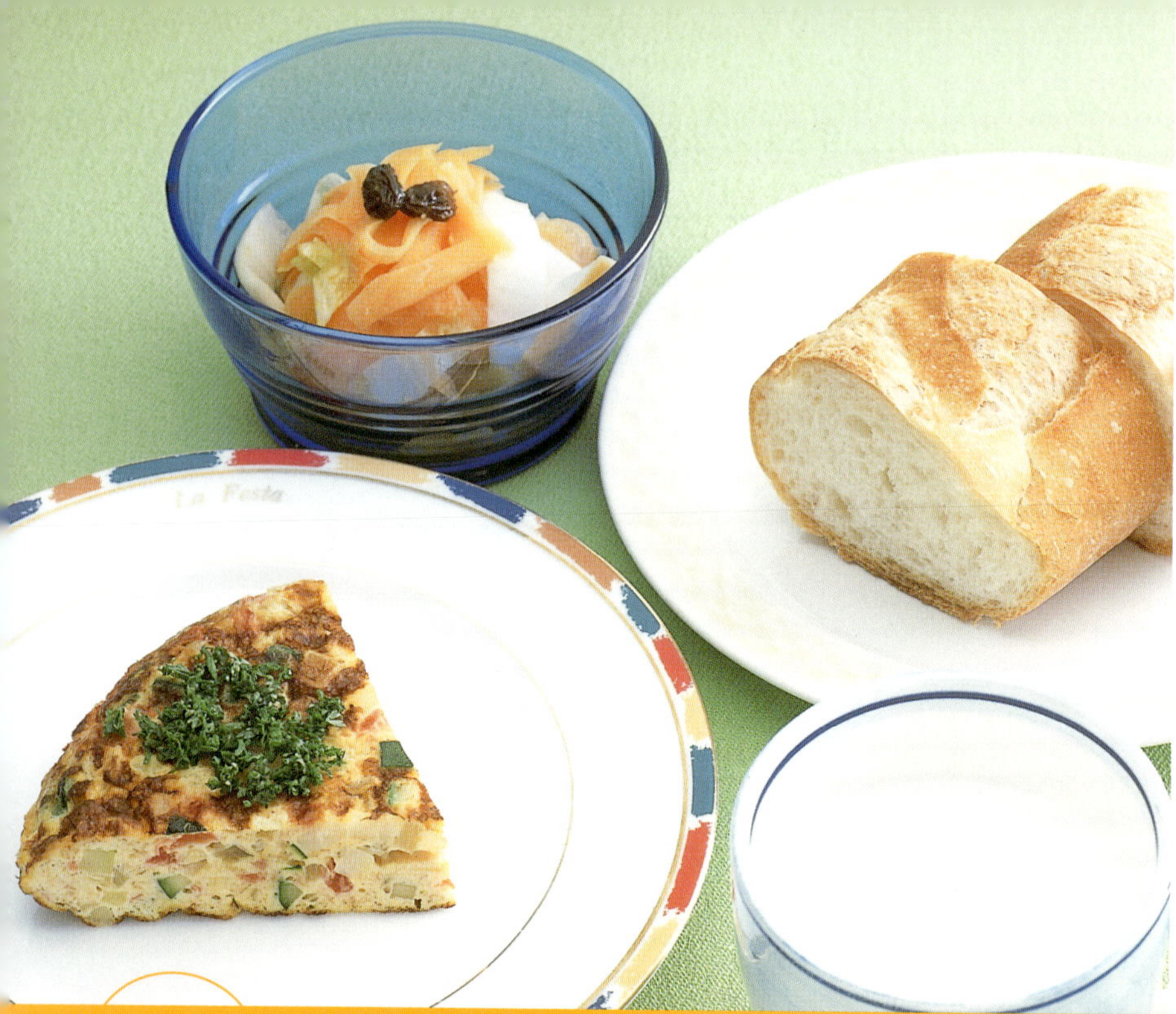

朝食

フランスパン　スペイン風オムレツ　キャロットサラダ　牛乳

●新にんじんが出まわると、キャロットサラダが作りたくなります。スライサーを使うと、簡単にリボンのようなうす切りができます。

間食

大和芋の茶きん絞り
ミルクティー

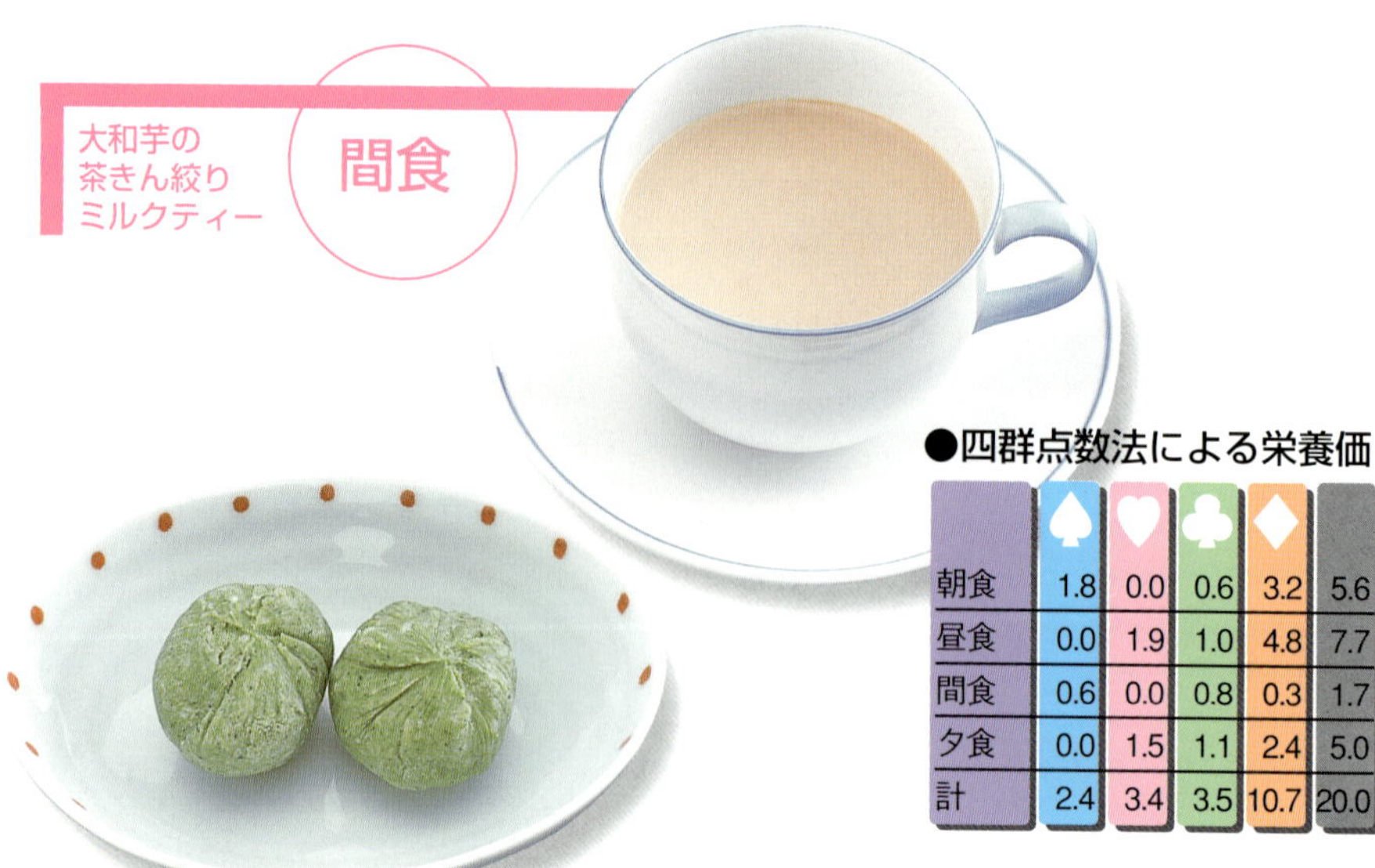

●四群点数法による栄養価

	♠	♥	♣	♦	
朝食	1.8	0.0	0.6	3.2	5.6
昼食	0.0	1.9	1.0	4.8	7.7
間食	0.6	0.0	0.8	0.3	1.7
夕食	0.0	1.5	1.1	2.4	5.0
計	2.4	3.4	3.5	10.7	20.0

●作り方は84ページ

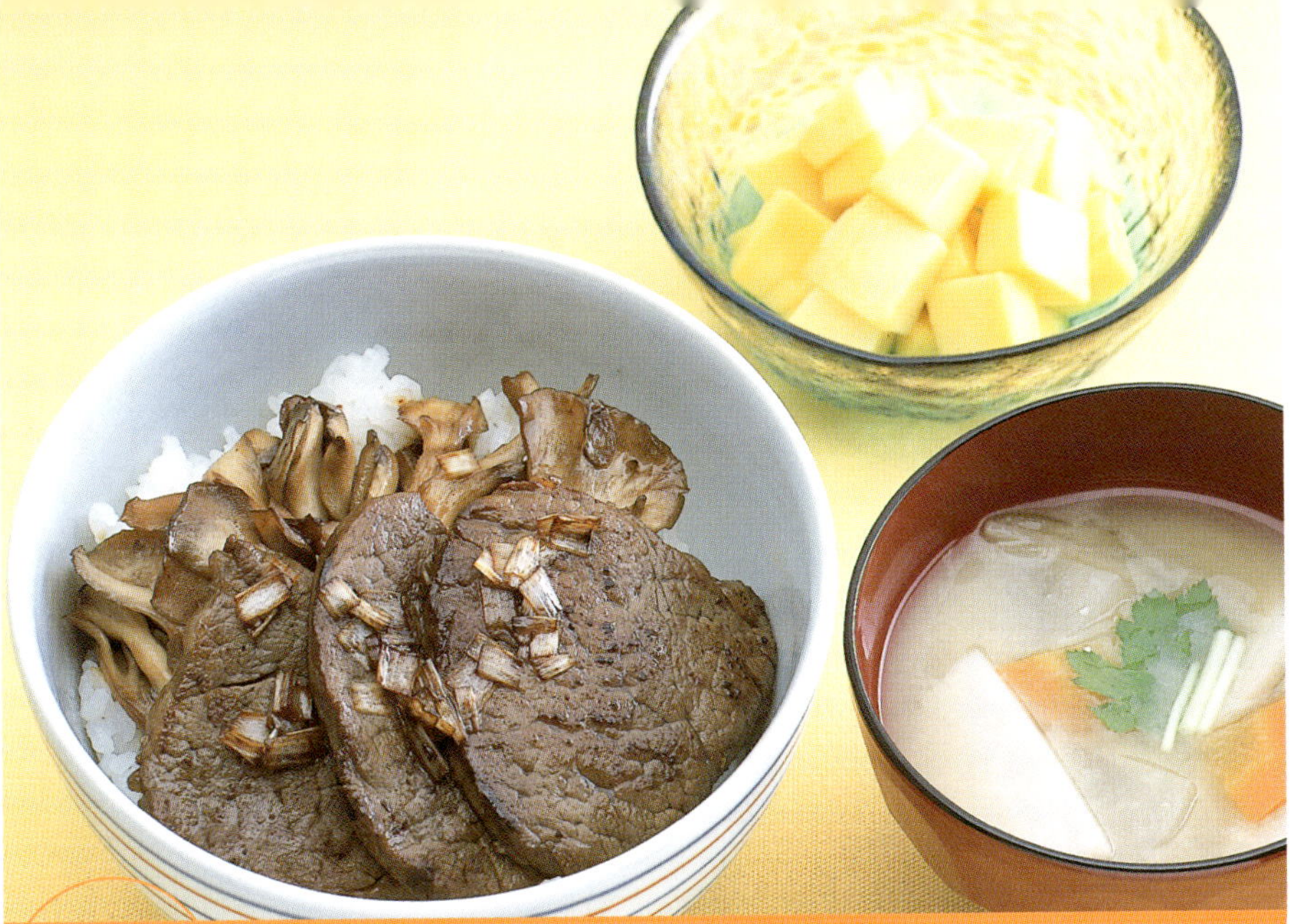

昼食

ステーキ丼　実だくさんのみそ汁　マンゴー

●ちょっとぜいたくな丼です。丼にしているので、お肉の小ささが気になりません。
みそ汁の野菜は、冷蔵庫にある残り野菜で充分です。

夕食

麦ごはん　湯豆腐　菜の花のからしあえ　みかん

●湯豆腐はどこのご家庭でも作られることでしょう。
春の先取りの菜の花を、緑の野菜として合わせました。

わざわざもう1品作るのがめんどうなかたは、水菜、せりをおなべに入れてもよいでしょう。

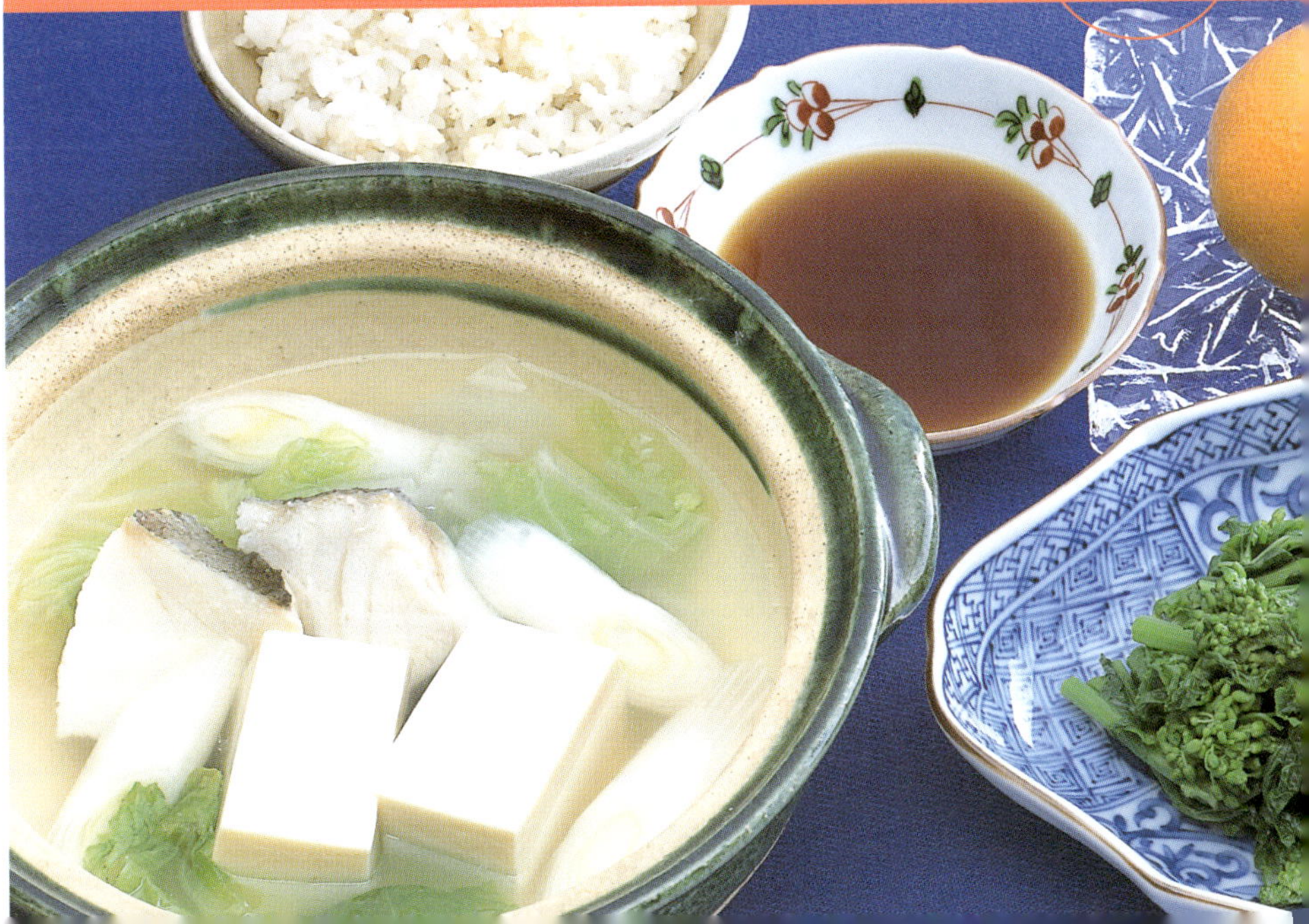

湯豆腐で楽しい家族のだんらんメニュー

●82ページ参照

朝

フランスパン
スペイン風オムレツ
キャロットサラダ　牛乳

スペイン風オムレツ（作り方5人分）

①卵は割って、塩、こしょうを入れ、よくとく。
②じゃが芋は５㎜の角切りにし、表面のでんぷんを洗い、水けをきってさっとゆでる。または、電子レンジで火を通しておく。
③ズッキーニ、湯むきしたトマト、玉ねぎを、それぞれ５㎜の角切りにする。
④なべにオリーブ油を熱し、②③をいため、塩、こしょうを入れ、ボールにあける。
⑤なべをさっとふき、再びオリーブ油を熱して卵を流し、④を入れてかき混ぜてふたをする。表面がかたまってきたら、裏返して焼く。
⑥１人分を切り分けて皿に盛り、みじん切りしたパセリをふる。

キャロットサラダ

①にんじんを皮むき器を使って、リボン状にむく。
②レーズンはお湯でもどして、水けをきっておく。
③ドレッシングを作り、にんじんとレーズンをつけてしばらくおく。
④チコリを１㎝幅に切り、③のにんじんとレーズンをあえる。

昼

ステーキ丼
実だくさんのみそ汁
マンゴー

ステーキ丼

①まいたけはバラしておく。
②ねぎ、にんにくはみじん切りにする。
③なべに油を熱し、②をいためる。
④香りが出てきたら、食べやすい大きさに切った肉を焼く。
⑤④に、しょうゆ、みりん、砂糖を入れて肉にからめる。
⑥丼にごはんを盛り、④のステーキをのせる。
⑦肉を焼いたなべに、まいたけを入れ、酒を加えていため、肉に汁ごとかける。

実だくさんのみそ汁

①大根、にんじんはいちょう切り、里芋は半月切りにする。ごぼうは笹がきにし、水に放してアクを抜く。
②だしで①の野菜を煮て、やわらかくなったら、みそをとき入れる。
③最後に、３〜４㎝長さに切った三つ葉を加えて火を止める。

間食

大和芋の茶きん絞り
ミルクティー

大和芋の茶きん絞り

①大和芋は皮をむいて３〜４㎝角に切

る。酢水（分量外）にさらして、水けをきり、やわらかくなるまで、20分くらい蒸す（電子レンジで加熱してもよい）。
②熱いうちに押しつぶし、砂糖、抹茶をふり入れながら練る。
③②をラップ、またはぬれぶきんに包んで絞る。

夕

麦ごはん
湯豆腐
菜の花のからしあえ　みかん

湯豆腐

①豆腐はやっこに切る。白菜は軸と葉に分けて、4～5cmのざく切りにする。
②タラは一口大、ねぎは3cm長さの斜め切りにする。
③土なべに、汚れをふいたこんぶを敷き、水を入れる。沸騰したらタラ、ねぎ、白菜の軸を入れる。
④タラに火が通ったら、白菜の葉と豆腐を入れる。
⑤ポン酢しょうゆを添える。

菜の花のからしあえ

①菜の花は、茎のかたい部分を除く。
②お湯でさっとゆでて、水にとる。軽く絞って、3cm長さに切る。
③しょうゆ、だし、水でといたからし粉を混ぜ合わせ、菜の花をあえる。

●材料（1人分）

朝

●フランスパン………60g
●スペイン風オムレツ
- 卵……………1個（50g）
- 塩…………ミニ1/6（0.2g）
- こしょう……………少量
- じゃが芋……………10g
- ズッキーニ……………20g
- トマト……………20g
- 玉ねぎ……………10g
- オリーブ油…小さじ1/2（2g）
- 塩………ミニ1/2弱（0.5g）
- こしょう……………少量

オリーブ油………小さじ1（4g）
パセリ……………少量
●キャロットサラダ
にんじん………小1/2本（50g）
チコリ……………20g
レーズン……………2g
ドレッシング
- ワインビネガー…………小さじ1/2強（3g）
- 油・しそ油…………各小さじ3/4（3g）
- 塩…………ミニ1/3（0.4g）
- こしょう……………少量
- オレンジの搾り汁……………小さじ2

●牛乳（鉄入り）……100mℓ

昼

●ステーキ丼
ごはん……………150g
牛ヒレ肉……………80g
ねぎ……………10g
にんにく……………少量
油…………小さじ1強（5g）
- しょうゆ……小さじ2（12g）
- みりん……大さじ1/2弱（8g）
- 砂糖…………小さじ1（3g）
- まいたけ……………50g
- 酒…………小さじ2（10g）

●実だくさんのみそ汁
大根……………20g
にんじん……………10g
里芋……………20g
ごぼう……………10g
だし…………1カップ弱（180mℓ）
みそ…………小さじ2 1/2（15g）
三つ葉……………少量
●マンゴー……………60g

間食

●大和芋の茶きん絞り
大和芋……………50g
砂糖…………大さじ1/2（5g）
抹茶……………少量
●ミルクティー
牛乳（低脂肪）………100mℓ
紅茶液……………50mℓ

夕

●麦ごはん
米…40g　麦…8g　水…70mℓ
●湯豆腐
絹ごし豆腐……1/2丁（140g）
タラ……………50g
白菜…………大1/2枚（60g）
ねぎ……………1/3本（30g）
こんぶ……………5cm角1枚
ポン酢しょうゆ（市販品）……………大さじ2弱（30g）
●菜の花のからしあえ
菜の花……………1/3束（70g）
減塩しょうゆ……小さじ1（6g）
だし……………小さじ2
- 和からし粉…小さじ1/2（1g）
- 水……………少量

●みかん………大1個（100g）

昼を外食にした場合の一日献立②

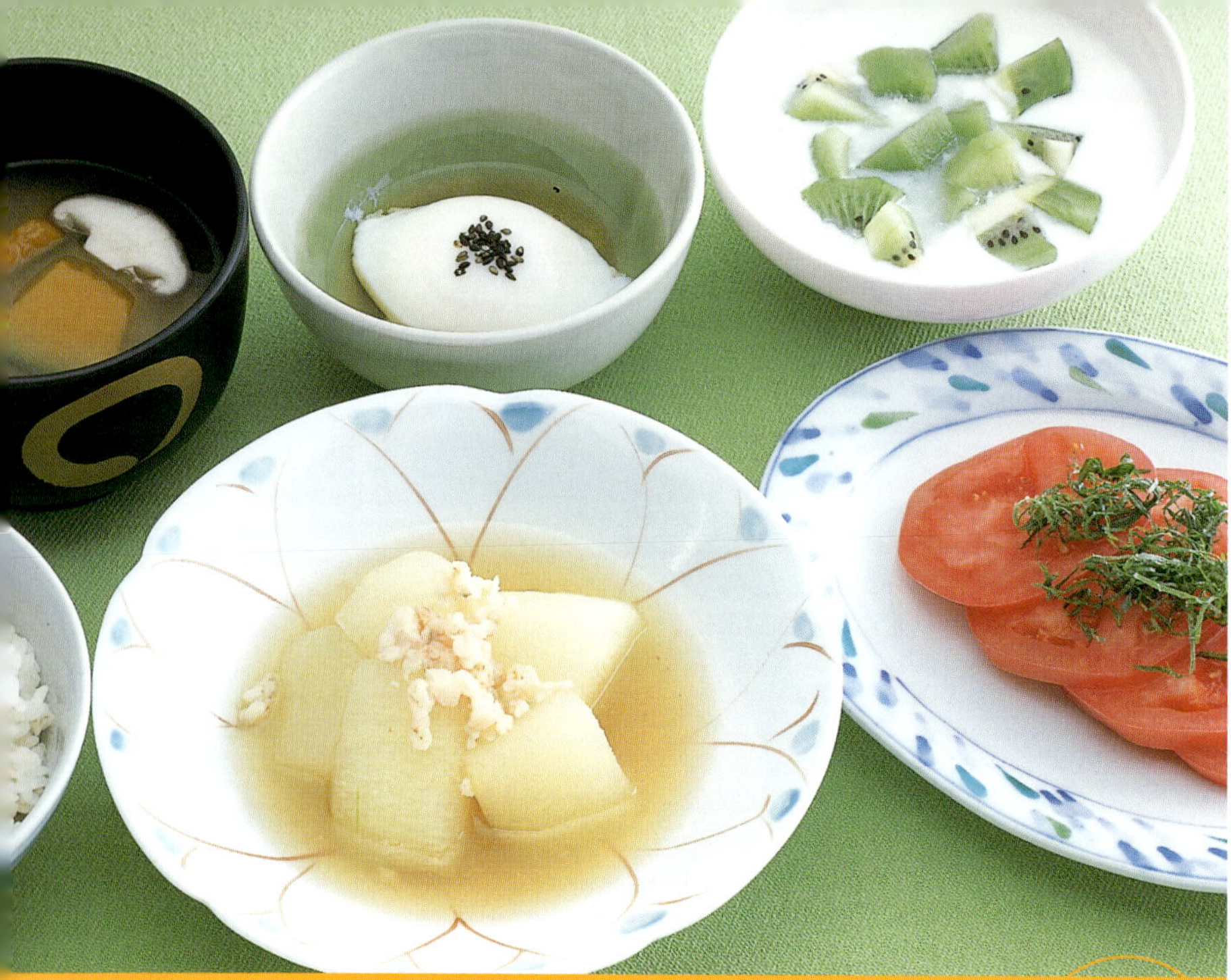

朝食

麦ごはん　温泉卵　とうがんの煮物　トマトサラダ青じそ風味
かぼちゃのみそ汁　キウイ入りヨーグルト

●とうがんはエネルギーも少なく、たっぷり食べられる素材です。それ自体はうま味が少ないので、おいしいだしで煮るのがコツです。

間食

じゃが芋のミルク煮
煎茶

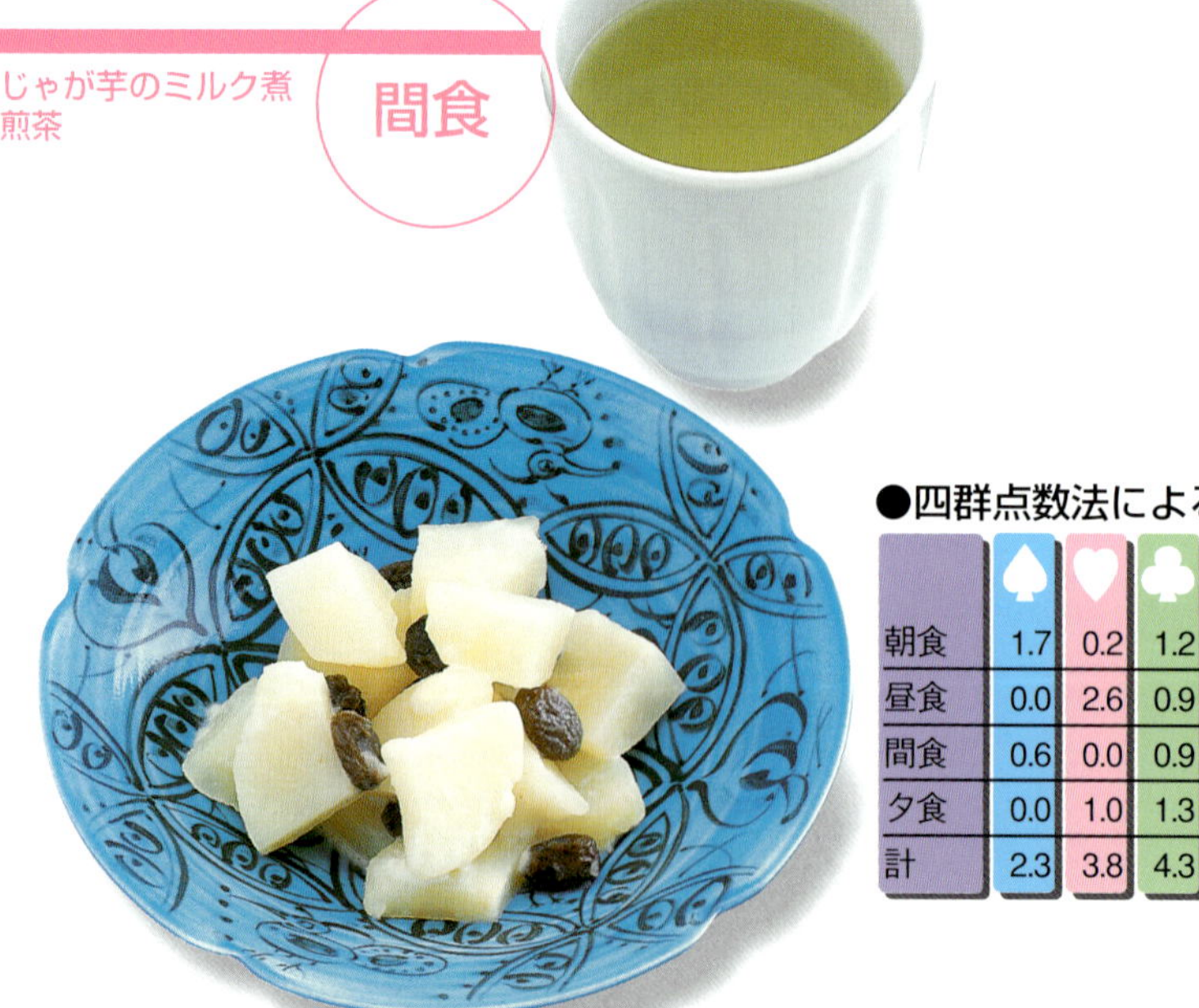

●四群点数法による栄養価

	♠	♥	♣	♦	
朝食	1.7	0.2	1.2	2.8	5.9
昼食	0.0	2.6	0.9	4.6	8.1
間食	0.6	0.0	0.9	0.3	1.8
夕食	0.0	1.0	1.3	2.5	4.8
計	2.3	3.8	4.3	10.2	20.6

●作り方は88ページ

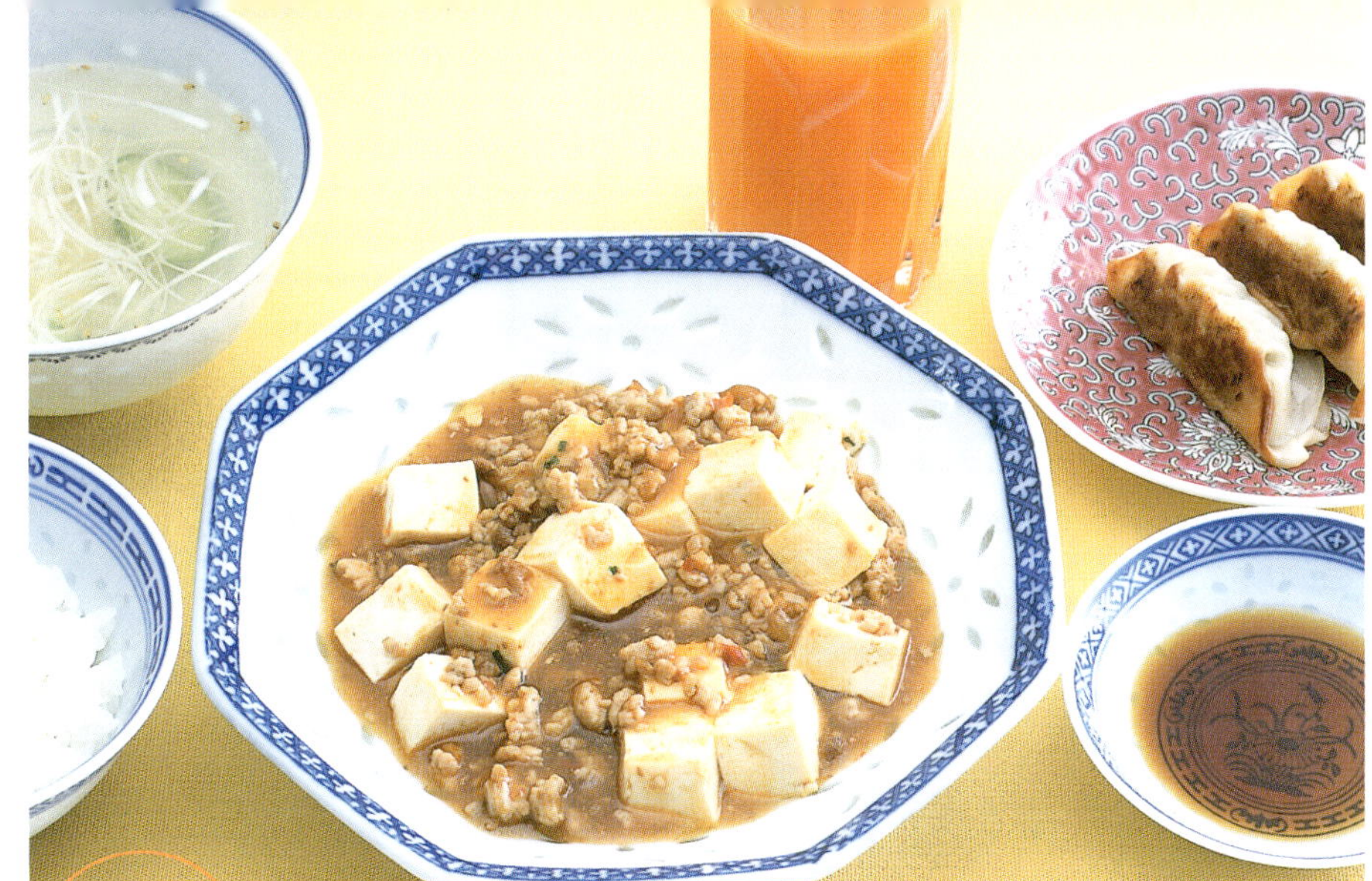

昼食
外食

〈麻婆豆腐定食〉ごはん　麻婆豆腐　ギョーザ　野菜ジュース

●中国料理店のランチを食べようと思いました。油の使い方が少ない料理を選びました。野菜が少ないのでジュースを飲むことにしました。ジュースはかまない野菜なので、本当は野菜料理がよいのですが、油を使っていない野菜料理がありませんでした。

夕食

ごはん　カツオのたたき　なすとオクラのひすい煮　焼きエリンギ　すいか

●昼食がエネルギーの高い外食だったので、夕食のごはんを100ｇに減らします。さらに、間食のミルクを低脂肪にしました。

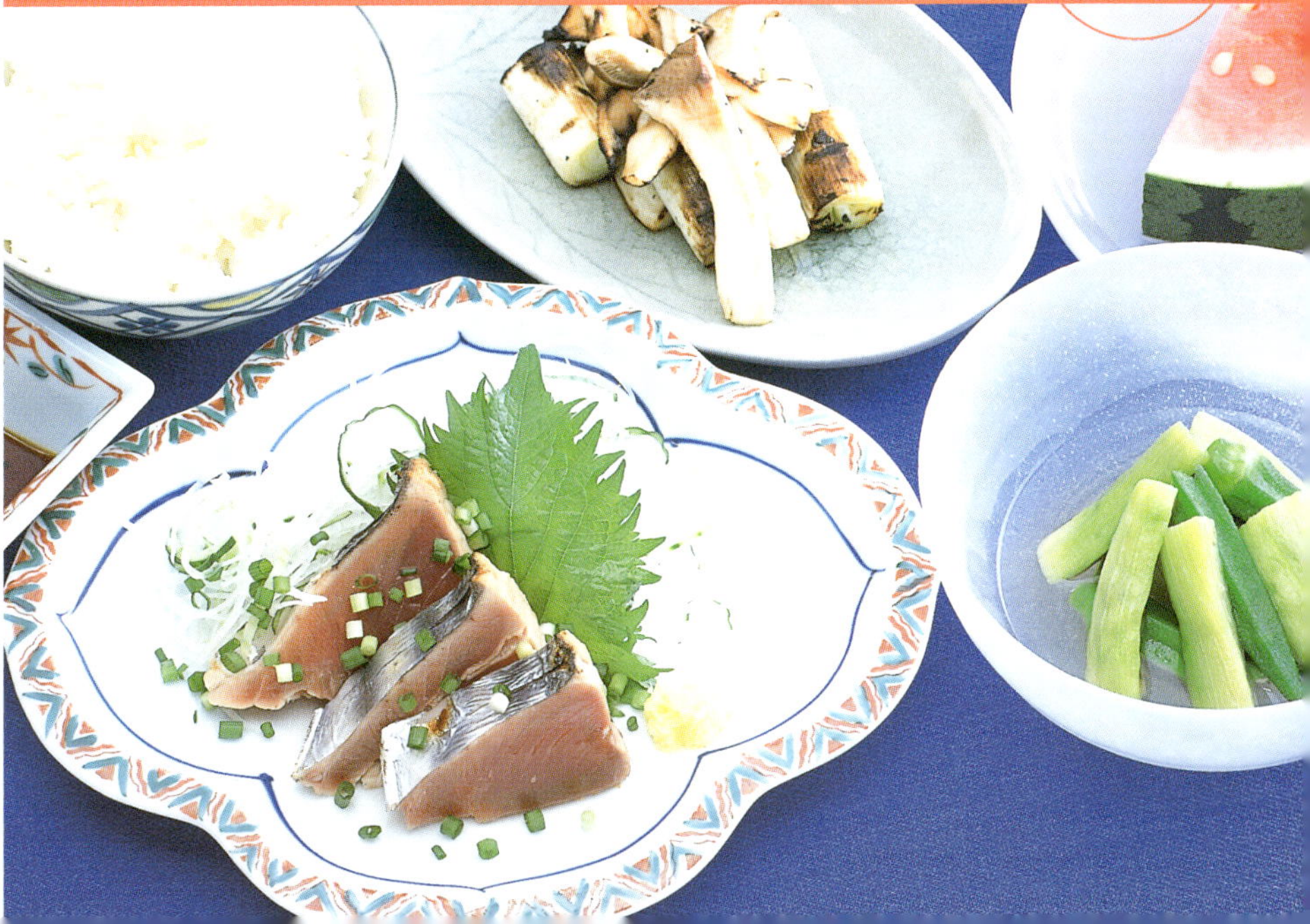

昼を外食にした場合の一日献立②

●86ページ参照

朝

麦ごはん　温泉卵
とうがんの煮物　トマトサラダ青じそ風味　かぼちゃのみそ汁
キウイ入りヨーグルト

温泉卵

①大きめの保温できる器に卵を入れ、80度の湯を注ぎ、20～25分置く。
②器に割り、aをかけ、ごまをふる。

とうがんの煮物

①とうがんは3～4㎝角に切る。
②エビは、背わた、頭、殻を除き、あらみじん切りにする。
③だしと調味料でとうがんを煮る。透き通ってきたらエビを入れる。
④とうがんをとり出し、器に盛る。
⑤煮汁に、水どきかたくり粉を入れてとろみをつけ、④の上にかける。

トマトサラダ青じそ風味

トマトを皿に並べ、aをかけ、せん切りにした青じそを天盛りにする。

かぼちゃのみそ汁

かぼちゃは5㎜厚さに切り、だしでやわらかく煮る。薄切りにしたしいたけをさっと煮て、みそをとき入れる。

昼

（外食）
ごはん　麻婆豆腐
ギョーザ　野菜ジュース

麻婆豆腐

①豆腐は2㎝角に切り、さっとゆでて水けをきる。
②ねぎ、しょうが、にんにく、赤とうがらしはみじん切りにする。
③油を熱して、②をいため、香りが出たら肉を入れていためる。
④③に合わせた調味料を加えて煮立て、水けをきった豆腐を入れて2～3分煮る。最後に水どきかたくり粉を加えて混ぜる。

ギョーザ

①白菜はゆでてみじん切りにし、肉、にら、ねぎ、しょうが、塩、かたくり粉を練り混ぜ、ギョーザの皮で包む。
②油で①を焼き、焼き色がついたら湯を入れ、ふたをして蒸し焼きにする。
③ラー油入りの酢じょうゆを添える。

間食

じゃが芋のミルク煮
煎茶

じゃが芋のミルク煮

①じゃが芋は2㎝角に切り、水にさらす。レーズンはぬるま湯につける。
②牛乳、砂糖を加え、落としぶたをして、やわらかくなるまで煮る。

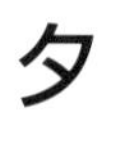

夕

ごはん　カツオのたたき
なすとオクラのひすい煮
焼きエリンギ　すいか

カツオのたたき

①カツオは皮目を下にし、1cmくらい上に金串をうつ。強火で両面をさっと焼き、すぐに氷水にとる。金串を抜き、水けをふきとり、1cm厚さに切る。

②大根、きゅうりはかつらむきして、せん切りにする。

③カツオを盛りつけ、②、青じそ、しょうがを添え、小口切りしたあさつきをふる。しょうゆを添える。

なすとオクラのひすい煮

①なすは皮をむき、縦に六つくらいに切り、水に放して水けをきる。

②オクラはゆでて、斜め二つに切る。

③だしと調味料を煮立て、①②を煮る。

④なすに九割がた火が通ったら、火を止め、ふたをして余熱で火を通す。

焼きエリンギ

エリンギは縦に三～四つに裂き、ねぎは3cm長さに切って、みりんじょうゆをつけながら焼く。

●材料（1人分）

朝

●麦ごはん
米………40g　麦………8g
水…………………………70mℓ

●温泉卵
卵 …………………1個（50g）
a［だし…………………小さじ2
　 しょうゆ……小さじ⅓（2g）
いり黒ごま……小さじ⅔（2g）

●とうがんの煮物
とうがん………………100g
シバエビ…………………20g
だし…………½カップ（100mℓ）
［砂糖……………………少量
　しょうゆ………………少量
　塩…………ミニ⅔（0.8g）
［かたくり粉…小さじ½（1.5g）
　水…………………………小さじ1

●トマトサラダ青じそ風味
トマト（完熟・輪切り）……
………………… 小1個（100g）
a［しょうが汁……………少量
　 レモン汁…小さじ½強（3g）
青じそ………………………1枚

●かぼちゃのみそ汁
かぼちゃ……………………20g
生しいたけ………1枚（10g）
だし…………¾カップ（150mℓ）
みそ…………………小さじ2（12g）

●キウイ入りヨーグルト
プレーンヨーグルト…………
………………… ½カップ（100mℓ）
キウイフルーツ（角切り）…
………………………⅔個（75g）

昼　外食

〈麻婆豆腐定食〉

●ごはん………………100g

●麻婆豆腐
もめん豆腐……⅓丁（105g）
豚ひき肉……………………30g
［ねぎ……………………15g
　しょうが・にんにく・赤とうがらし……………各少量
油 ……………大さじ1強（5g）
［みそ…………小さじ⅓（2g）
　しょうゆ……小さじ2（12g）
　砂糖…………小さじ⅔（2g）
　水…………………………大さじ1
［かたくり粉…小さじ⅓（1g）
　水…………………………小さじ⅔

●ギョーザ（3個分）
ギョーザの皮……………3枚
［豚ひき肉………………30g
　白菜……………⅓枚（30g）
　にら（5mm幅に切る）…6g
　ねぎ（みじん切り）…9g
　しょうが（すりおろす）…少量
　塩…………ミニ½（0.6g）
　かたくり粉……………少量
油 ……………小さじ1強（5g）
［酢…………小さじ½弱（2g）
　しょうゆ ……小さじ⅓（2g）
　ラー油………小さじ½（2g）

●野菜ジュース（にんじんベース）………………200mℓ

間食

●じゃが芋のミルク煮
じゃが芋…………½個（70g）
レーズン……………………5g
牛乳（低脂肪）………………
……………………½カップ（100mℓ）
砂糖…………………大さじ½（5g）

●煎茶

夕

●ごはん………………100g

●カツオのたたき
カツオ（刺し身用）……70g
大根…………………………20g
きゅうり……………………5g
青じそ………………………1枚
おろししょうが…………少量
あさつき……………………5g
減塩しょうゆ………………
…………………小さじ1弱（5g）

●なすとオクラのひすい煮
なす…………小1本（60g）
オクラ……………3本（30g）
［だし…………½カップ（100mℓ）
　酒…………………小さじ1（5g）
　白しょうゆ …小さじ½（3g）
　砂糖………………………少量

●焼きエリンギ
エリンギ……………………60g
ねぎ ………………⅓本（30g）
［しょうゆ………小さじ1（6g）
　みりん………小さじ½（3g）

●すいか………………130g

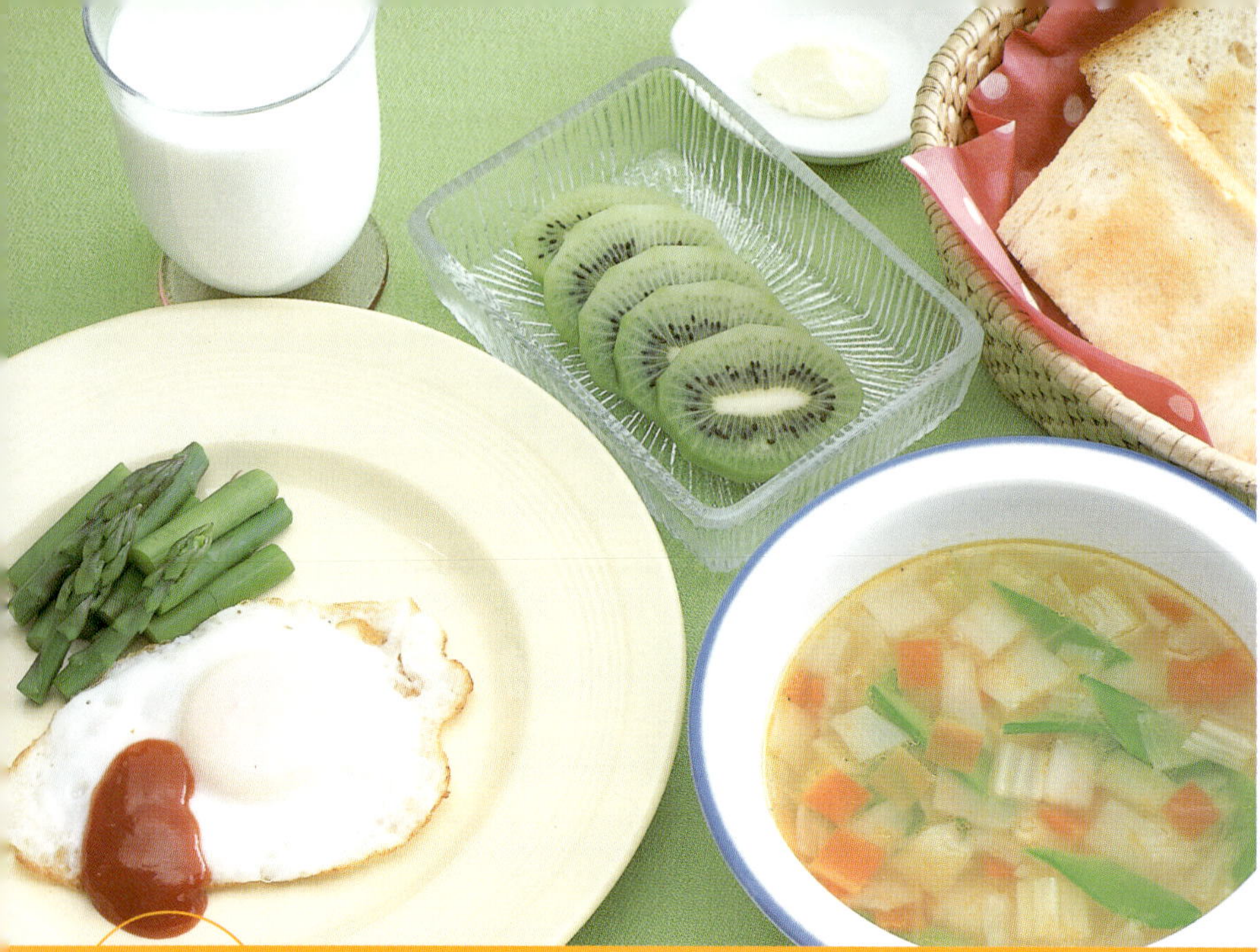

朝食

トースト　目玉焼き　野菜スープ　ドリンクヨーグルト　キウイフルーツ

●鉄欠乏症の貧血のあるかたは、ときどき鉄を強化した牛乳やヨーグルトで補うと、簡単に鉄をとることができます。
ただ、強化食品をとりすぎると過剰になることがあるので気をつけましょう。

昼食 弁当

おにぎり　鶏肉の照り焼き　れんこんのきんぴら
ほうれん草ともやしのお浸し　プチトマト

●手で握ったおにぎりは、ふっくらとしていて口の中で自然にほぐれ、食べ心地が抜群です。コンビニに頼らず、時には自分で握ってみませんか。

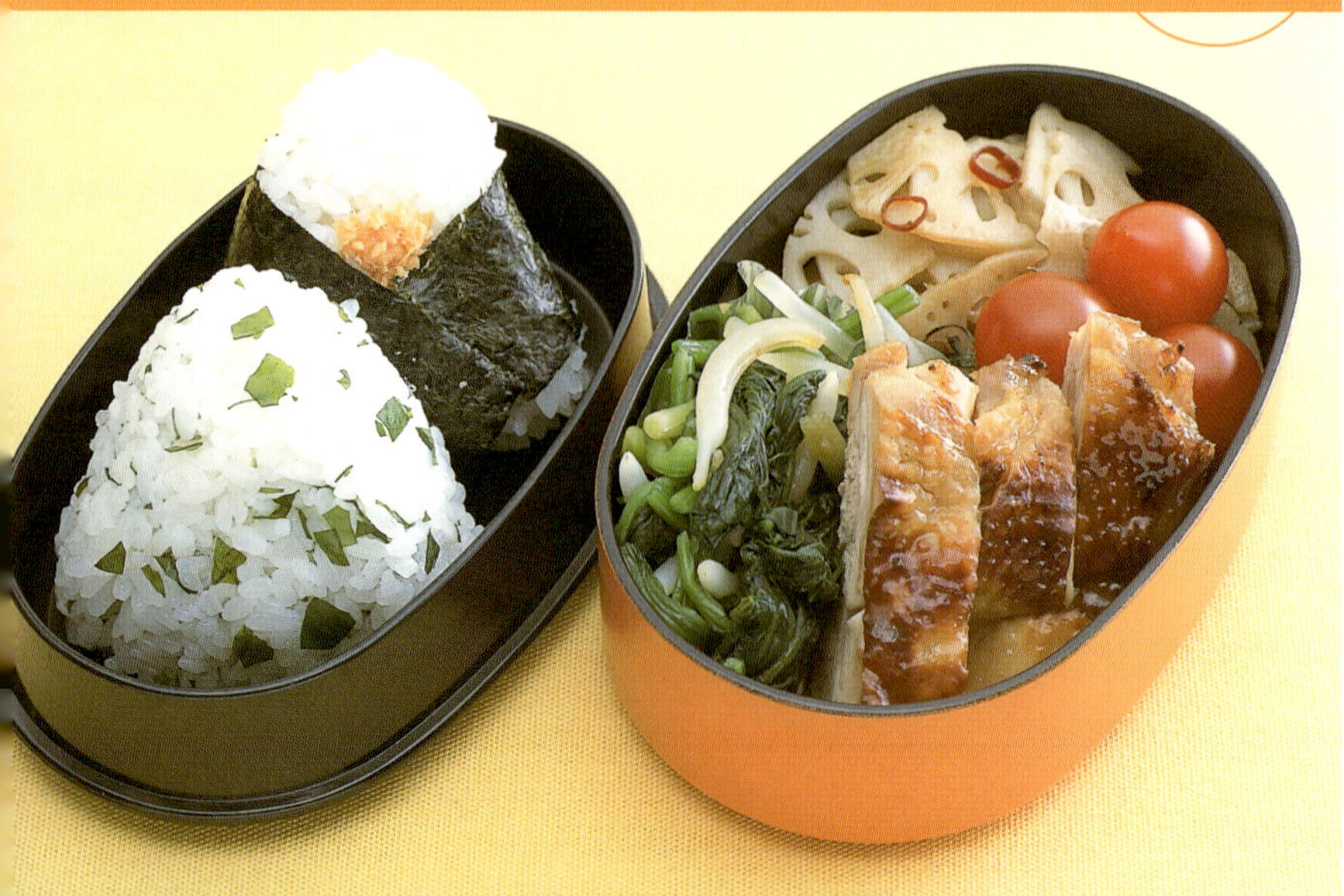

●作り方は92ページ

間食

白いんげんとさつま芋の煮物
煎茶

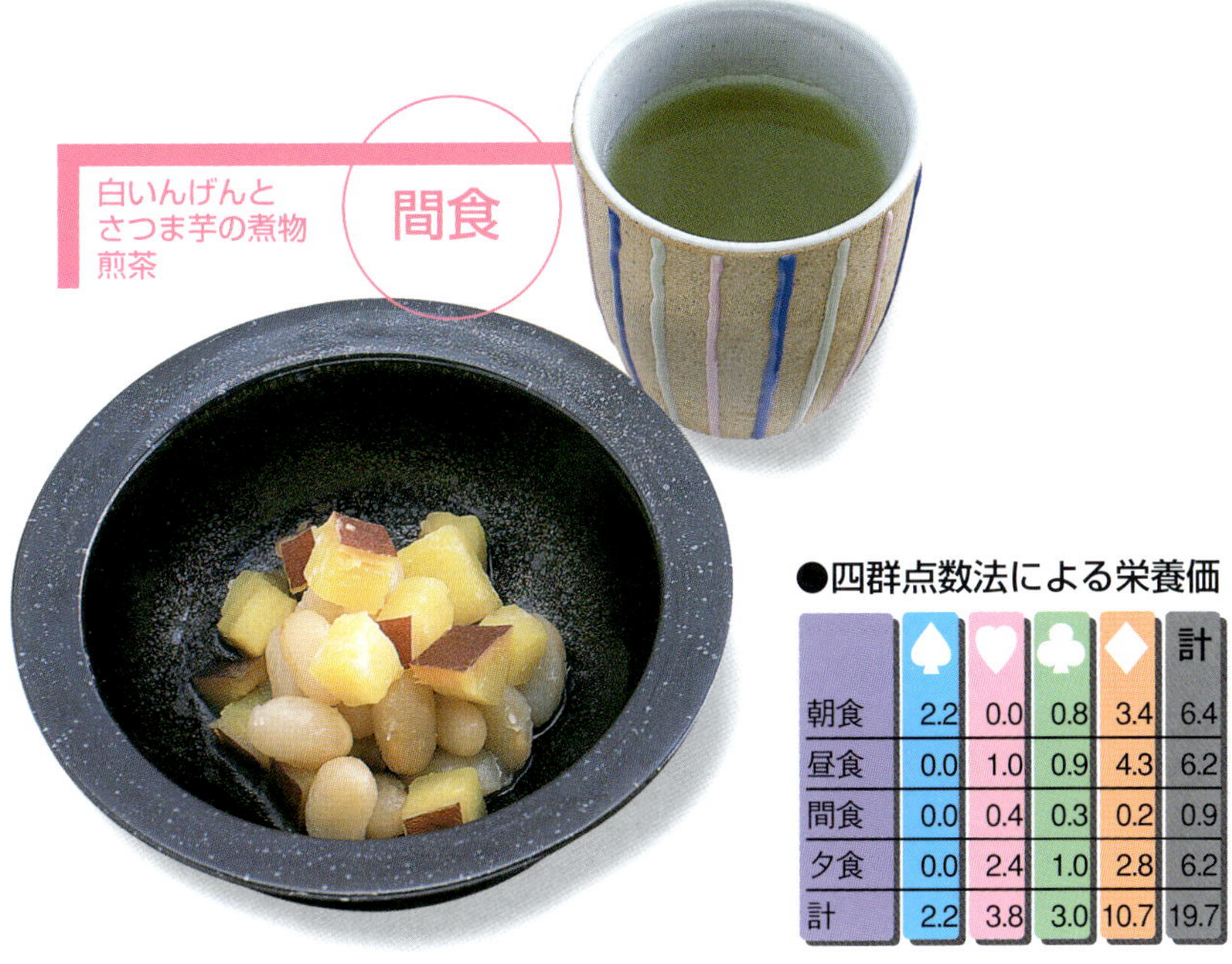

●四群点数法による栄養価

	♠	♥	♣	♦	計
朝食	2.2	0.0	0.8	3.4	6.4
昼食	0.0	1.0	0.9	4.3	6.2
間食	0.0	0.4	0.3	0.2	0.9
夕食	0.0	2.4	1.0	2.8	6.2
計	2.2	3.8	3.0	10.7	19.7

夕食

麦ごはん　タチウオの塩焼き　厚揚げと小松菜の煮浸し
もずくの酢の物　とろろ汁　びわ

●麦とろは、口当たりがよく、ついつい食べすぎになりがちです。自分に合った量を盛りつけておき、まずおかずから食べて、6～7割すんだところでごはんに移るとよいでしょう。

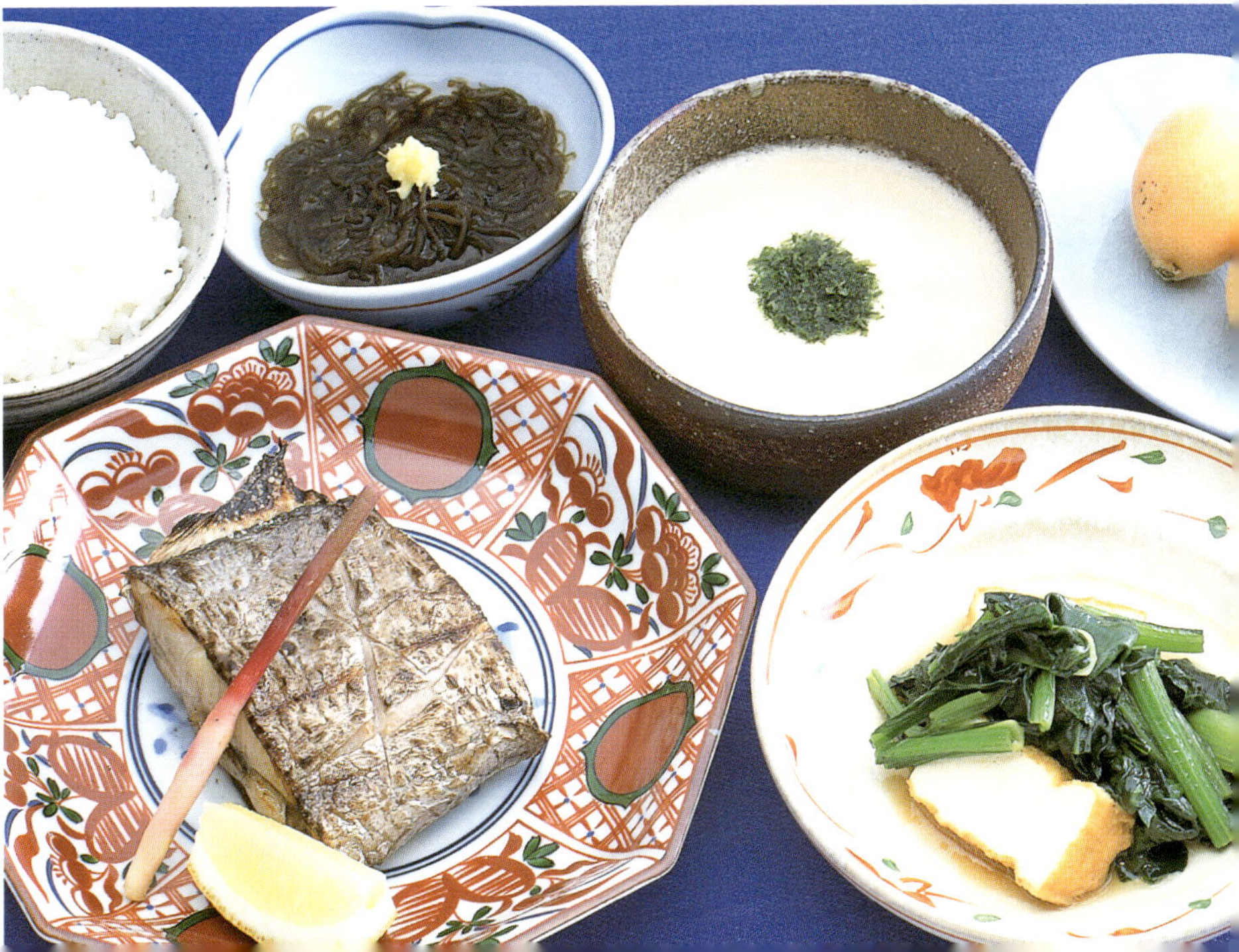

昼を弁当にした場合の一日献立

●90ページ参照

朝

トースト　目玉焼き
野菜スープ　ドリンクヨーグルト
キウイフルーツ

目玉焼き

①フライパンに油を熱し、卵を割り入れる。白身が白っぽくなったら水少量を加え、ふたをして蒸し焼きにする。
②グリーンアスパラガスはゆでて3cm長さに切る。
③卵にケチャップをかけ、②を添える。

野菜スープ

①にんじんは1cm角に、たまねぎ、セロリは1.5cm角に切る。
②さやえんどうはゆでて、斜め半分に切る。
③なべにオリーブ油を入れ、①をいためしんなりしたら水、顆粒だし、塩、こしょうを加え、10分煮て、さやえんどうを入れる。

昼

（弁当）
おにぎり　鶏肉の照り焼き
れんこんのきんぴら　ほうれん草
ともやしのお浸し　プチトマト

鶏肉の照り焼き

①鶏肉は皮側をフォークで数か所刺して、味のしみ込みをよくする。
②油を熱し、鶏肉を入れて焼く。
③鶏肉からでた脂を捨て、調味料を加え、ふたをして火を通す。
④肉に汁をからめてとり出し、食べやすい大きさに切る。

れんこんのきんぴら

①れんこんは、3～4cm厚さの半月切りにして、水にさらして水けをきる。
②ごま油を熱し、れんこんをいためる。透き通ってきたら、調味料、小口切りにした赤とうがらしを加え、汁けがなくなるまでいためる。

ほうれん草ともやしのお浸し

ほうれん草はゆで、3～4cm長さに切る。もやしは根と芽をとってゆで、ほうれん草と混ぜる。しょうゆを添える。

間食

白いんげんとさつま芋の煮物　煎茶

白いんげんとさつま芋の煮物

①白いんげんは一晩水につけておく。
②さつま芋は皮つきのまま1cmくらいの角切りにして、水に放しておく。
③いんげんを、八割がたやわらかく煮て、さつま芋を入れる。
④沸騰したら、砂糖、塩を入れ、弱火で約15分芋がやわらかくなるまで煮る。

夕

麦ごはん　タチウオの塩焼き
厚揚げと小松菜の煮浸し
もずくの酢の物　とろろ汁
びわ

タチウオの塩焼き

タチウオに塩をふり、20分おく。水けをふいて焼く。新しょうがをたてかけ、レモン、しょうゆを添える。

厚揚げと小松菜の煮浸し

①厚揚げは油抜きをし、縦二つに切り、2cm幅に切る。
②小松菜は3～4cm長さに切る。
③しそ油を熱し、小松菜をいため、しんなりしたら厚揚げを入れる。だし、調味料を入れて、2～3分煮る。

もずくの酢の物

もずくに調味料を混ぜ、器に盛り、おろしょうがをのせる。

とろろ汁

①大和芋はすりおろす。
②だしにしょうゆを入れて煮立てる。
③②のだしを大和芋に徐々に加えて、ゆるめていく。
④器に盛り、青のりをふる。

●材料（1人分）

朝

●トースト
ライ麦パン・食パン…各30g
マーガリン…小さじ1強（5g）

●目玉焼き
卵……50g
油……小さじ¾（3g）
トマトケチャップ……小さじ2（10g）
グリーンアスパラガス……30g

●野菜スープ
にんじん……10g
玉ねぎ……⅕個（40g）
セロリ……20g
さやえんどう……10g
オリーブ油……小さじ¾（3g）
塩……ミニ½（0.6g）
こしょう……少量
水……1カップ弱（180mℓ）
鶏がら顆粒だし……小さじ⅔（2g）

●ドリンクヨーグルト……150mℓ

●キウイフルーツ……小1個（60g）

昼 弁当

●おにぎり
ごはん……80g
わかめのふりかけ（市販品）……小さじ½弱（1g）
ごはん……80g
塩……少量
焼き塩ザケ……10g
のり……⅓枚

●鶏肉の照り焼き
鶏もも肉……50g
いため油（104ページ参照）……小さじ½（2g）
しょうゆ……小さじ½（3g）
みりん……小さじ½（3g）

●れんこんのきんぴら
れんこん……60g
ごま油……小さじ¾（3g）
しょうゆ……小さじ1弱（5g）
みりん……小さじ1弱（5g）
赤とうがらし……少量

●ほうれん草ともやしのお浸し
ほうれん草……40g
もやし……20g
パックしょうゆ……1パック（5mℓ）

●プチトマト……3個（50g）

間食

●白いんげんとさつま芋の煮物
白いんげん……乾10g
さつま芋……20g
水……適量
砂糖……小さじ1強（4g）
塩……少量

●煎茶

夕

●麦ごはん
米……40g　麦……8g
水……70mℓ

●タチウオの塩焼き
タチウオ……1切れ（正味60g）
塩……少量
レモンのくし形切り…1切れ
新しょうがの甘酢漬け…1本
減塩しょうゆ……小さじ1（6g）

●厚揚げと小松菜の煮浸し
厚揚げ……20g
小松菜……70g
しそ油……小さじ¾（3g）
だし……小さじ2～3
酒……小さじ1（5g）
しょうゆ…小さじ1弱（5g）

●もずくの酢の物
もずく……50g
酢……小さじ1（5g）
砂糖……小さじ⅔（2g）
塩……ミニ¼（0.3g）
おろしょうが……少量

●とろろ汁
大和芋……30g
だし……¼カップ（50mℓ）
しょうゆ……小さじ1（6g）
青のり……少量

●びわ……2個（70g）

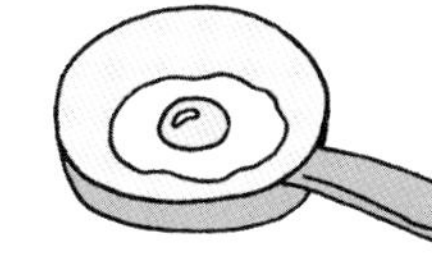

野菜ときのこでボリュームアップの一日献立

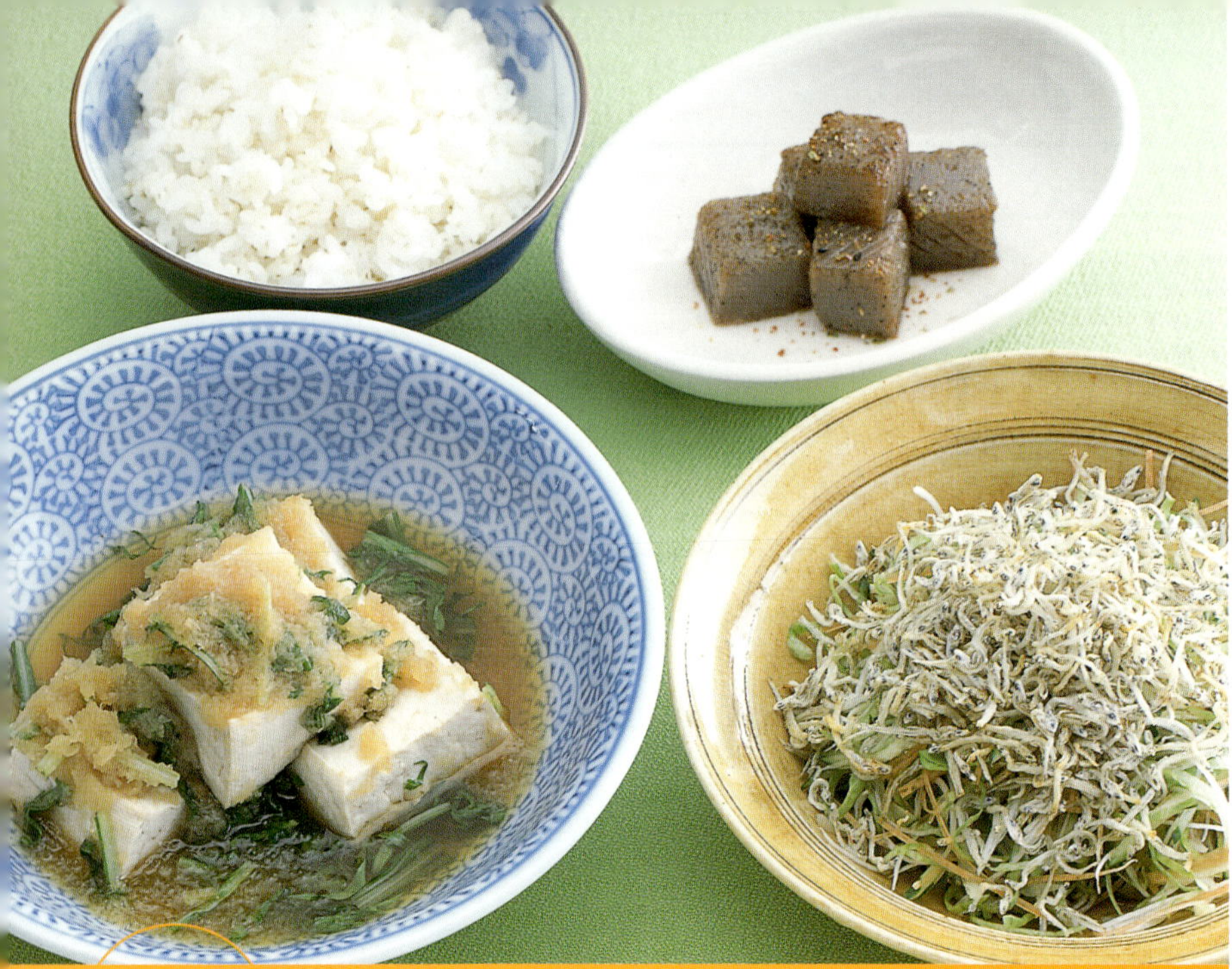

朝食

麦ごはん　豆腐のみぞれ煮　せん切り野菜のじゃこサラダ
オランダこんにゃく

●豆腐のみぞれ煮は、市販のめんつゆを使うことで簡単に作れます。汁をたっぷりめにして汁物代わりにしてみました。

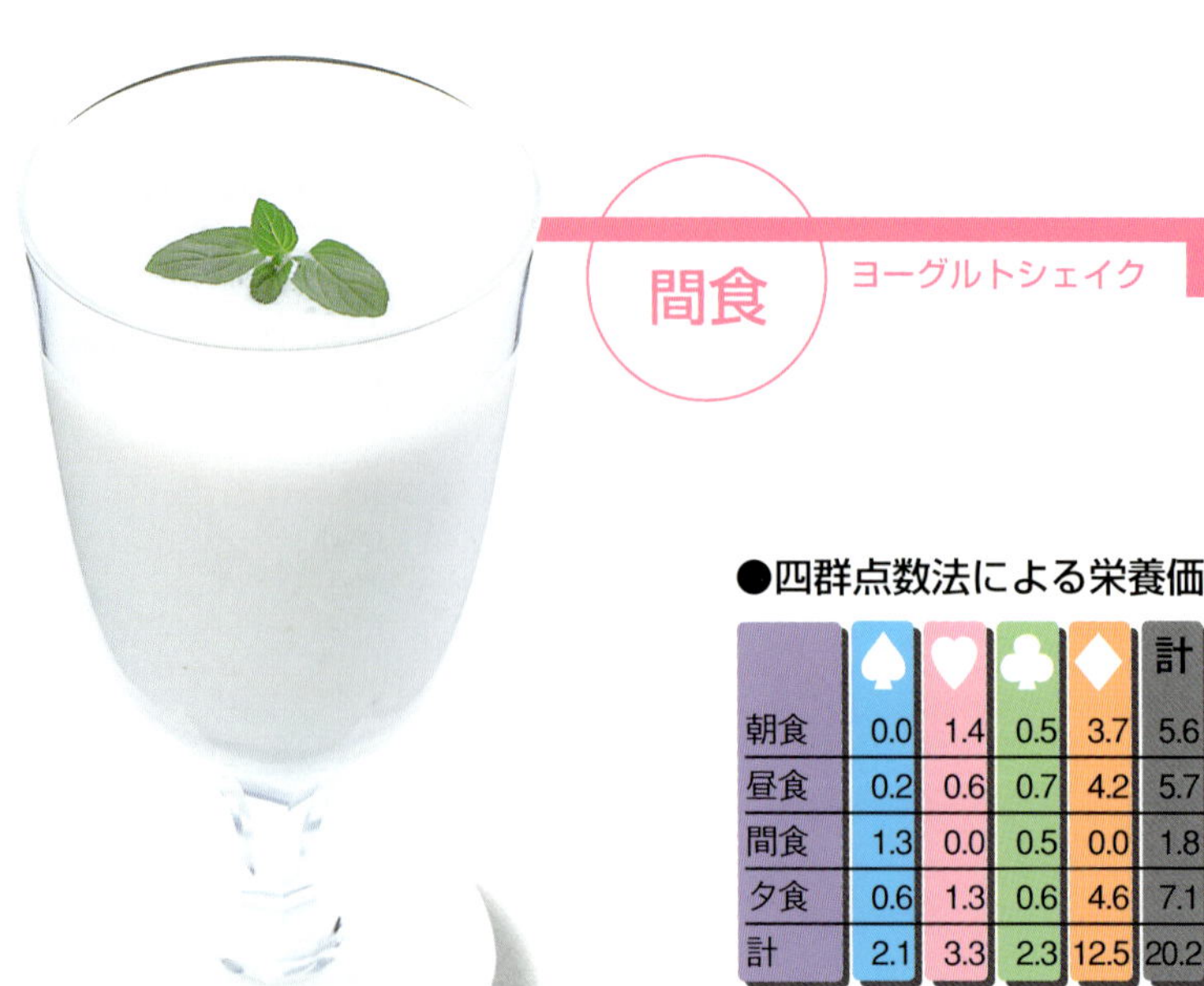

間食

ヨーグルトシェイク

●四群点数法による栄養価

	♠	♥	♣	♦	計
朝食	0.0	1.4	0.5	3.7	5.6
昼食	0.2	0.6	0.7	4.2	5.7
間食	1.3	0.0	0.5	0.0	1.8
夕食	0.6	1.3	0.6	4.6	7.1
計	2.1	3.3	2.3	12.5	20.2

●作り方は96ページ

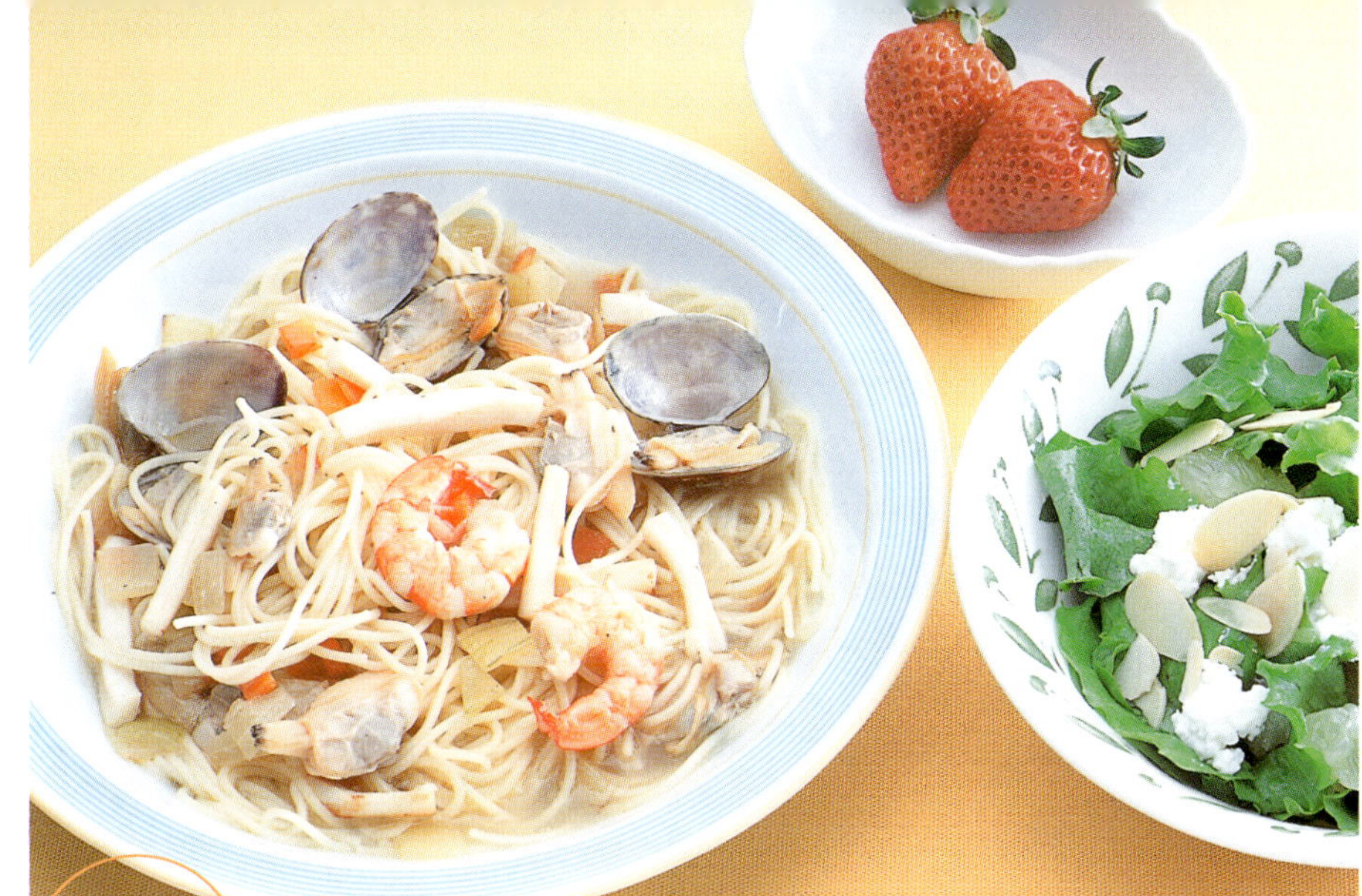

昼食

スープスパゲティ　グレープフルーツのサラダ　いちご

●スープスパゲティは、スパゲティの量が少なくても満足が得やすい料理です。お好みで、きのこや野菜を増やせば、もっとボリュームアップできます。

夕食

ごはん　ゆで豚の酢みそかけ　野菜の甘酢漬け　卵とトマトのスープ

●ゆで豚の酢みそかけは、野菜をたっぷり添えると満腹感が高まります。ゆでた青ねぎ、貝割れ大根、大根などが合います。

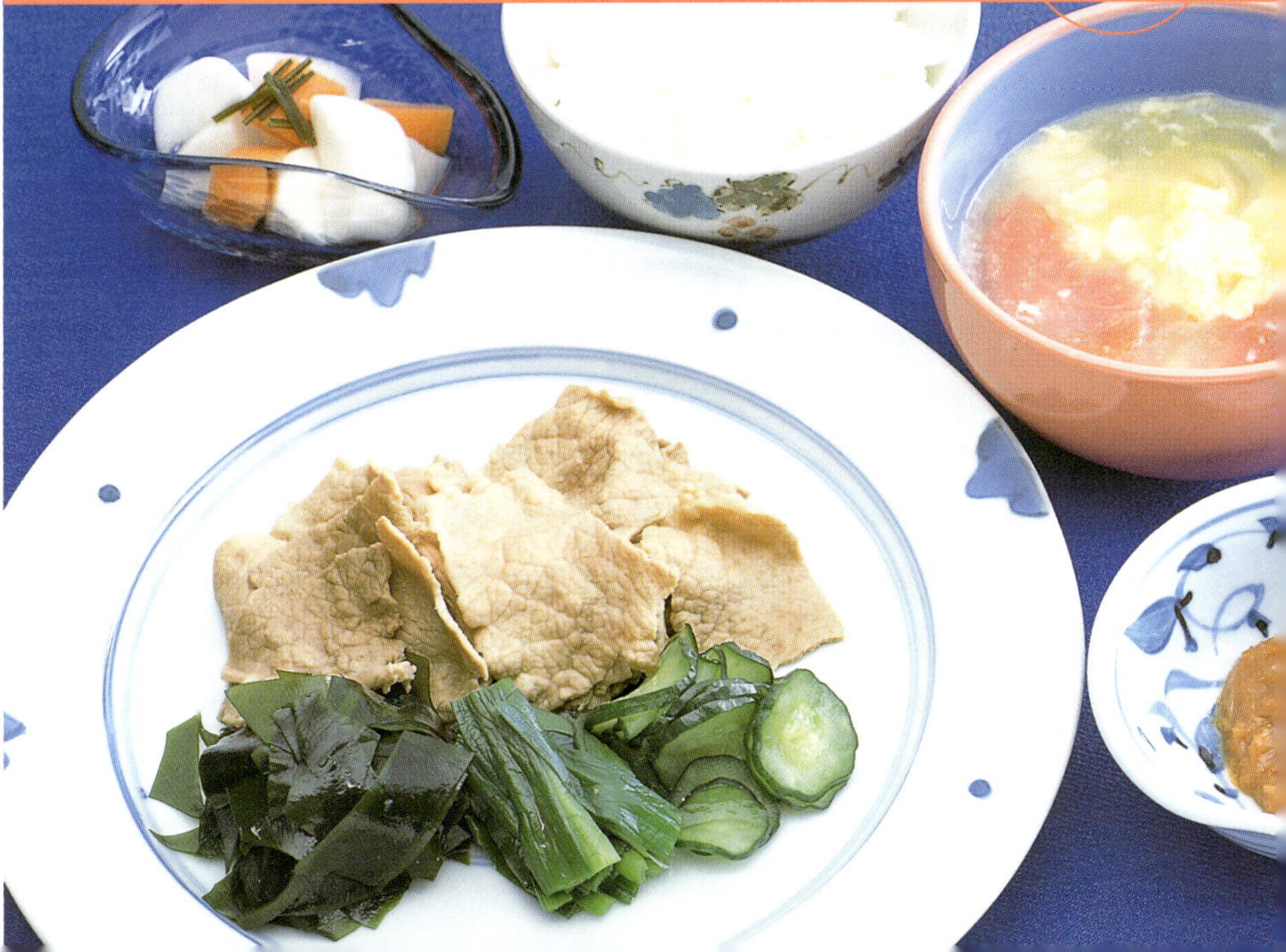

野菜ときのこでボリュームアップの一日献立

●94ページ参照

朝

麦ごはん　豆腐のみぞれ煮
せん切り野菜のじゃこサラダ
オランダこんにゃく

豆腐のみぞれ煮

①大根はおろし、水けをきる。
②京菜は2㎝長さに切る。
③なべにめんつゆと水を入れ、沸騰したら、やっこに切った豆腐を入れる。
④再沸騰したら大根おろしを入れ、一息おいて京菜を加え、さっと煮る。

せん切り野菜のじゃこサラダ

①じゃこはフライパンでからいりする。
②野菜は細いせん切りにし、冷水に放し、水けをきる。器に盛って、じゃこをのせ、ポン酢しょうゆをかける。

オランダこんにゃく

①こんにゃくは蛇腹に切り目（両面に斜めの切れ目）を入れる。
②油を熱し、こんにゃくを入れ、表面を焦がす。とり出して2～3㎝の角切りにし、湯通しする。
③しそ油を温め、こんにゃくをいりつける。調味料を加えて煮からめ、七味とうがらしをふる。

昼

スープスパゲティ
グレープフルーツのサラダ
いちご

スープスパゲティ

①スパゲティをゆでる。
②エビは頭、殻、背わたを除く。イカは細切りにする。
③玉ねぎ、にんじんは1㎝角に切る。
④玉ねぎを色づかないように、油でよくいため、にんじんをいためる。
⑤②、アサリを入れていため、湯、ブイヨン、ロリエを加える。
⑥沸騰したらスパゲティを入れ、塩、こしょうで調味する。

グレープフルーツのサラダ

①グレープフルーツは房からはずす。
②レタスは一口にちぎり、水にさらす。
③①②、チーズ、アーモンドを混ぜ、ドレッシングをかける。

間食

ヨーグルトシェイク

ヨーグルトシェイク

ミントの葉以外の材料をミキサーにかける。グラスに注ぎ、ミントの葉を飾る。

夕

ごはん　ゆで豚の酢みそかけ
野菜の甘酢漬け
卵とトマトのスープ

ゆで豚の酢みそかけ

①豚肉は広げて、たっぷりの沸騰湯で

ゆで、冷水にとって冷ます。
②わかめは1cm幅に切り、さっと湯通しする。
③きゅうりは輪切りにして塩でもみ、水でさっと洗う。
④にらは2～3cm長さに切ってゆでる。
⑤①～④の水けをきり、器に盛り合わせ、酢みそを添える。

野菜の甘酢漬け

①つけ汁の材料を煮立てる（2～3倍用意）。
②かぶ、大根、にんじんは乱切りにして、つけ汁に入れて混ぜる。
③深めの保存容器に入れ、一晩、冷蔵庫に保存する。

卵とトマトのスープ

①トマトは湯むきして種をとり、一口大に切る。玉ねぎは、薄切りにし、透き通るまでいためる。
②玉ねぎにトマトを加え、さっといため、aを加える。煮立ったら、といた卵を流し入れる。

●材料（1人分）

朝

●麦ごはん
米………50ｇ　麦………15ｇ
水………………………100mℓ

●豆腐のみぞれ煮
豆腐……………………140ｇ
大根……………………70ｇ
京菜……………………20ｇ
めんつゆ（市販品・3倍希釈）……大さじ1強（20ｇ）
水……………大さじ4（60mℓ）

●せん切り野菜のじゃこサラダ
ちりめんじゃこ………………大さじ2強（10ｇ）
レタス……………1枚（20ｇ）
ねぎ……………………10ｇ
にんじん………………10ｇ
きゅうり………………20ｇ
うど……………………10ｇ
ポン酢しょうゆ………………小さじ½（3ｇ）

●オランダこんにゃく
こんにゃく……¼枚（70ｇ）
油……………小さじ½（2ｇ）
しそ油…………小さじ¾（3ｇ）
酒…………小さじ½強（3ｇ）
しょうゆ……小さじ⅔（4ｇ）
みりん………小さじ½（3ｇ）
七味とうがらし…………少量

昼

●スープスパゲティ
スパゲティ（細いもの）……60ｇ
エビ……………………20ｇ
イカ（胴）……………20ｇ
アサリ……殻つき100ｇ（正味40ｇ）
玉ねぎ…………………20ｇ
にんじん………………10ｇ
オリーブ油……小さじ1強（5ｇ）
湯……………1カップ（200mℓ）
固形ブイヨン…¼個（1ｇ）
ロリエ……………………1枚
塩…………ミニ⅓（0.4ｇ）
こしょう…………………少量

●グレープフルーツのサラダ
グレープフルーツ………50ｇ
リーフレタス……………20ｇ
カッテージチーズ………15ｇ
スライスアーモンド……2ｇ
ドレッシング
油……………小さじ¾（3ｇ）
オリーブ油…小さじ½（2ｇ）
レモン汁……………小さじ1
塩……………………少量
こしょう……………少量

●いちご………大2個（60ｇ）

間食

●ヨーグルトシェイク
プレーンヨーグルト（鉄入り）……………150ｇ
バナナ…………½本（50ｇ）
砂糖…………大さじ½（5ｇ）
バニラエッセンス……1～2滴
ペパーミントの葉……1～2枚

夕

●ごはん………………165ｇ

●ゆで豚の酢みそかけ
豚もも薄切り肉…………70ｇ
生わかめ………………20ｇ
きゅうり………¼本（25ｇ）
塩………ミニ½弱（0.5ｇ）
にら……………⅕束（20ｇ）
酢みそ
酢……………大さじ½（8ｇ）
みそ……大さじ½強（10ｇ）
砂糖………小さじ2（6ｇ）
卵黄……………………3ｇ
酒………小さじ½強（3ｇ）
水……………小さじ½弱
練りがらし…………少量
ゆずの皮（おろす）…少量

●野菜の甘酢漬け
かぶ…………小1個（40ｇ）
大根……………………20ｇ
にんじん………………10ｇ
つけ汁
酢…………小さじ1強（7ｇ）
酒…………小さじ1弱（4ｇ）
砂糖…………小さじ1（3ｇ）
こんぶ…………3cm角1枚
こぶ茶………小さじ½（1ｇ）

●卵とトマトのスープ
卵……………½個（25ｇ）
トマト…………⅓個（50ｇ）
玉ねぎ…………………20ｇ
油……………小さじ½（2ｇ）
a
水…………¾カップ（150mℓ）
鶏がら顆粒だし…………小さじ⅔（2ｇ）
塩・こしょう………各少量

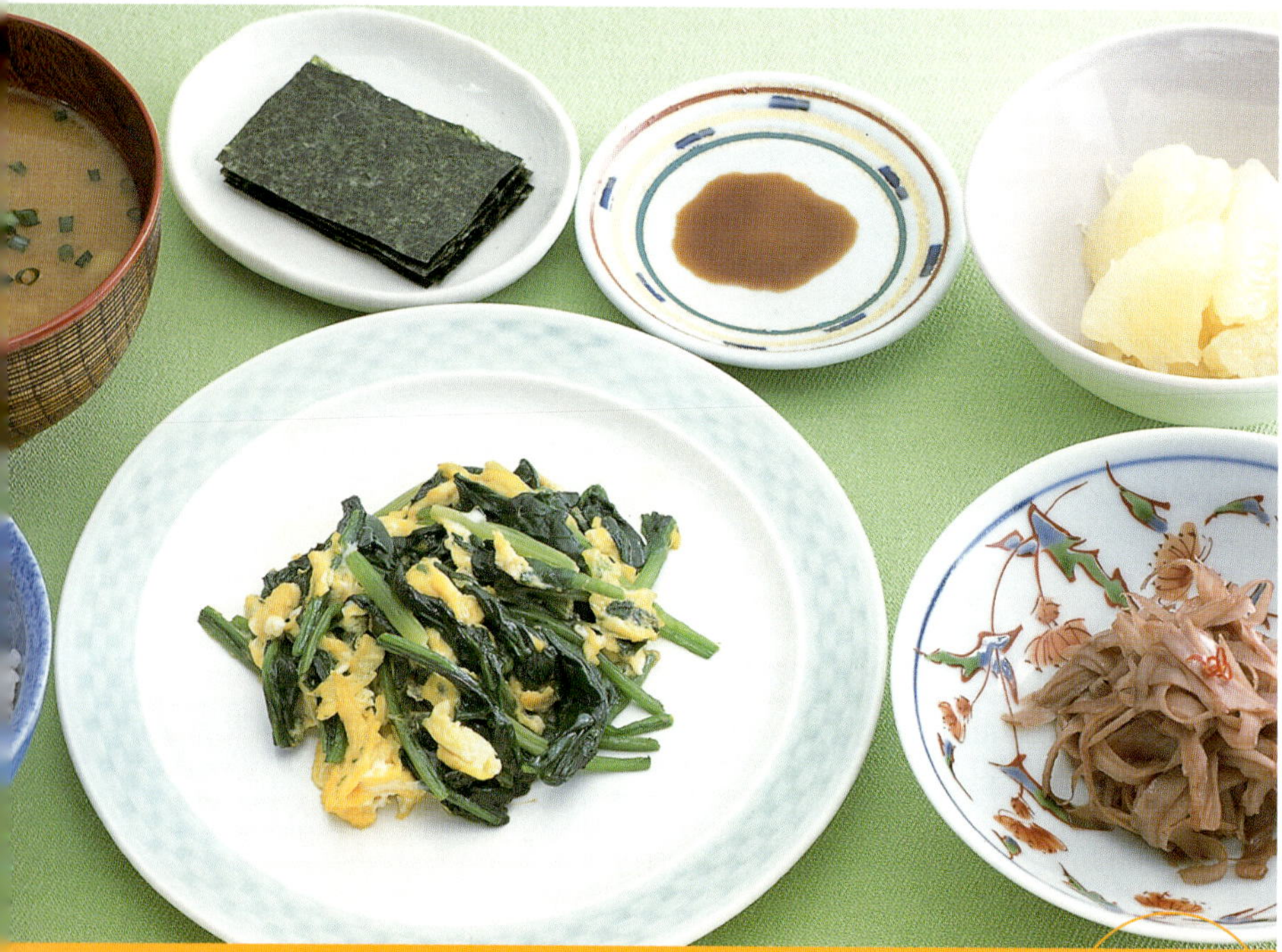

夜をテイクアウトにした場合の一日献立

朝食

麦ごはん　卵とほうれん草のソテー　変わりきんぴら
焼きのり　大根のみそ汁　グレープフルーツ

●変わりきんぴらは、きんぴらごぼうを洋風にアレンジしたものです。
赤ワインやブイヨンのうま味で、うす味でもおいしくいただけます。

間食

えんどう豆とかんてん
玄米茶

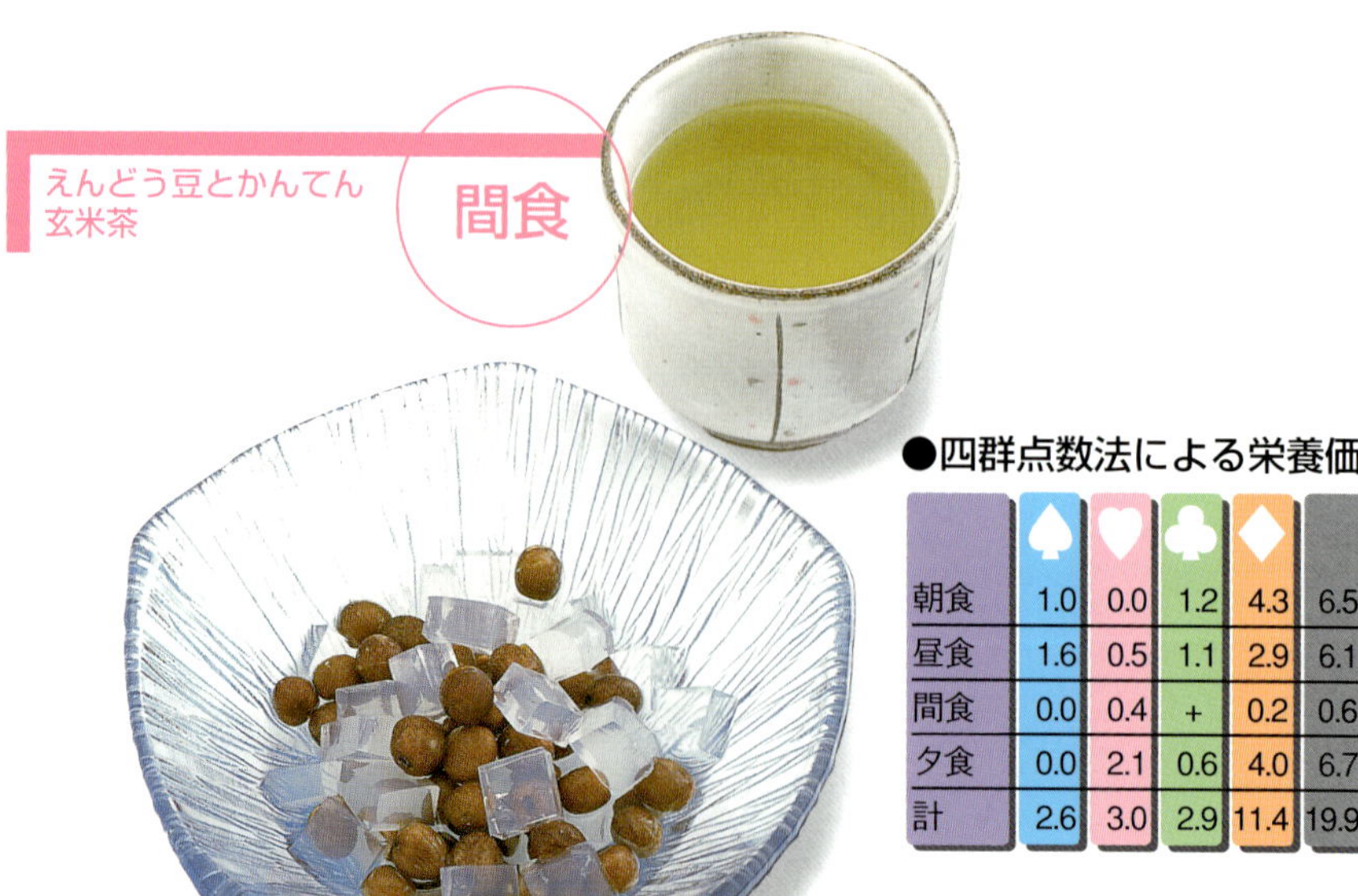

●四群点数法による栄養価

	♠	♥	♣	♦	
朝食	1.0	0.0	1.2	4.3	6.5
昼食	1.6	0.5	1.1	2.9	6.1
間食	0.0	0.4	+	0.2	0.6
夕食	0.0	2.1	0.6	4.0	6.7
計	2.6	3.0	2.9	11.4	19.9

●作り方は100ページ

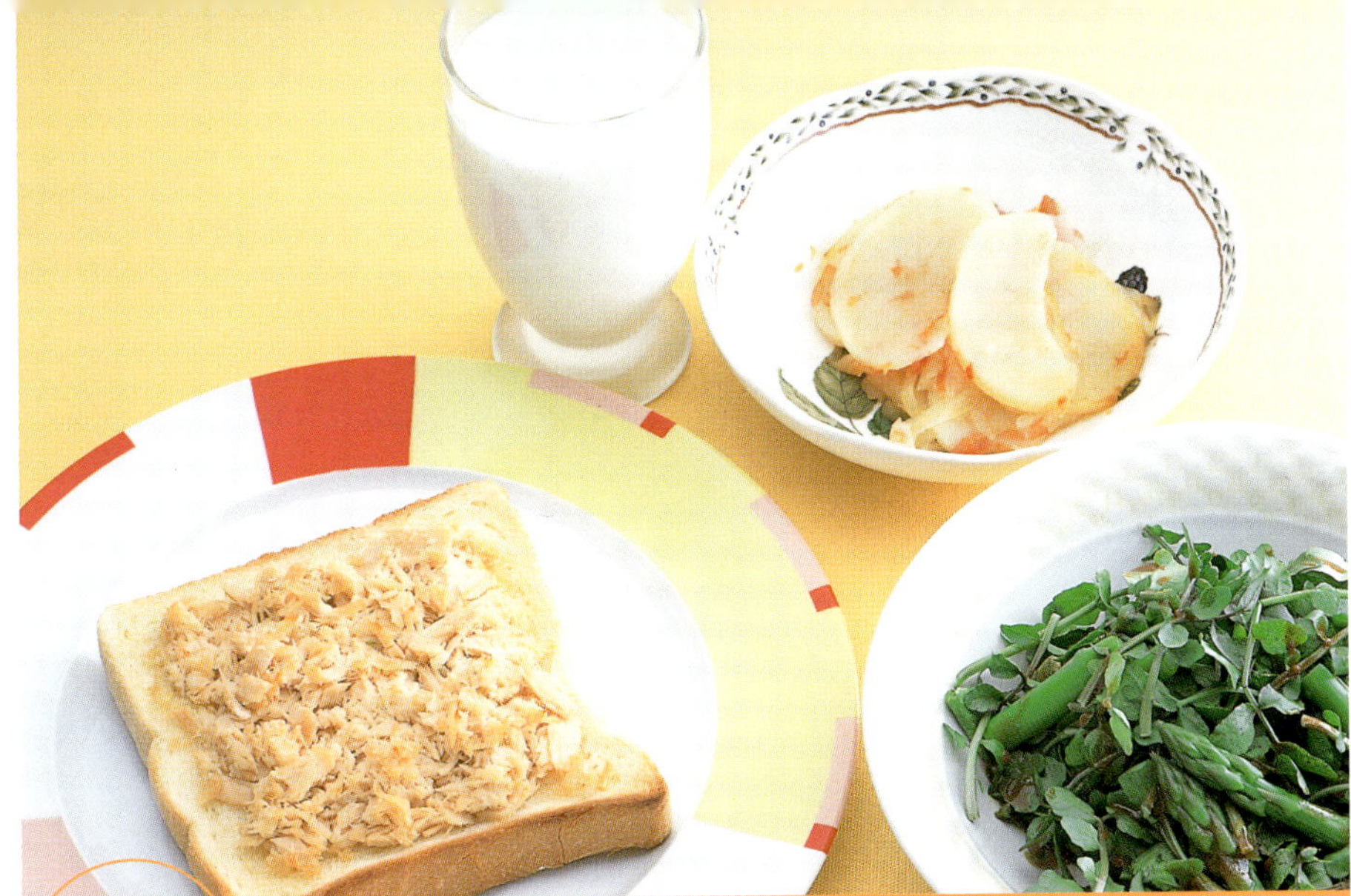

昼食

ツナトースト　じゃが芋と玉ねぎの重ね煮　クレソンのからしじょうゆ　ドリンクヨーグルト

●じゃが芋は、洋風にも和風にも向く食材です。
野菜と考えるとエネルギーは高いのですが、穀類を少し減らして、じゃが芋を使うとボリュームも高まります（ごはん50ｇとじゃが芋100ｇがほぼ同じエネルギーです）。

夕食
テイクアウト

ごはん　おでん（テイクアウト）　白菜の即席漬け　いちご

●コンビニに、おでんを買いに行くことにしました。
大根、しらたき、こんぶはローエネルギーの食材です。
コンビニのおでんは塩味が強いので、ごはんは白いごはんにしました。

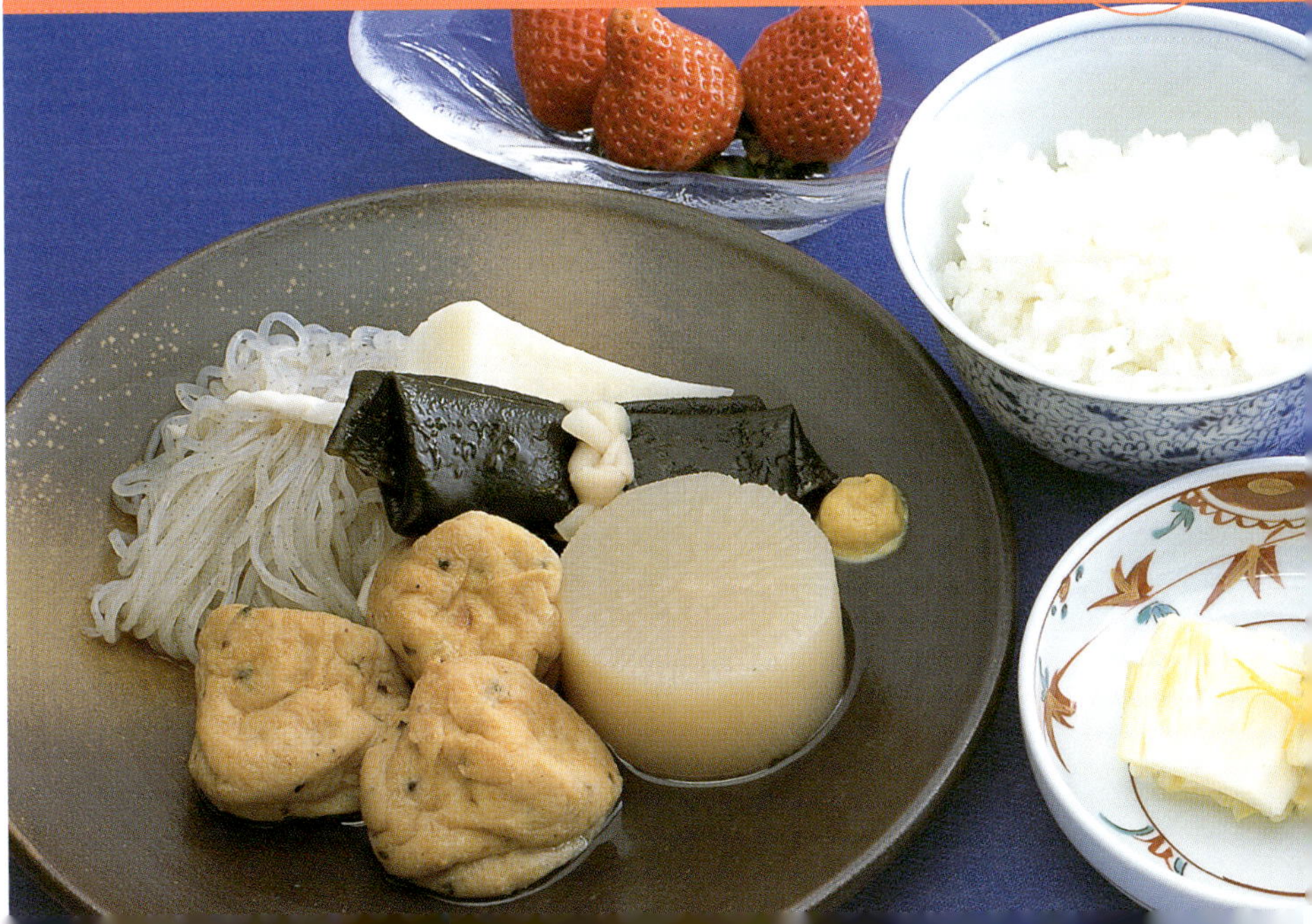

夜をテイクアウトにした場合の一日献立

●98ページ参照

朝

麦ごはん　卵とほうれん草のソテー　変わりきんぴら
焼きのり　大根のみそ汁
グレープフルーツ

卵とほうれん草のソテー

①ほうれん草はゆでて、4～5㎝長さに切って、軸と葉を分けておく。
②卵はあらめにとく。
③油を熱し、ほうれん草の軸、葉の順にいためて、塩、こしょうを加える。
④卵を入れてかき混ぜ、かたまりかけたところで火を止め、余熱で火を通す。

変わりきんぴら

①ごぼうは笹がきにし、水に放してアクを抜く。いためる直前にざるに上げて水けをきる。
②オリーブ油でよくいため、水、ブイヨン、しょうゆ、輪切りにした赤とうがらしを加える。2～3分煮て、最後に、赤ワインを入れて仕上げる。

大根のみそ汁

①大根は太めの斜めせん切りにし、万能ねぎは小口切りにする。
②だしで、大根をやわらかくなるまで煮て、みそをとき入れる。わんに盛って、万能ねぎを散らす。

昼

ツナトースト
じゃが芋と玉ねぎの重ね煮
クレソンのからしじょうゆ
ドリンクヨーグルト

ツナトースト

①食パンにマーガリンを塗る。
②玉ねぎはあらみじん切りにし、水にさらして水けを絞る。
③ツナ、玉ねぎ、マヨネーズ、レモン汁を混ぜ、パンに塗って焼く。

じゃが芋と玉ねぎの重ね煮

①じゃが芋は、2～3㎜厚さの輪切りにし、水にさらして水けきる。
②玉ねぎは薄切りにする。
③トマトは湯むきをして種をとり、5～6㎜角に切る。
④なべに①②③を重ねて入れ、ひたひたに水を加える。顆粒だし、塩、こしょうを入れ、弱火で落としぶたをして15～20分煮る。

クレソンのからしじょうゆ

①クレソンは太い軸を除き、食べやすい大きさに切る。アスパラガスはゆで、3～4㎝長さに切る。
②洋がらしをしょうゆと水でとき、①をあえる。

間食

えんどう豆とかんてん
玄米茶

えんどう豆とかんてん

①なべに粉かんてん、水を入れて火にかけ、煮とかす。型に流して冷やしか

ため、1cmくらいの角切りにする。
②えんどう豆は水に浸しておき、30分~1時間、やわらかくゆでる。
③砂糖、水、レモン汁でシロップを作り、冷やす。
④かんてん、えんどう豆、シロップを合わせ、器に盛る。

夕

（テイクアウト）
ごはん　おでん
白菜の即席漬け　いちご

おでん

①大根は輪切りにして皮をむき、下ゆでをする。
②こんぶは水につけてやわらかくする。かんぴょうは水の中でもみ、やわらかくし、こんぶを結ぶ。
③しらたきはさっとゆでる。がんもどきは熱湯をかけ、油抜きをする。
④水と調味料を合わせ、①②を30分くらい煮る。やわらかくなったら、③を入れて10~15分煮込む。最後に、はんぺんを加え、さっと煮る。
⑤器に盛り、練りがらしを添える。

白菜の即席漬け

①白菜は3~4cm長さに切り、塩をふってしばらくおく。
②白菜がしんなりしたら、軽くもんで水けを絞り、せん切りしたゆずを混ぜる。

●材料（1人分）

朝

●麦ごはん
米……… 50g　麦………15g
水……………………100mℓ
●卵とほうれん草のソテー
卵………………1個（50g）
ほうれん草………1/4束（80g）
しそ油………小さじ1強（5g）
塩……………ミニ1/3（0.4g）
こしょう…………………少量
●変わりきんぴら
ごぼう………………1/3本（40g）
オリーブ油……小さじ1/2（2g）
水……………………大さじ1
固形ブイヨン…………少量
しょうゆ……小さじ1/4（1.5g）
赤とうがらし…………少量
赤ワイン……大さじ2（30g）
●焼きのり………………1/2枚
減塩しょうゆ…小さじ1弱（5g）
●大根のみそ汁
大根……………………40g
万能ねぎ………………… 5g
だし…………3/4カップ（150mℓ）
みそ…………小さじ2（12g）
●グレープフルーツ…100g

昼

●ツナトースト
食パン（6枚切り）…1枚（60g）
ソフトマーガリン…小さじ3/4（3g）
ツナ（ノンオイル缶詰め）…
………………………50g
玉ねぎ…………………10g
マヨネーズ…小さじ1強（5g）
レモン汁………………少量
●じゃが芋と玉ねぎの重ね煮
じゃが芋…………1/2個（80g）
玉ねぎ…………………20g
トマト…………………20g
水…………3/4カップ（150mℓ）
鶏がら顆粒だし…………
……………小さじ2/3（2g）
塩・こしょう………各少量
●クレソンのからしじょうゆ
クレソン………………25g
アスパラガス……………25g
減塩しょうゆ…小さじ2/3（4g）
水・洋からし粉……各少量
●ドリンクヨーグルト…200mℓ

間食

●えんどう豆とかんてん
赤えんどう豆…………乾10g
粉かんてん…小さじ2/3（1.5g）
水 …………1/4カップ（50mℓ）
砂糖…………小さじ1（3g）
水…………大さじ2（30mℓ）
レモン汁………………少量
●玄米茶

夕 テイクアウト

●ごはん………………165g
●おでん
大根 ……………………70g
こんぶ……2～3cm角1枚
かんぴょう…………少量
しらたき………1/3玉（80g）
がんもどき……小3個（60g）
はんぺん………1/3枚（35g）
水…………1カップ（200mℓ）
和風顆粒だし…………
…………小さじ2/3（2g）
酒………小さじ1/2強（3g）
減塩しょうゆ…大さじ1/2（9g）
みりん………小さじ1/2（3g）
練りがらし………………少量
●白菜の即席漬け
白菜…………小1/2枚（40g）
塩…………ミニ2/3（0.8g）
ゆずの皮………………少量
●いちご………大3個（60g）

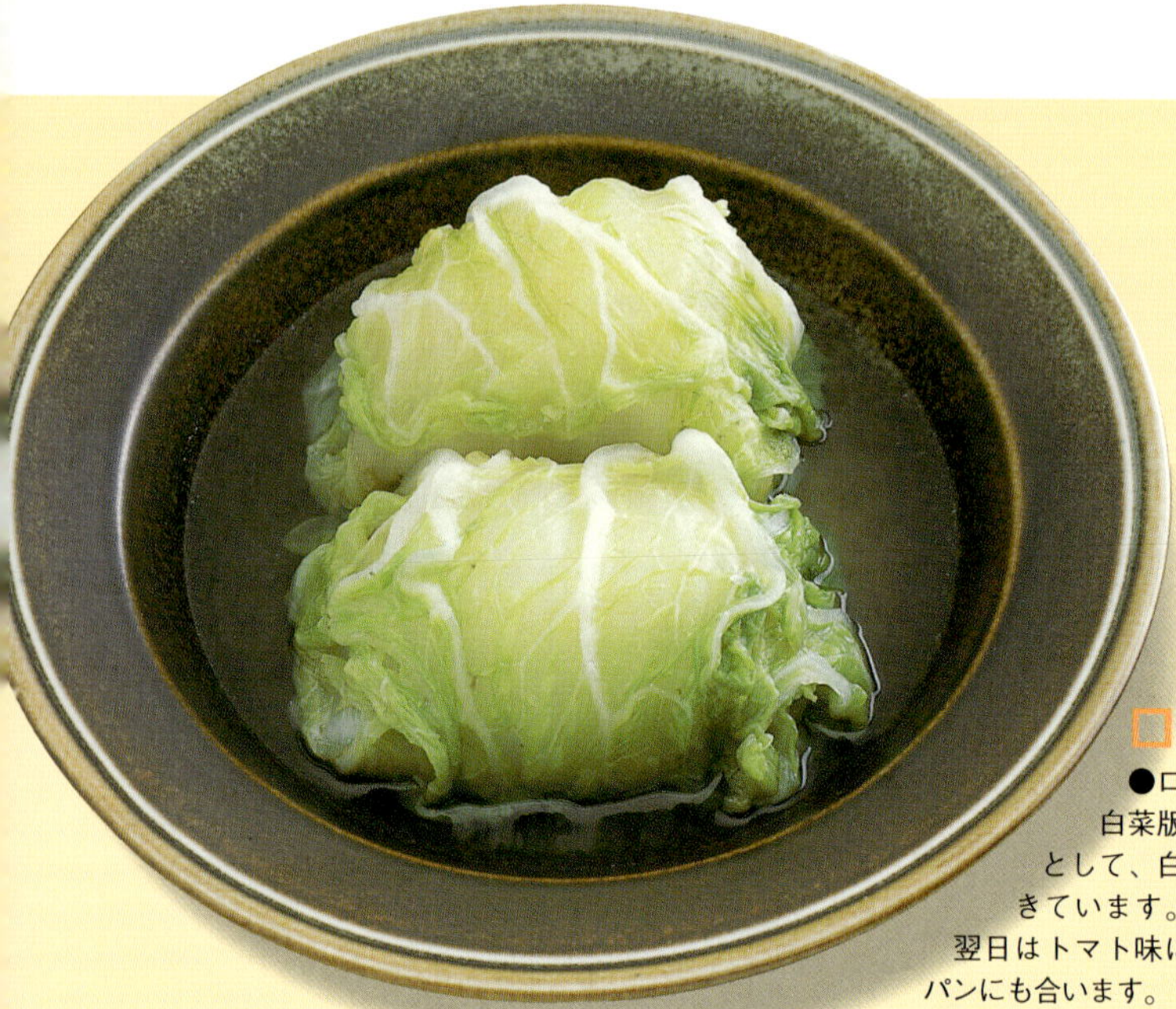

ロール白菜

●ロールキャベツの白菜版です。あっさりとして、白菜のうま味が生きています。たっぷり作り、翌日はトマト味に変身させると、パンにも合います。

鶏ささ身の衣焼き

●スプレーオイルは、スプレー缶に入った油です。少ない油がまんべんなくかかりますので、油を減らしたいときは便利です。この衣焼き、ジューシーで、なかなかおいしいです。

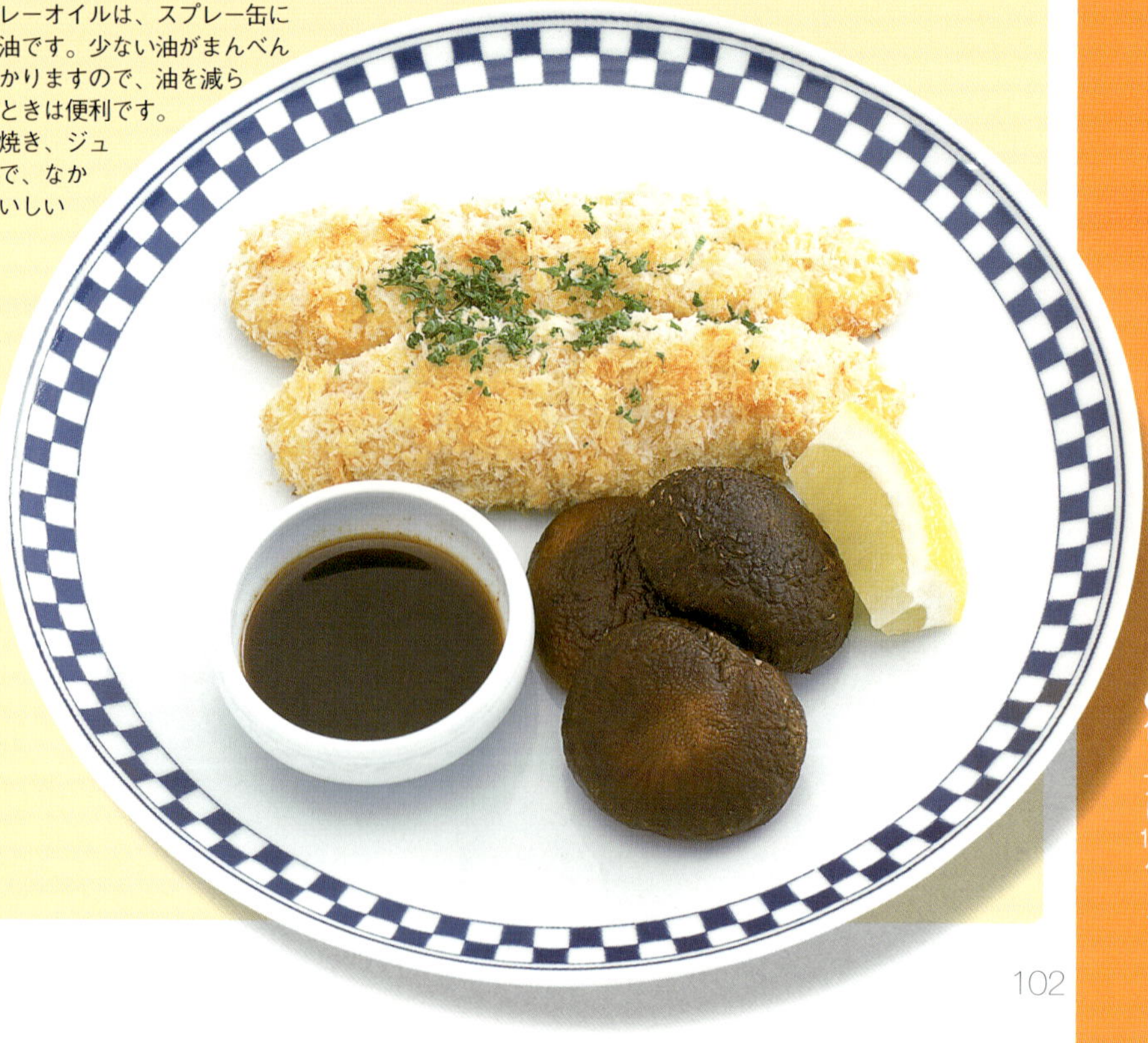

●作り方は104ページ

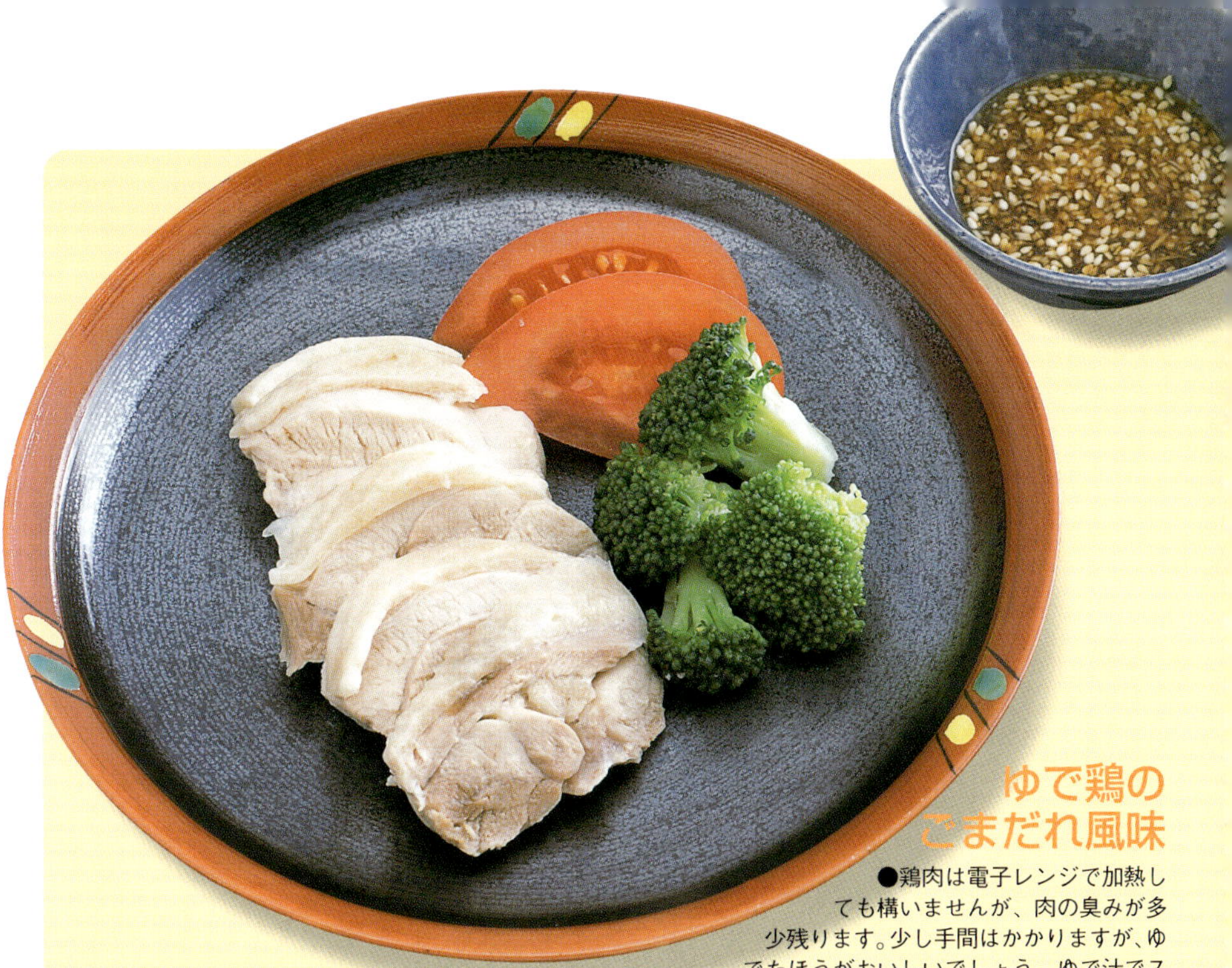

ゆで鶏のごまだれ風味

●鶏肉は電子レンジで加熱しても構いませんが、肉の臭みが多少残ります。少し手間はかかりますが、ゆでたほうがおいしいでしょう。ゆで汁でスープを作るとむだがありません。

牛肉のアスパラ巻き

●少量の牛肉も、こんなふうにすると多量に見えます。お弁当のお総菜にも向いている一品です。

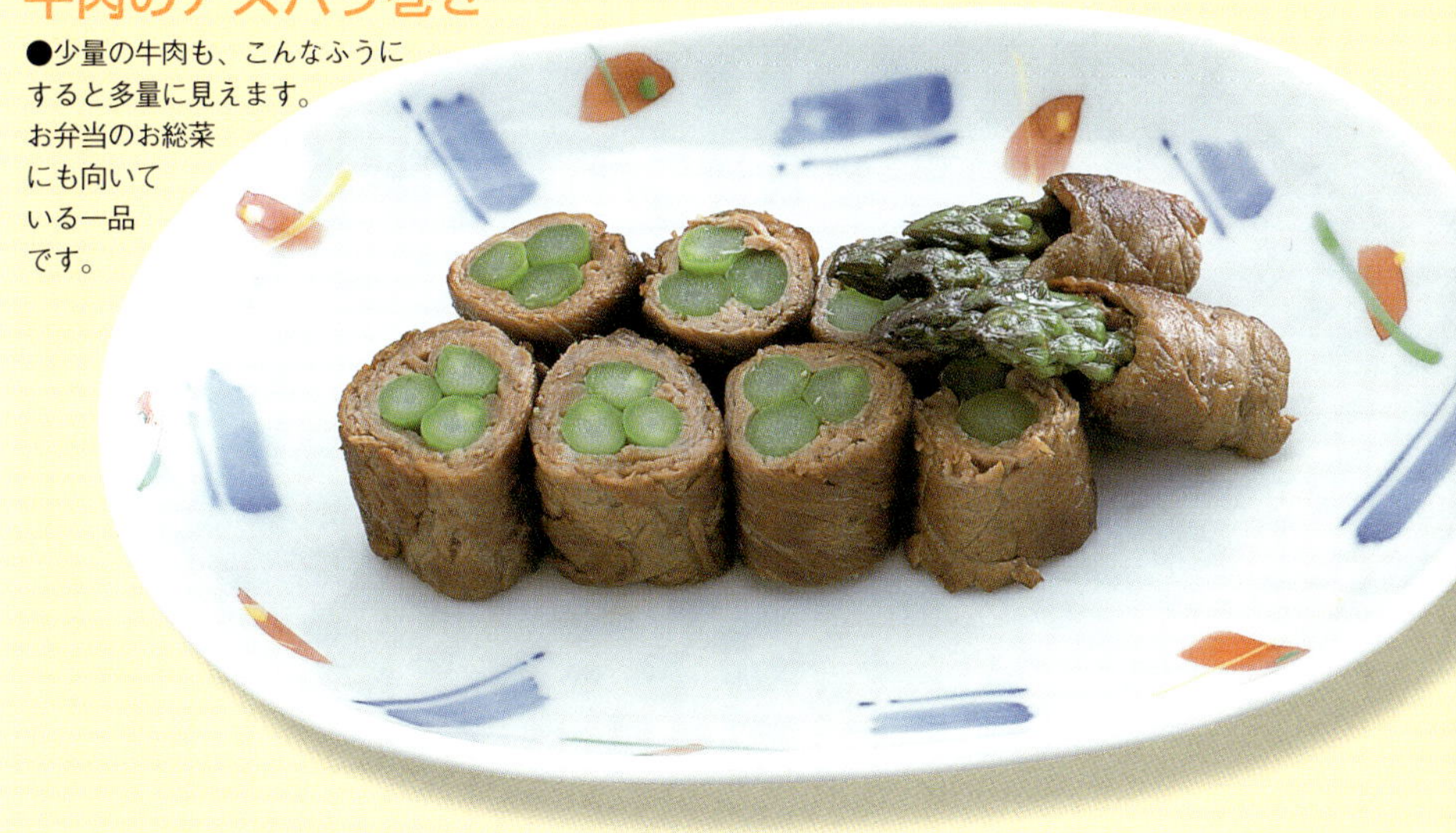

肉を使った一品料理

●102ページ参照

ロール白菜

①玉ねぎはみじん切りにし、油でいためてさます。パン粉は牛乳に浸す。
②ひき肉に、①、塩、こしょうを加えてよく混ぜ合わせ、二つに丸める。
③白菜は、巻きやすい程度にゆで、②を巻く。
④なべに③を入れ、水、ブイヨンを入れて15~20分煮込む。

鶏ささ身の衣焼き

①鶏ささ身は、塩、こしょうをふり、水けをふきとる。小麦粉を薄くまぶし、とき卵、パン粉をつける。
②アルミホイルにのせ、両面にスプレーオイルで油をまぶす。
③ささ身はホイルごとオーブントースターに入れる。途中で生しいたけを入れ、ささ身に火が通るまで、7~10分焼く。
④焼き上がったささ身に、みじん切りにしたパセリをふり、焼いたしいたけには塩をふる。
⑤皿に盛りつけ、レモンとウスターソースを添える。

ゆで鶏のごまだれ風味

①なべに鶏肉をかたまりのまま入れ、ひたひたの水、しょうが、ねぎを加えて火にかける。煮立ったらアクをとり、紙ぶたをして15分くらいゆでる。
②ブロッコリーは小房に分けて色よくゆでる。トマトは皮を湯むきして、くし形に切る。
③鶏肉がさめたら1cm幅のそぎ切りにする。
④鶏肉を皿に盛り、ブロッコリー、トマトを添える。
⑤別皿にごまだれの材料を混ぜ合わせて添える。

［脂肪を減らす方法］

●調理の方法について

いため物をするときは、よく慣れたフライパンや中華なべを使い（もちろん、テフロン加工のなべでもよい）、初めに古い油でなべをよく焼いたあと油を落としてからいためると、少ない油でいためられます。野菜をいためる場合、フライパンを熱し、野菜を入れて、野菜に油がまわったら、ジュッと瞬間的に蒸発するくらいの、ほんの少し水を差します。すると、少ない油でもいためられます。

天ぷら、フライの衣は薄くつけます。フライはパン粉をきつね色に焼いたものを使い、揚げずに焼く方法もあります。薄衣で揚げ物をするには、少し訓練が必要です。たっぷりの油で、1回になべに入れる量を少なめにすると、温度が下がらずに、じょうずに揚がります。

シチュー等のとろみは、ルーだけでなく、いっしょに入れる芋のでんぷんを利用したり、かたくり粉等でとろみの一部を代用させます。おばあちゃんのシチューの味でしょうか。

焼き物は網焼きにして、脂を落とすよ

牛肉のアスパラ巻き

①アスパラガスは、根元のかたい部分を除き、ゆでる。

②牛肉でアスパラガスを巻き、巻き終わりをようじでとめる。

③フライパンに油を熱し、肉巻きを転がしながら焼く。肉の色が半分くらい変わったら、混ぜ合わせた調味料を加えて焼き上げる。

④③を食べやすい大きさに切って、皿に盛る。

●材料（1人分）

●ロール白菜

白菜……………小2枚（140g）
合いびき肉……………50g
玉ねぎ………………20g
油…………小さじ½（2g）
パン粉………大さじ1（3g）
牛乳………小さじ2（10mℓ）
塩……………ミニ⅓（0.4g）
こしょう………………少量
水……………………200mℓ
固形ブイヨン…½個（2g）

●鶏ささ身の衣焼き

鶏ささ身…………2本（60g）
塩……………ミニ⅓（0.4g）
こしょう…………………少量
小麦粉………… 小さじ1（3g）
とき卵……… ⅕個分（10g）
パン粉…………大さじ2（6g）
スプレーオイル…………3g
生しいたけ… 大3枚（60g）
塩……………ミニ⅓（0.4g）
パセリ……………………少量
レモンのくし形切り…1切れ
ウスターソース……………
………………大さじ½強（10g）

●ゆで鶏のごまだれ風味

鶏もも肉………⅓枚（60g）
しょうが・ねぎ……各少量
ブロッコリー……………30g
トマト…………… ⅕個（30g）

ごまだれ
減塩しょうゆ…………
…………大さじ½弱（8g）
酒…………小さじ1（5g）
ごま油……小さじ¾（3g）
ねぎのみじん切り………
…………大さじ1強（10g）
いり白ごま……………
……………小さじ⅔（2g）
おろしにんにく……少量

●牛肉のアスパラ巻き

牛もも薄切り肉…………70g
グリーンアスパラガス………
…………………… 3本（50g）
油……………小さじ1強（5g）
しょうゆ………小さじ1（6g）
みりん………小さじ½（3g）
砂糖…………小さじ⅓（1g）
酒…………小さじ½強（3g）

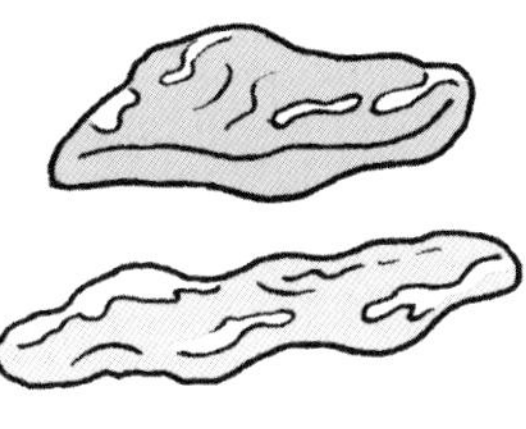

あったほうが風味がよく、おいしくなります。しゃぶしゃぶのようにして、湯に入れ脂を落とす方法もあります。この場合は、脂を落としたあっさり分を、香辛料やハーブのきいたソースで補います。

●油を選ぶ

「いため油」「スプレーオイル」等という一般名で売られている油は、油ののびがよくなるようにくふうされた油です。いためるときに使うだけでなく、魚や肉を焼くときに表面にスプレーし、香草をのせると、ジューシーな香草焼きとなります。また、パン粉をきつね色にからいりし、カツの要領で衣にし、スプレーオイルをふりかけ、グリルで焼くとフライ風になります。ただ、これはあまり厚い肉には適しません。もし、肉に火が充分通らなかったときは電子レンジで加熱します。

●食べるときに油をとる

フランス料理やイタリア料理は、油の多いソースがかかっています。ハンバーガーやタコ焼きのマヨネーズ、フライの皿にある油等は、残したりペーパーでとるようにします。脂肪はエネルギーが高いので、少しの努力で、けっこうなエネルギー減となります。フライや焼き魚を電子レンジで温め直すときは、ペーパータオルにくるむと油を吸ってくれます。

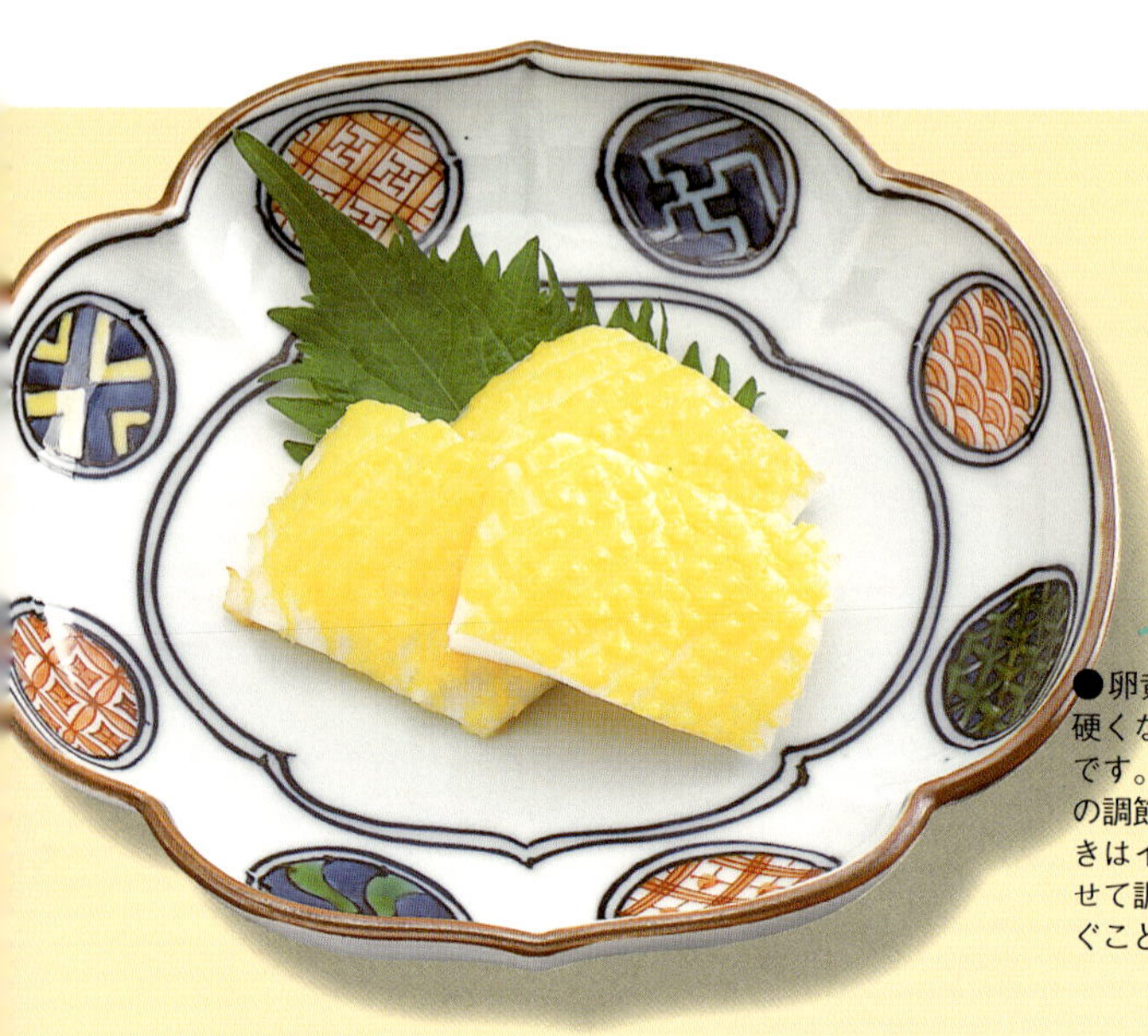

イカの黄身焼き

●卵黄の黄色が美しい料理です。硬くならないように焼くのがコツです。オーブントースターは火力の調節ができないので、肉厚のときはイカの上にアルミホイルをのせて調節をすると、焼きすぎを防ぐことができます。

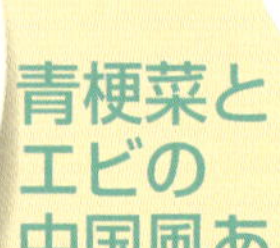

青梗菜とエビの中国風あんかけ

●簡単で、緑黄色の野菜もたっぷりとれます。エビだけでは主菜としてボリューム不足であれば、豚もも肉、生しいたけ、にんじんなどを入れると、主菜としても充分になります。

●作り方は108ページ

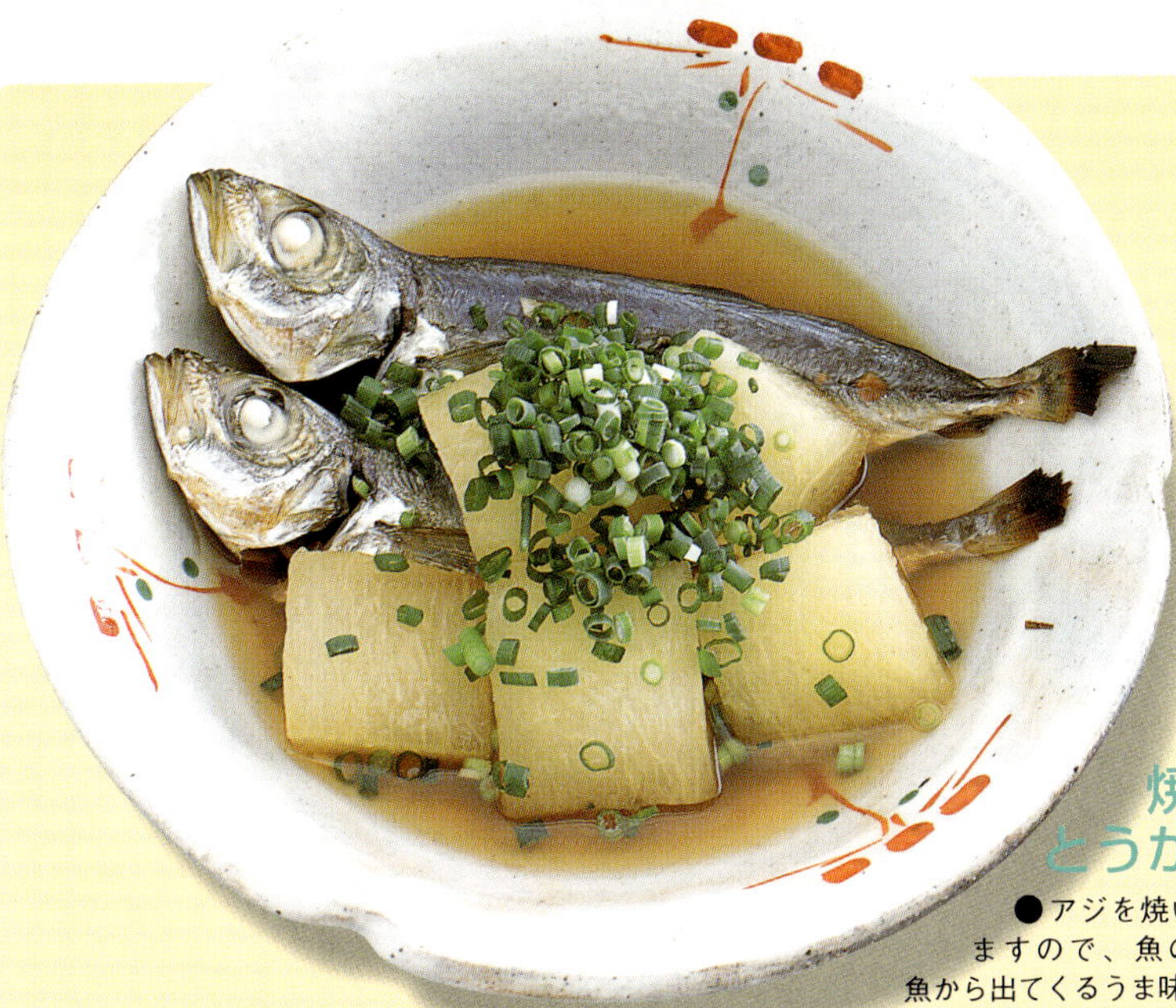

焼きアジと とうがんの煮物

●アジを焼いてから煮てありますので、魚の生臭みがなく、魚から出てくるうま味がとうがんによくしみて、おいしくなります。食べにくいのが欠点ですが、時間をかけてゆっくり食べるのもダイエットのうちです。

白身魚のホイル焼き

●ホイル焼きは、ご家族の好みが違っていても、一人一人のお好みでブレンドできます。このレシピはローカロリーを意識したものですが、魚を肉にしたり、ベーコンをのせたりすると若者向きになります。

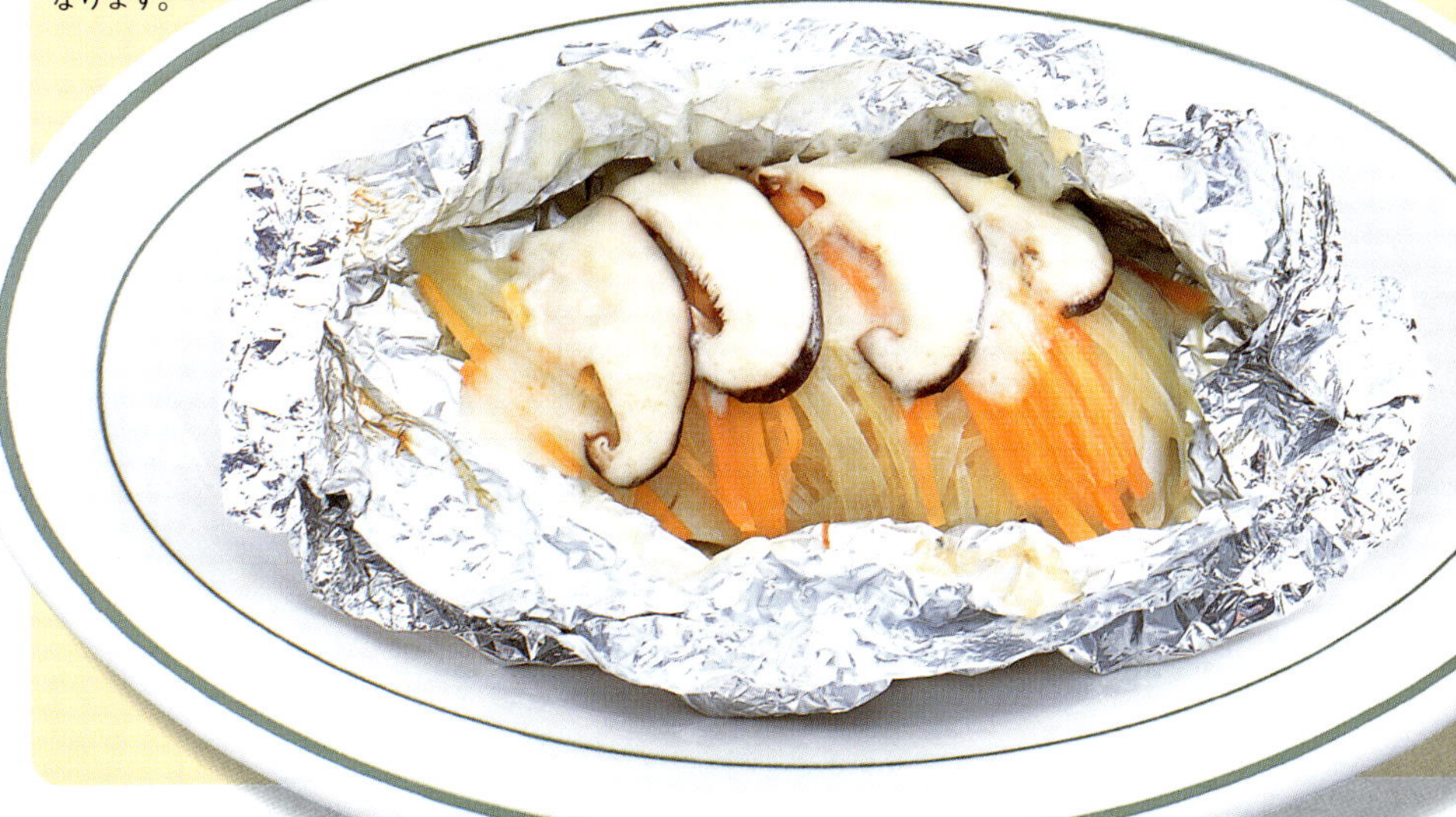

魚を使った一品料理

イカの黄身焼き

①イカは表面に鹿の子（斜め縦横）に浅く切り目を入れる。塩をふって5分おき、串を打つ。
②卵黄は塩を加えてとく。かたいときは水または酒でゆるめる。
③強火の遠火で、イカの表から先に焼き、裏も焼く。
④七～八割がた火が通ったら、②の卵黄をはけで塗る。焦がさないように、かわかす程度にあぶることをくり返し、焼き上げる。オーブントースターで焼いてもよい。
⑤イカを食べやすい大きさに切って皿に盛り、青じそを添える。

青梗菜とエビの中国風あんかけ

①青梗菜（チンゲンサイ）は軸、葉の順にかためにゆで、すぐに水にとって水けをきる。
②エビは背わた、頭、殻を除く。
③ねぎ、しょうが、にんにくはみじん切りにする。
④油を熱し、③を入れて香りが出たら、エビをいためる。
⑤青梗菜を加えてさっといため、水、調味料を入れる。煮立ったら水どきかたくり粉でとじる。

焼きアジととうがんの煮物

①アジは内臓とぜいごを除き、塩をふって焼く。このとき、中心まで火が通らなくてもよい。
②とうがんは３㎝くらいのぶつ切りにする。
③なべに水、しょうがのかけら、とうがんを入れ、火にかける。沸騰したら火を弱め、しょうゆ、酒で調味する。
④とうがんが透き通ってきたら、アジを加えて10分くらい煮る。
⑤器にとうがん、アジを盛り、汁をた

【糖分を減らす方法】

●106ページ参照

●人工甘味料や、エネルギーの少ない糖分を使う

簡単なのは、人工甘味料やオリゴ糖のように、エネルギーの少ない糖を使うことです。多くの製品があり、味も違いますので、用途やご自分の好みで選べばよいでしょう。

●料理に使う砂糖は極力控え、隠し味程度にする

本当のおすすめは、砂糖を使わない煮物や酢の物の味に慣れることです。みりんにも、はちみつにもカロリーはあります。砂糖が少なくてもおいしくするコツは、うす味クッキングと同じです。新鮮な材料を使う、煮物はよいだしを使う、香辛料やハーブを使う、などです。

煮物の砂糖を減らしたら、しょうゆや塩も減らすことを忘れないでください。食塩の少ない食事と同様、慣れてくるものです。

つぷりはる。小口切りにした万能ねぎを天盛りにする。

白身魚のホイル焼き

①ヒラメに塩をふっておき、水けをきる。

②玉ねぎ、にんじんは、細切りにする。しいたけは薄切りにする。

③アルミホイルにバターを塗り、ヒラメを置く。②の野菜を並べ、チーズを上にのせる。ワインをふって包む。

④ローストーターまたはオーブントースターで、ヒラメに火が通るまで10分くらい焼く。

●材料（1人分）

●イカの黄身焼き

- イカ（胴）……………80g
- 塩……………ミニ1/3（0.4g）
- 卵黄……小1/2 個分弱（8g）
- 塩……………………少量
- 水または酒……………適量
- 青じそ……………………1枚

●青梗菜とエビの中国風あんかけ

- 青梗菜…………小1株（80g）
- エビ……………3～4尾（50g）
- ねぎ・しょうが・にんにく……………………各少量
- 油……………小さじ1 1/2（6g）
- 水……………2/5カップ（80mℓ）
- 中国風顆粒だし……………………小さじ1/5
- 酒……………小さじ1/2（2.5g）
- 塩……………ミニ2/3（0.8g）
- しょうゆ・こしょう……………………各少量
- かたくり粉……小さじ1（3g）
- 水……………………小さじ2

●焼きアジととうがんの煮物

- アジ…………小2尾（70g）
- 塩………ミニ1/2弱（0.5g）
- とうがん…………………80g
- 水……………3/4カップ（150mℓ）
- しょうが………………少量
- しょうゆ……小さじ1強（7g）
- 酒……………小さじ2（10g）
- 万能ねぎ…………1本（5g）

●白身魚のホイル焼き

- ヒラメ………1切れ（70g）
- 塩……………ミニ1/2（0.6g）
- 玉ねぎ……………………20g
- にんじん……………………5g
- 生しいたけ………1枚（10g）
- とろけるチーズ……………10g
- バター…………小さじ1強（5g）
- 白ワイン………小さじ1（5g）

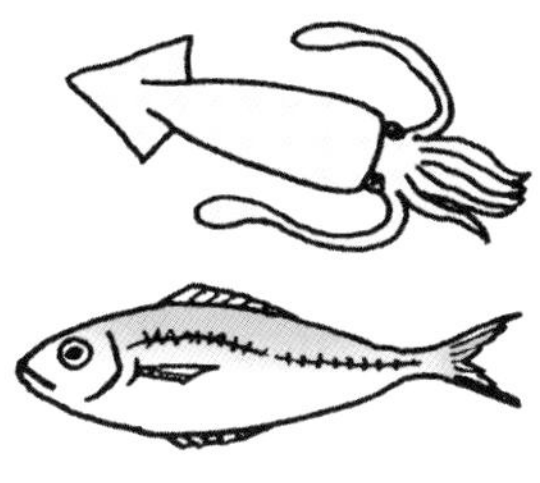

【食塩を減らす方法】

●香辛料やハーブを使う

魚の照り焼きには、ゆずや、さんしょうを使います。肉はハーブ焼きや、カレー味のタンドリーチキンにします。野菜はしょうがじょうゆや、からしじょうゆなどでいただきます。

●酸味を使う

魚や肉は塩味をつけずに、焼いたりゆでたりし、食べるときにポン酢や土佐酢でいただきます。焼き魚はカボスやレモンを使います。

●焦げの風味を使う

きつね色に焼き上がった魚、ちょっぴり焦げたソテーなどです。

●しょうゆは小皿に分けて

しょうゆやソースは、料理にかけてしまわず、小皿に分けて、つけながら食べましょう。

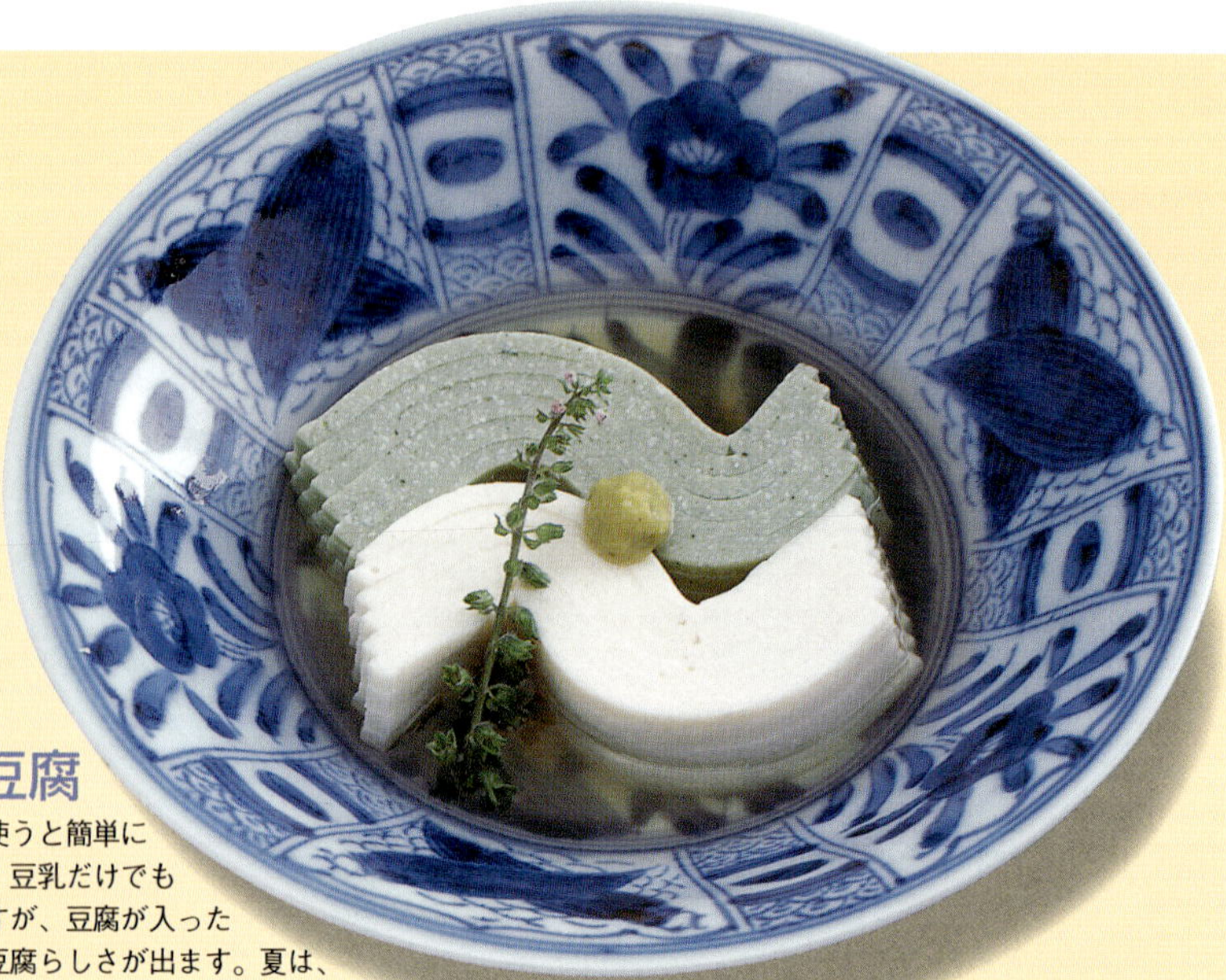

滝川豆腐

●豆乳を使うと簡単にできます。豆乳だけでもよいのですが、豆腐が入ったほうが、豆腐らしさが出ます。夏は、冷たくて暑さを忘れさせてくれます。

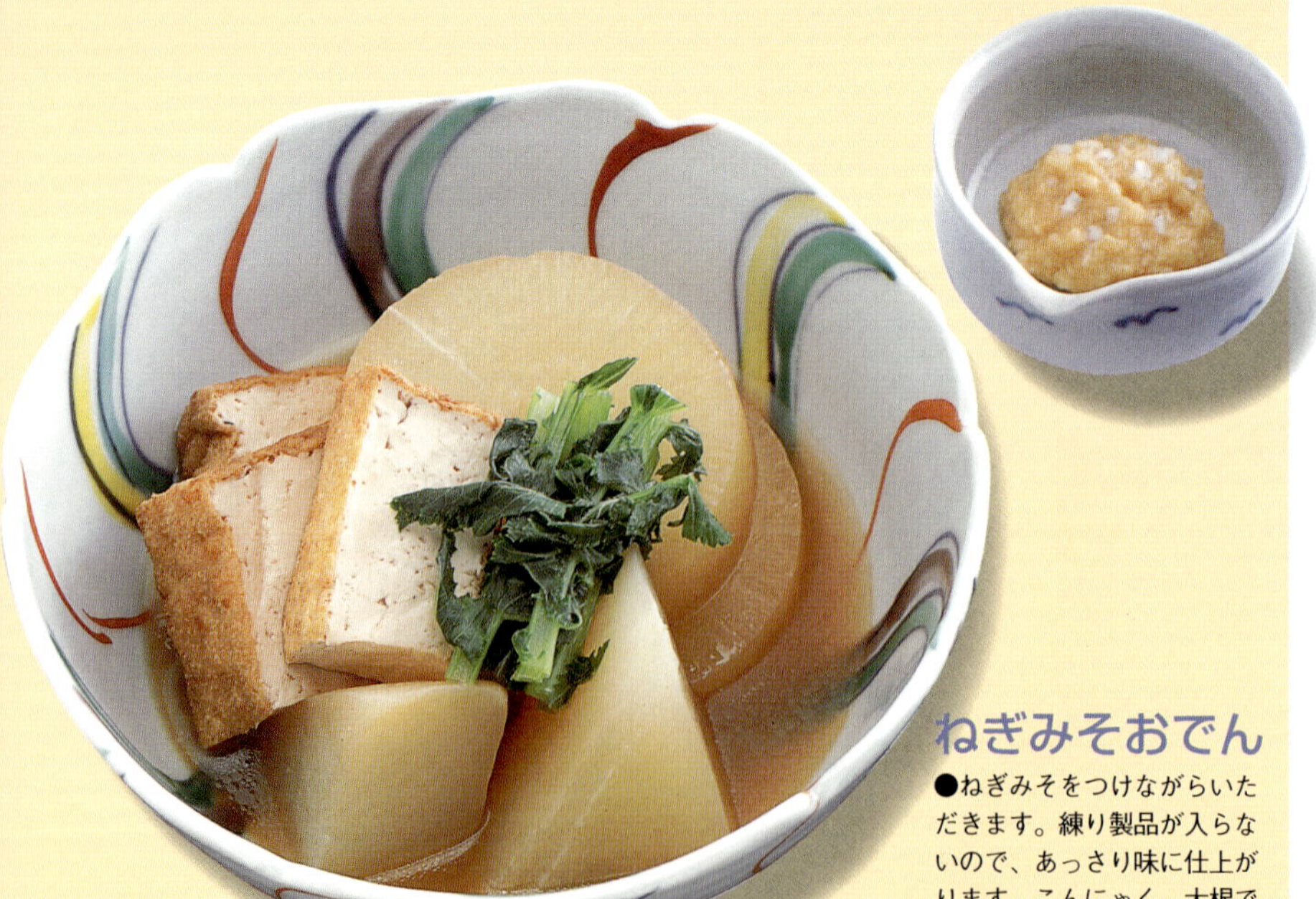

ねぎみそおでん

●ねぎみそをつけながらいただきます。練り製品が入らないので、あっさり味に仕上がります。こんにゃく、大根でボリュームアップしました。

●作り方は112ページ

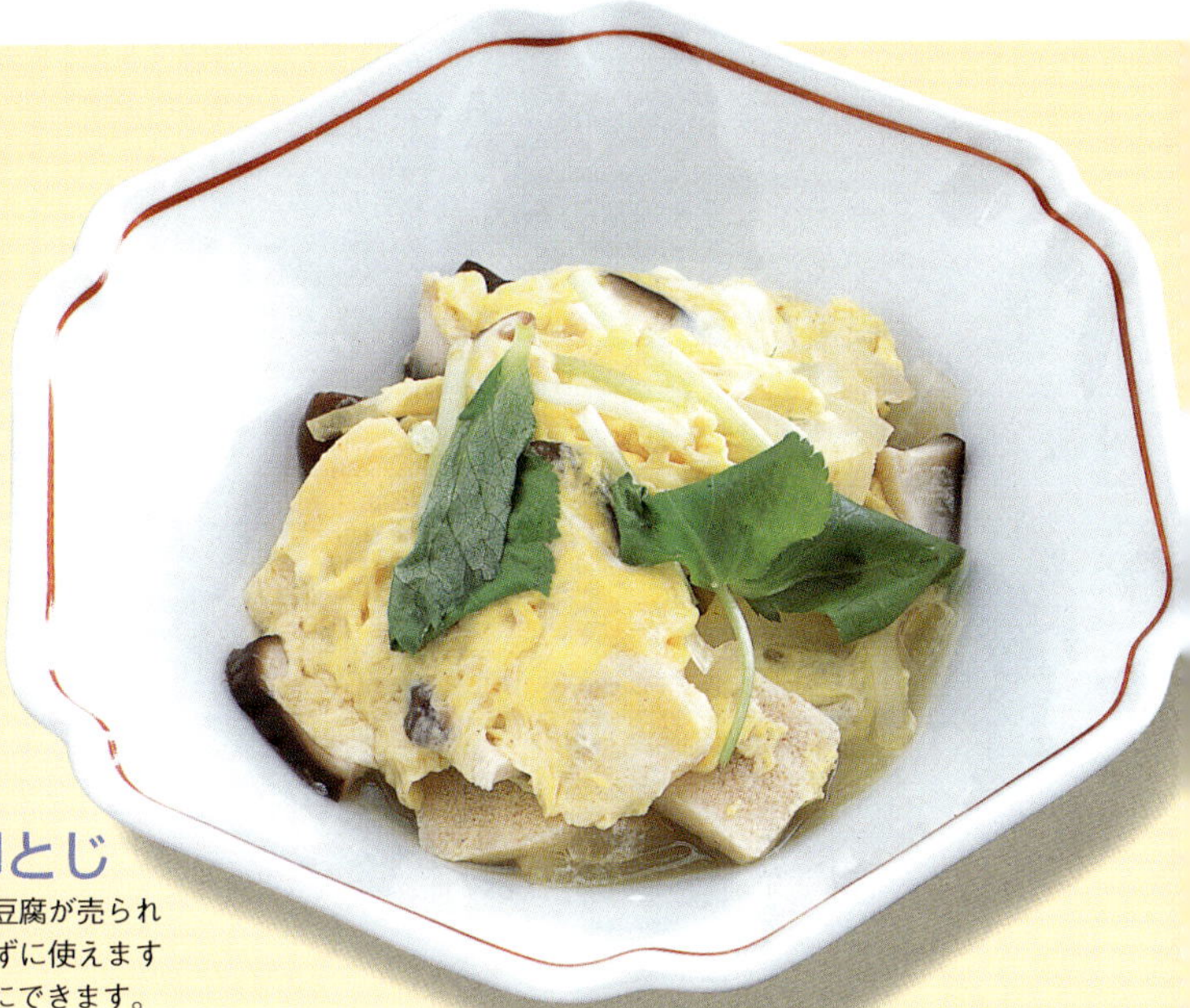

凍り豆腐の卵とじ

●最近はカットした凍り豆腐が売られています。多くはもどさずに使えますので、それを使うと簡単にできます。

中国風冷ややっこ

●夏になると、冷ややっこはよく食卓にのる料理でしょう。トッピングやたれを変えると変化がつきます。自分で工夫して、いろいろな組み合わせにチャレンジしてみてください。

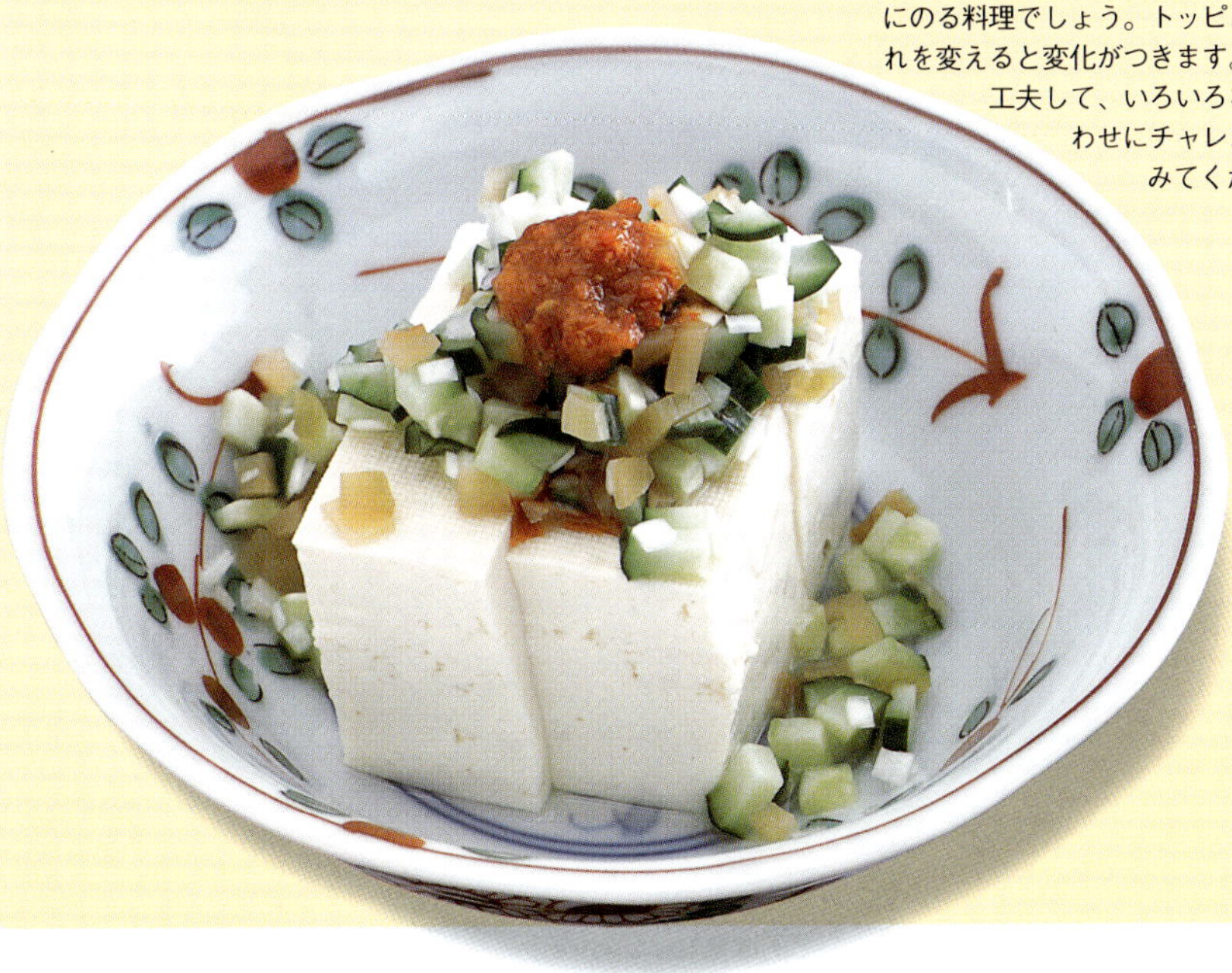

豆腐・大豆を使った一品料理

滝川豆腐

①豆腐は半量になるまで水けをきる（電子レンジで加熱すると早い）。あらくつぶし、裏ごしをする。
②水に粉かんてんを入れて煮とかし、塩、豆乳を加えて、裏ごしを通す。豆腐を少しずつ加えてよく混ぜる。
③②の半量に、水でといた抹茶を加え混ぜる。
④2色の豆腐をそれぞれ、流し缶に入れてかため、ところ天つきでつく。
⑤かけ汁の材料を合わせ、一度煮立てて冷やす。
⑥④を器に盛り、穂じそを飾り、わさびを中央にのせ、かけ汁をかける。

ねぎみそおでん

①こんにゃくは食べやすい大きさに切って、ゆでる。
②厚揚げは油抜きをし、2cm幅に切る。
③大根は厚めに皮をむいて、2cm厚さの輪切りにし、下ゆでする。
④大根の葉は、さっとゆでておく。
⑤だしに、①～③を入れ、酒、塩、しょうゆを加えて、ことこと煮る。
⑥みそに、みじん切りにしたねぎを混ぜ合わせる。
⑦器に⑤を盛り、大根の葉をのせる。ねぎみそを別皿にとって添える。

凍り豆腐の卵とじ

①凍り豆腐は湯に浸す。軽く水けを絞って、5mm幅に切る。
②玉ねぎは薄切り、しいたけは半分に切って薄切りにする。
③なべに凍り豆腐と、玉ねぎ、しいたけを入れ、ひたひたのだしをはる。火にかけ、煮立ったら火を弱め、やわらかくなるまで煮て、酒、砂糖、塩、しょうゆで調味する。

●110ページ参照

【お困り相談】①

加工食品や、市販のお総菜の栄養量がわかりません。

加工食品には、成分表示のある食品を選ぶようにします。表示は、その食品100gあたりのもの、1袋や1個あたりのものなど、基準が違います。また、「ノンシュガー」という表示は、砂糖を使用していないのであって、エネルギー量がないわけではありません。エネルギーがないものは、「ノンカロリー」の表示になります。気をつけて読みましょう。（137ページ参照）

コンビニのお弁当等、お総菜には栄養表示があるものもありますので、そういうお総菜を選ぶようにします。ただ、栄養成分は、多少の誤差は認められています。ちなみに、エネルギーや食塩は、プラス・マイナス20％が認められています。お弁当は、使用した食品の部位によ

④とき卵を流し入れ、卵が半熟になったら火を止め、３㎝長さに切った三つ葉をのせる。

中国風冷ややっこ

①豆腐は大きめのやっこに切り、よく冷やしておく。

②ザーサイ、きゅうり、ねぎは、あらみじんに切って混ぜておく。

③豆腐の水けをきって器に盛り、②の野菜を上にのせ、合わせたたれをかける。

●材料（1人分）

●滝川豆腐

- もめん豆腐……………40g
- 粉かんてん…小さじ1弱（2g）
- 水…………1/4カップ（50mℓ）
- 塩…………ミニ1/2（0.6g）
- 豆乳…………1/2カップ（100mℓ）
- 抹茶…………小さじ1（2g）
- 水…………少量
- かけ汁
  - だし………1/3カップ（70mℓ）
  - みりん……小さじ1/2（3g）
  - うす口しょうゆ…………小さじ1/3（2g）
  - 塩………ミニ1/4（0.3g）
- 穂じそ…………1本
- 練りわさび…………適量

●ねぎみそおでん

- こんにゃく（白）…1/4枚（60g）
- 厚揚げ…………1/6枚（40g）
- 大根…………100g
- だし…………1/4カップ（50mℓ）
- 酒…………小さじ1（5g）
- 塩…………少量
- しょうゆ……小さじ1/2（3g）
- みそ…………小さじ2（12g）
- ねぎ…………10g
- 大根の葉…………15g

●凍り豆腐の卵とじ

- 凍り豆腐（もどす必要のないもの）…………乾2/3枚（10g）
- 玉ねぎ…………30g
- 生しいたけ………1枚（10g）
- だし…………2/5カップ（80mℓ）
- 酒…………小さじ1（5g）
- 砂糖…………小さじ2/3（2g）
- 塩…………ミニ2/3（0.8g）
- しょうゆ……小さじ1/3（2g）
- 卵…………大1/2個（30g）
- 三つ葉…………適量

●中国風冷ややっこ

- もめん豆腐……1/3丁（100g）
- ザーサイ…………10g
- きゅうり………1/5本（20g）
- ねぎ…………10g
- たれ
  - ごま油……小さじ3/4（3g）
  - 塩…………少量
  - こしょう…………少量
  - 豆板醤…………少量

る差（魚であれば、腹の部分と尾の部分等）、揚げ物の吸油量等のやむをえない誤差が生じやすいものです。その点を頭にとどめておいてください。

もちろん、実際に困るのは、栄養成分表示のないものです。そこで、よく似た製品を参考にするようにしたらどうでしょうか。近所のお肉屋さんのコロッケやシューマイは、冷凍食品を参考にすればよいでしょう。この場合、価格の近いもので比較するようにします。コンビニのお総菜にある「ひじきの煮物」「うの花の煮物」「ポテトサラダ」「鶏肉のから揚げ」などを参考にしてください。全部を買わなくても、買うときにいくつか見ればよいでしょう。

食品を買うときには、栄養成分表示だけでなく、賞味期限や使用されている材料なども見る習慣をつけるようにすることをおすすめします。材料の表示は、普通、使用されている重量が多い順になっています。

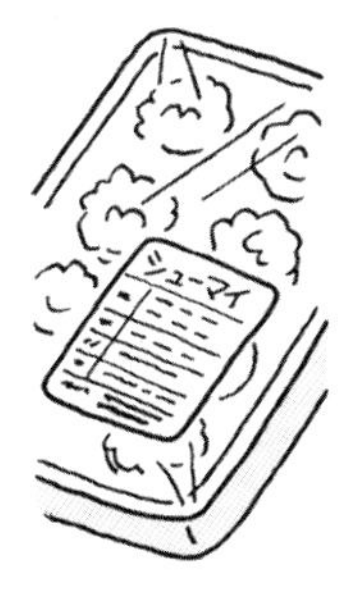

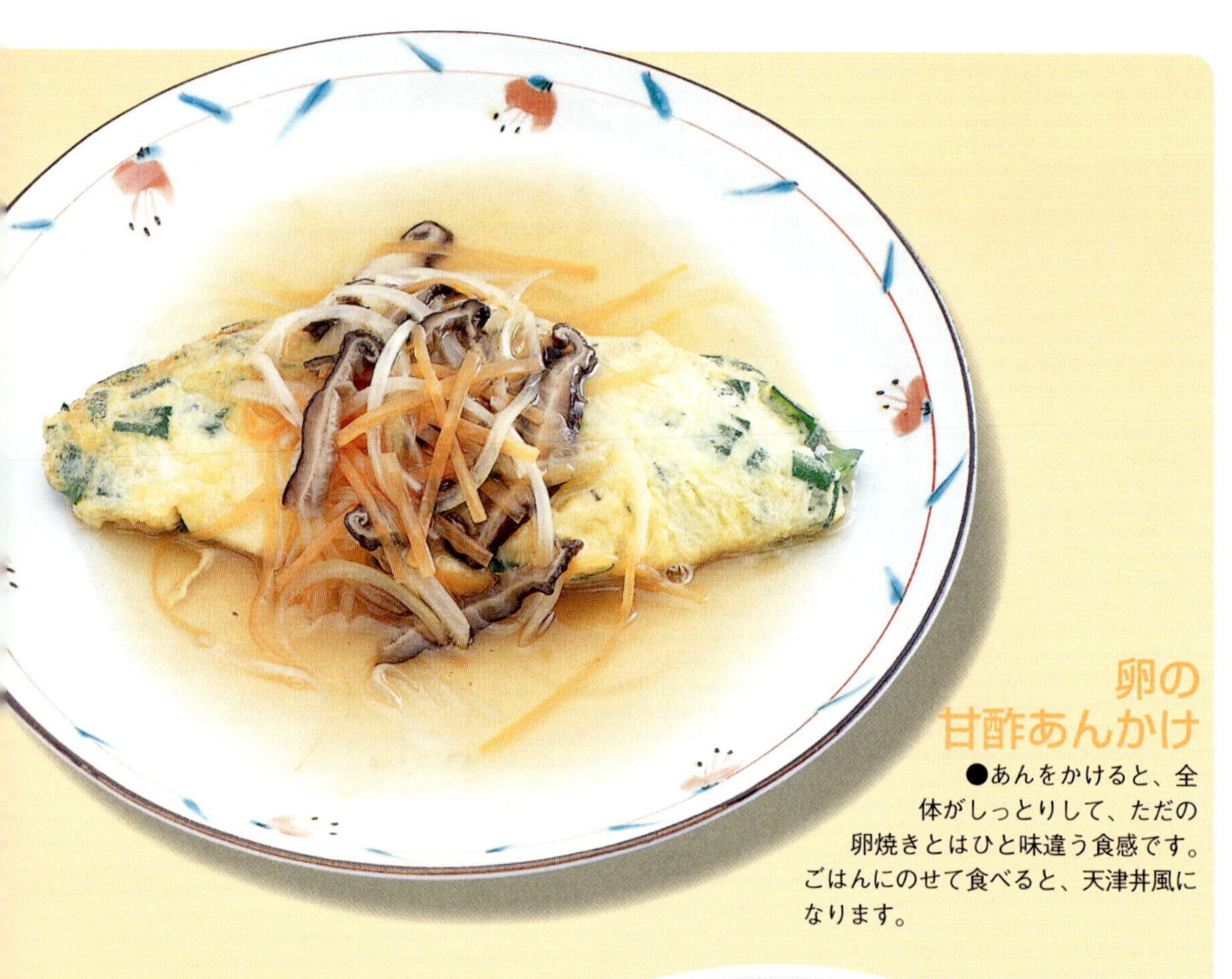

卵の甘酢あんかけ

●あんをかけると、全体がしっとりして、ただの卵焼きとはひと味違う食感です。ごはんにのせて食べると、天津丼風になります。

卵のグラタン

●卵、ほうれん草と日常の材料をグラタンにしました。作る手間はありますが、栄養的にはこの一皿、たんぱく源プラス野菜と、バランスがとれています。あっさりとした浅漬けでもつければよいでしょう。

●作り方は116ページ

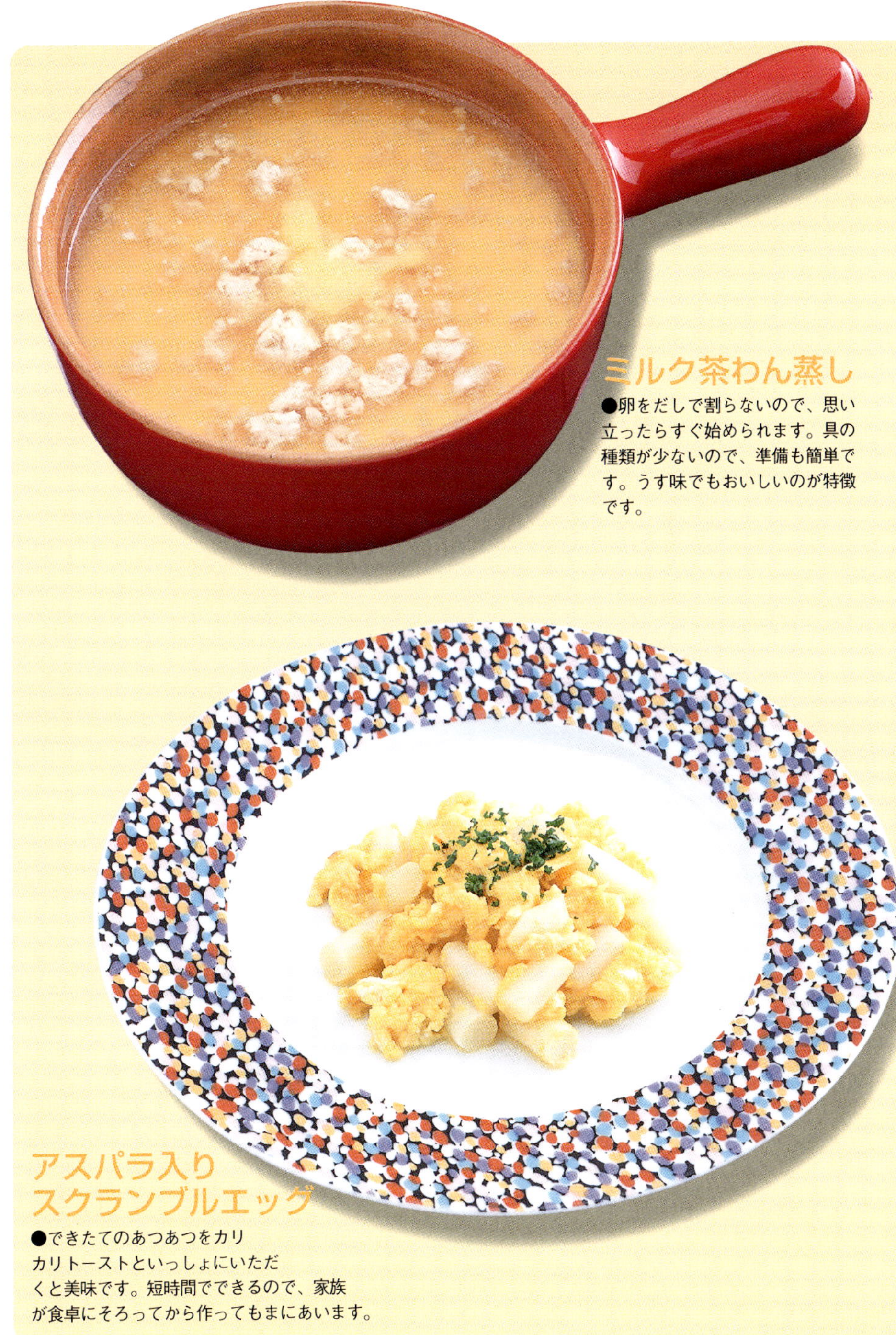

ミルク茶わん蒸し

●卵をだしで割らないので、思い立ったらすぐ始められます。具の種類が少ないので、準備も簡単です。うす味でもおいしいのが特徴です。

アスパラ入りスクランブルエッグ

●できたてのあつあつをカリカリトーストといっしょにいただくと美味です。短時間でできるので、家族が食卓にそろってから作ってもまにあいます。

●114ページ参照

卵の甘酢あんかけ

①卵はといて、１cm幅に切ったにら、塩を加える。
②フライパンにごま油を熱し、①をオムレツのような形に焼く。
③玉ねぎ、にんじん、もどした干ししいたけは、せん切りにする。
④なべに油を熱し、③をいため、水、酢、砂糖、しょうゆを加えて煮立てる。
⑤玉ねぎが透き通ってきたら、水どきかたくり粉を加えてとじる。
⑥器に焼いた卵を盛り、⑤の甘酢あんをかける。

卵のグラタン

①なべに塩（分量外）を加えた水を入れて沸騰したら、卵をそっと割り落とす。卵白をまとめて、半熟になるまで弱火でゆでてポーチドエッグを作る。
②ほうれん草はゆでて、油でいため、塩、こしょうで調味する。
③バターは常温においてやわらかくし、小麦粉を加えて混ぜ合わせる。
④なべに牛乳、水、ブイヨン、塩、こしょうを加え、沸騰したら③に少しずつ加えてのばし、なべにもどして2～3分煮る。
⑤皿にほうれん草を入れ、中央をくぼませ、ポーチドエッグを入れる。④をかけ、チーズをふる。
⑥天火か、オーブントースターで焼く。

ミルク茶わん蒸し

①卵はよくほぐし、牛乳、塩、こしょう加えて混ぜる。蒸気の上がった蒸し器に入れ、強火で2～3分、火を弱めて10分くらい蒸す。
②なべに、だし、酒、しょうゆ、みりんを入れ、煮立ったらひき肉を加えて、手早くほぐし、アクをすくう。

【お困り相談】②

外食が多くて、エネルギー計算ができません。食べた量もわかりません。

外食のエネルギーを正確に知るには、作っているかたに、レシピを聞くしかありません。しかし、これはあまり現実的ではないでしょう。毎日のように外食をするかたは、行きつけのお店を決めて、相手に好みのメニューを知ってもらったり、内容を教えてもらう方法もあります。

●エネルギー表示のあるお店を使う

こういうお店に入ったとき、「これは何

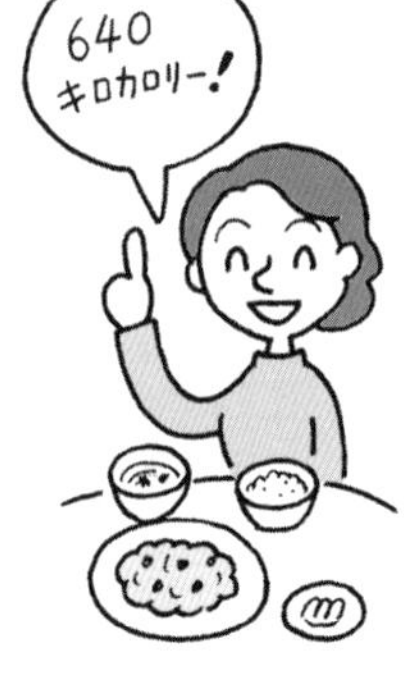

③ひき肉に火が通ったら、しょうが汁を落とし、水どきかたくり粉でとろみをつける。

④茶わん蒸しに③の汁をはる。

アスパラ入りスクランブルエッグ

①卵はといて、2cmに切ったアスパラガスを加えてさっくり混ぜ、塩、こしょうを加える。

②フライパンにオリーブ油を熱し、①を入れて半熟状にいためる。

③皿に盛り、みじん切りにしたパセリを飾る。

●材料（1人分）

●卵の甘酢あんかけ

- 卵……………………1個（50g）
- にら……………⅕束（20g）
- 塩……………………………少量
- ごま油………小さじ¾（3g）
- 玉ねぎ…………………………10g
- にんじん……………………… 5g
- 干ししいたけ……………½枚
- ごま油………… 小さじ¼（1g）
- 水…………………¼カップ（50mℓ）
- 酢…………小さじ1弱（4g）
- 砂糖…………小さじ⅔（2g）
- うす口しょうゆ………………………………小さじ⅔（4g）
- かたくり粉…………小さじ¼
- 水……………………小さじ½

●卵のグラタン

- 卵……………………1個（50g）
- ほうれん草……¼束（80g）
- 油………………小さじ1（4g）
- 塩…………ミニ⅓（0.4g）
- こしょう………………少量
- バター…………小さじ1（4g）
- 小麦粉……小さじ1強（4g）
- 牛乳………………¼カップ（50mℓ）
- 水…………………⅕カップ（40mℓ）
- 固形ブイヨン…¼個（1g）
- 塩…………ミニ⅙（0.2g）
- こしょう………………少量
- パルメザンチーズ………………………………小さじ1（2g）

●ミルク茶わん蒸し

- 卵…………………½個（25g）
- 牛乳………………⅓カップ強（75mℓ）
- 塩…………………ミニ⅓（0.4g）
- こしょう………………少量
- 鶏ひき肉……………………20g
- だし…………………⅕カップ（40mℓ）
- 酒…………………小さじ½（2.5g）
- しょうゆ……小さじ ⅓（2g）
- みりん………小さじ ½（3g）
- しょうが汁………………………………小さじ½弱（2g）
- かたくり粉…………………少量
- 水……………………………少量

●アスパラ入りスクランブルエッグ

- 卵…………………1個（50g）
- ホワイトアスパラガス（缶詰め）…………………30g
- 塩…………………ミニ¼（0.3g）
- こしょう……………………少量
- オリーブ油…小さじ¾（3g）
- パセリ……………………少量

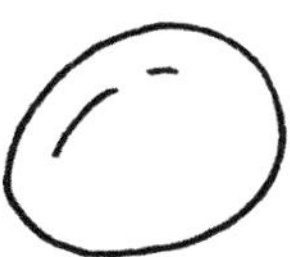

カロリーだわ」で安心して注文して、食べたら80点です。この料理は「これだけエネルギーがあるんだ。お肉の厚さや大きさはどのくらいかな」と思ったら100点です。

●分量がわかりやすいものを

酢豚、シチュー、カツ丼などは、材料の配合や作り方で、栄養量が大幅に違います。分量の推測がむずかしいこともあります。刺し身、焼き魚、焼き肉などは素材の分量がわかると、およその栄養量がわかりやすいものです。

●本や市販の加工品で、料理の栄養量の情報を集める

情報源の求め方、利用の仕方は、栄養指導（34ページ）を参考にしてください。

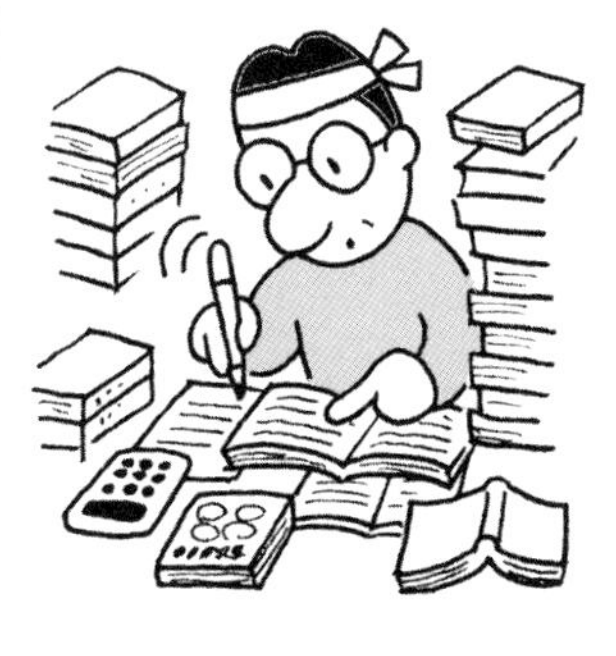

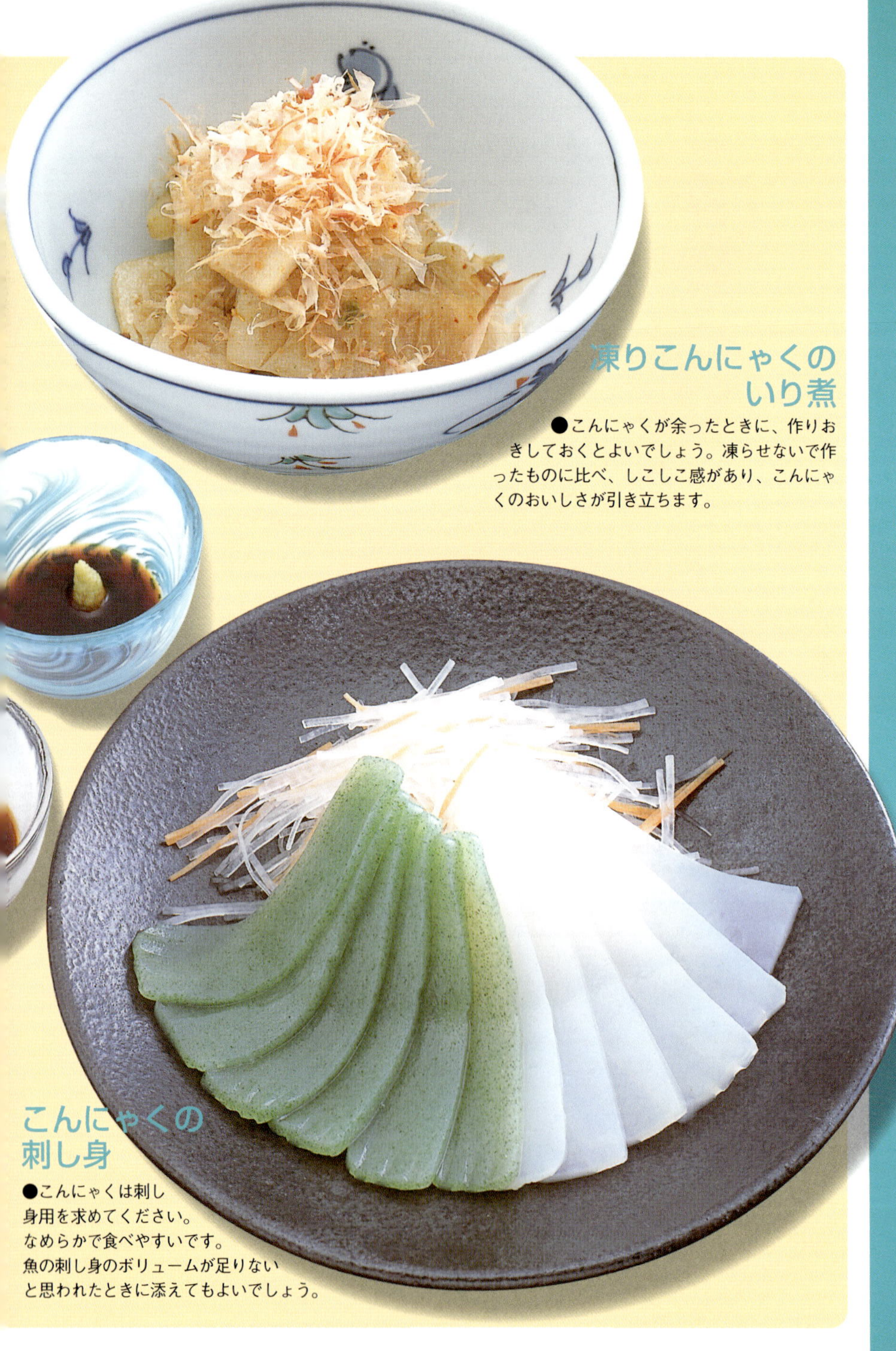

凍りこんにゃくのいり煮

●こんにゃくが余ったときに、作りおきしておくとよいでしょう。凍らせないで作ったものに比べ、しこしこ感があり、こんにゃくのおいしさが引き立ちます。

こんにゃくの刺し身

●こんにゃくは刺し身用を求めてください。なめらかで食べやすいです。魚の刺し身のボリュームが足りないと思われたときに添えてもよいでしょう。

●作り方は120ページ

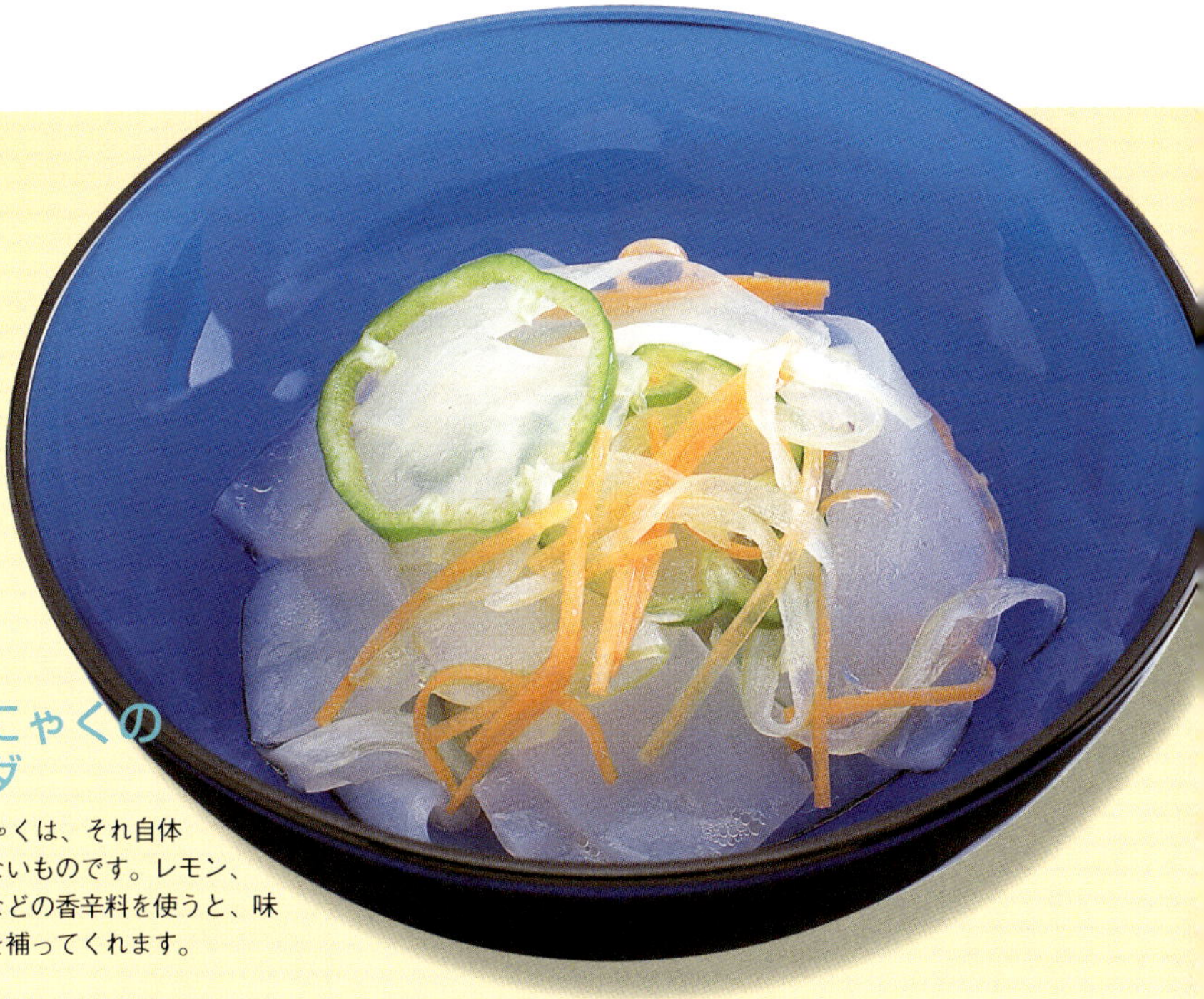

こんにゃくのサラダ

●こんにゃくは、それ自体には味のないものです。レモン、ニンニクなどの香辛料を使うと、味の淡泊さを補ってくれます。

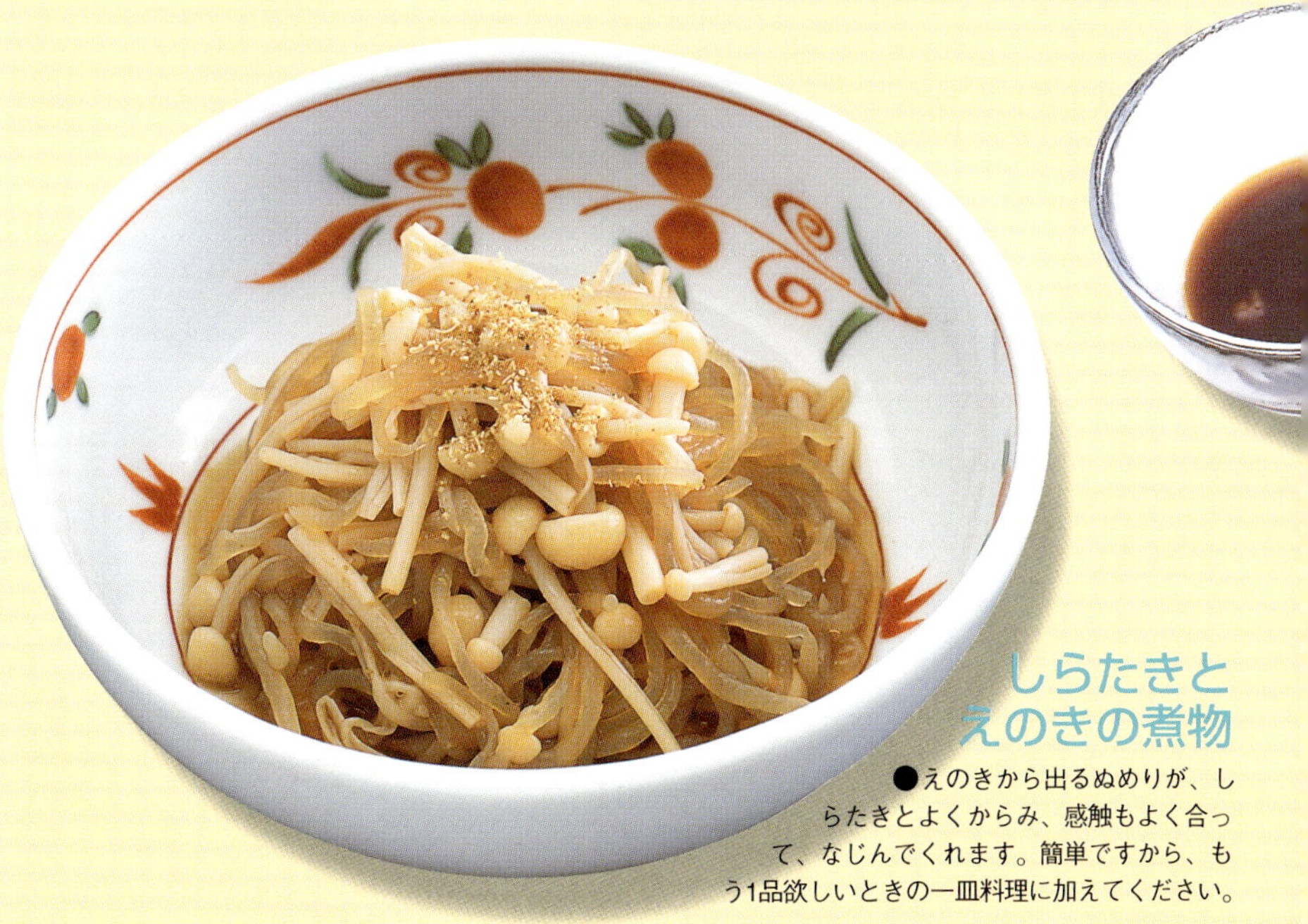

しらたきとえのきの煮物

●えのきから出るぬめりが、しらたきとよくからみ、感触もよく合って、なじんでくれます。簡単ですから、もう1品欲しいときの一皿料理に加えてください。

こんにゃくを使った一品料理

凍りこんにゃくのいり煮

①こんにゃくは2㎝幅の薄切りにし、冷凍庫で凍らせておく。
②①の凍りこんにゃくを沸騰湯に入れてもどし、水けをよくきっておく。
③なべにごま油を熱し、こんにゃくをいため、砂糖、しょうゆを加えて煮る。仕上がり直前に七味とうがらしをふり入れる。
④器に盛り、削りガツオをのせる。

こんにゃくの刺し身

①こんにゃくは薄切りにする。
②大根、にんじんは、5～6㎝長さの細いせん切りにし、水に放してパリッとさせ、ざるに上げて水けをきる。
③梅肉を裏ごし、しょうゆでのばす。
④こんにゃくと野菜を皿に盛り、梅じょうゆとわさびじょうゆを添える。

こんにゃくのサラダ

①こんにゃくは薄切りにして、湯通しして冷やす。
②玉ねぎは薄切りにして、水にさらして水けを絞る。辛いときには塩でもむとよい。
③ピーマンは輪切り、にんじんはせん切りにする。
④ドレッシングの材料を混ぜ合わせ、①～③をあえる。

しらたきとえのきの煮物

①しらたきは湯通しして、4～5㎝長さに切る。えのきは長さを2～3等分し、ほぐす。
②だしに、酒、しょうゆ、しょうがを加えて煮立て、①を入れて煮含める。
③器に盛り、粉ざんしょうをふる。

●118ページ参照

【お困り相談】③

宴会が多く、宴会の席でお酒を断ることができません。

決め手はありませんが、患者さんが教えてくれた方法で申し上げると、「ドクターストップ」がいちばんいいそうです。そして、1滴も飲まないことだそうです。少しでも飲むと、「少し」をすすめられるからです。

次の手は、飲む量を減らすことです。まず、飲むペースを落としてみます。コップがからになれば、つがれてしまうので、自分のコップはあけずに、すすめじょうずに徹することです。

アルコールの種類を変えるのもよい方法、と教えてくれました。ビールや日本酒より、ウイスキーがいいそうです。ウーロン茶割りにしてうすめると、なおよいと聞きます。そして、ちょびりちょびりと飲むことです。

アルコールの種類は、同じエネルギーならば、痛風などの合併症がなければ、

エネルギーとカロリー

● この本の下段のコラムをお読みになると「エネルギー」と「カロリー」が使い分けられているのにお気づきのことと思います。この区別はどこにあるのでしょうか。

●カロリー（cal）、キロカロリー（kcal）とは、じつは熱量（エネルギー）の量を表わす「単位」のこと。長さでいうなら、メートル（m）、キロメートル（km）、重さなら、グラム（g）、キログラム（kg）と同じです（食品の場合、日本では、キロカロリーを使います）。

●したがって「この料理はカロリーが高そう」という言い方は、正確には「この料理はエネルギーが高そう」となります。ダイエットなどの「カロリー制限」も正確には「エネルギー制限」です。

●材料（1人分）

●凍りこんにゃくのいり煮

こんにゃく………1/3枚（80g）
ごま油……………小さじ1（4g）
砂糖………………小さじ1（3g）
しょうゆ………小さじ1弱（5g）
七味とうがらし…………少量
削りガツオ…………………適量

●こんにゃくの刺し身

こんにゃく（白・緑）…各50g
大根…………………………30g
にんじん……………………3g
減塩しょうゆ……………………………小さじ1（6g）
梅肉……………小さじ1/5（1g）
減塩しょうゆ…小さじ1（6g）
練りわさび……………適量

●こんにゃくのサラダ

こんにゃく（白）…1/3枚（80g）
玉ねぎ…………………………20g
ピーマン……………………10g
にんじん……………………10g
ドレッシング
酢………小さじ1/2強（3g）
レモン汁……小さじ1（5g）
オリーブ油……………………………小さじ1強（5g）
しょうゆ……………少量
塩…………ミニ1/4（0.3g）
おろしにんにく……少量
タバスコ……………少量

●しらたきとえのきの煮物

しらたき…………1/5玉（40g）
えのきたけ………1/2袋（40g）
だし……………1/4カップ（50mℓ）
酒…………小さじ1（5g）
しょうゆ…大さじ1/2強（10g）
しょうが……………少量
粉ざんしょう……………少量

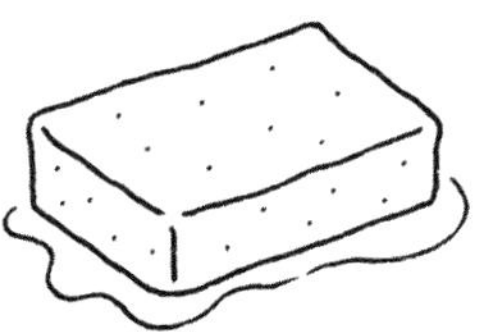

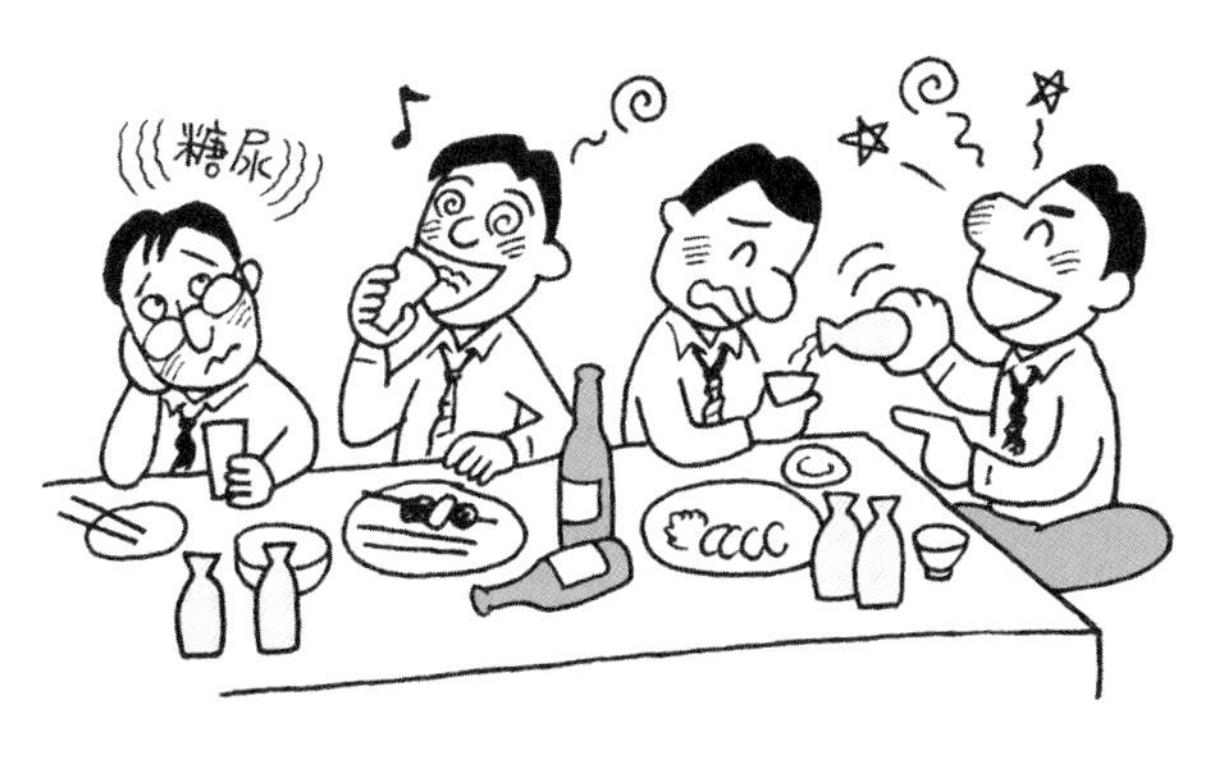

体によい悪いの大差はありません。
組合の役員をなさっているあるかたは飲む機会が多いので、組合の大会で「糖尿病宣言」をしたそうです。以後、インスリンの時間になると、皆が声をかけてくれるようになりました。食べ物についても気を使ってくれるようになり、宣言以来、気持ちが楽になったそうです。

●一品料理の作り方

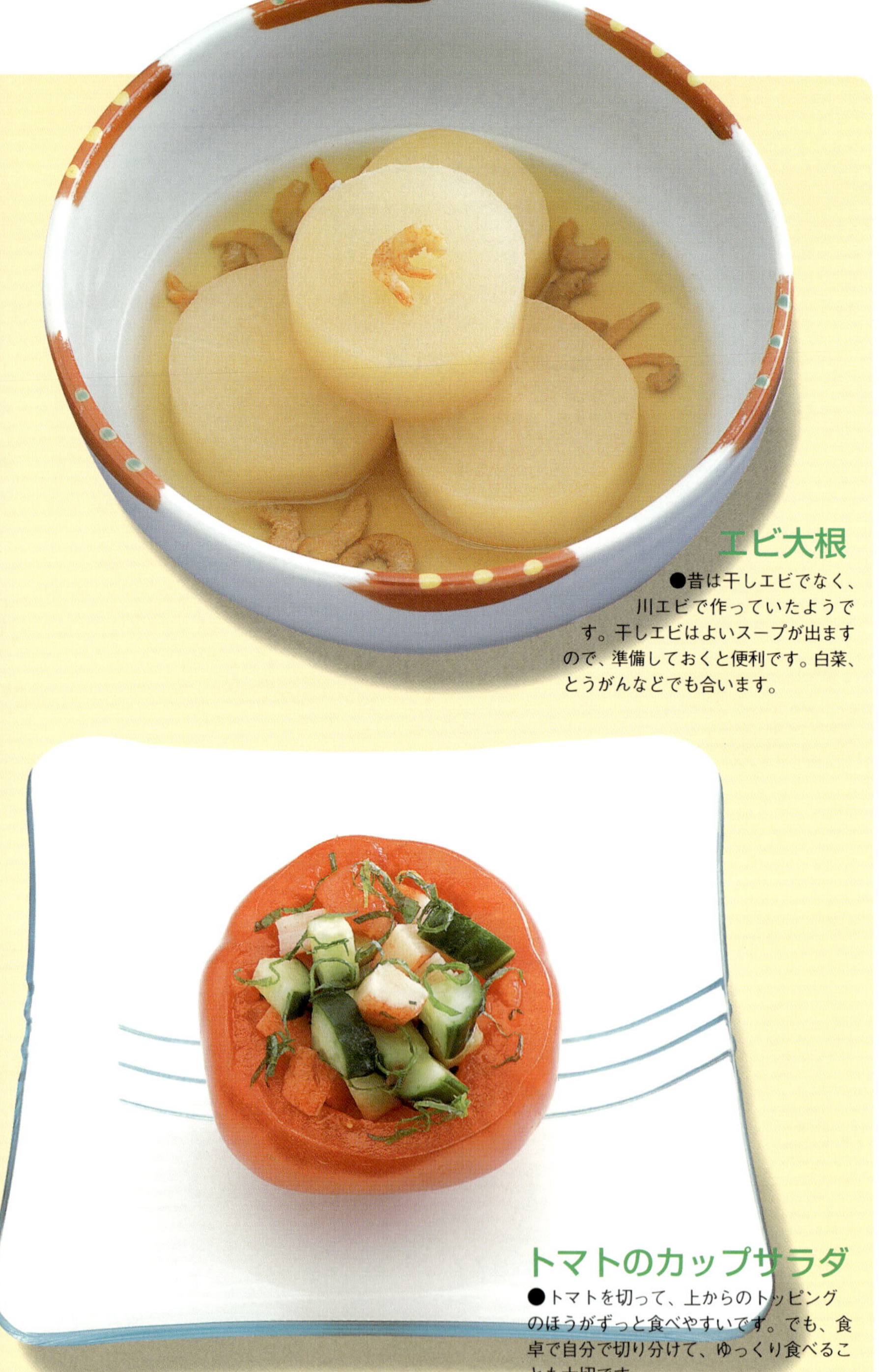

エビ大根

●昔は干しエビでなく、川エビで作っていたようです。干しエビはよいスープが出ますので、準備しておくと便利です。白菜、とうがんなどでも合います。

トマトのカップサラダ

●トマトを切って、上からのトッピングのほうがずっと食べやすいです。でも、食卓で自分で切り分けて、ゆっくり食べることも大切です。

●作り方は124ページ

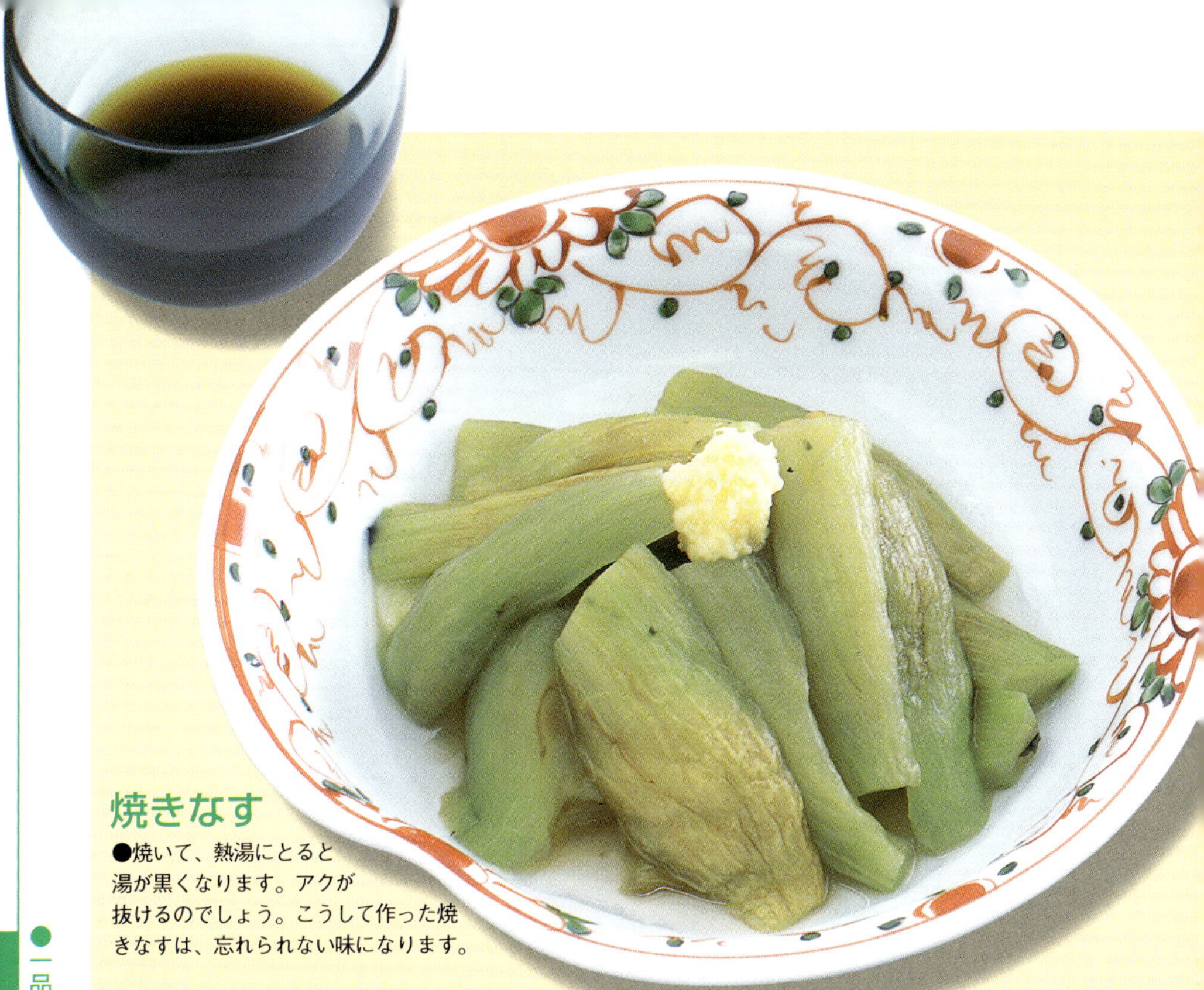

焼きなす

●焼いて、熱湯にとると湯が黒くなります。アクが抜けるのでしょう。こうして作った焼きなすは、忘れられない味になります。

野菜のカキ油いため

●ひとり暮らしで少量多品目野菜をととのえるのがむずかしいかたはカット野菜が便利です。シンプルな“塩・こしょう”“豆板醤入り” などと、調味料を工夫することで、同じ素材でもずいぶんと趣が変わります。

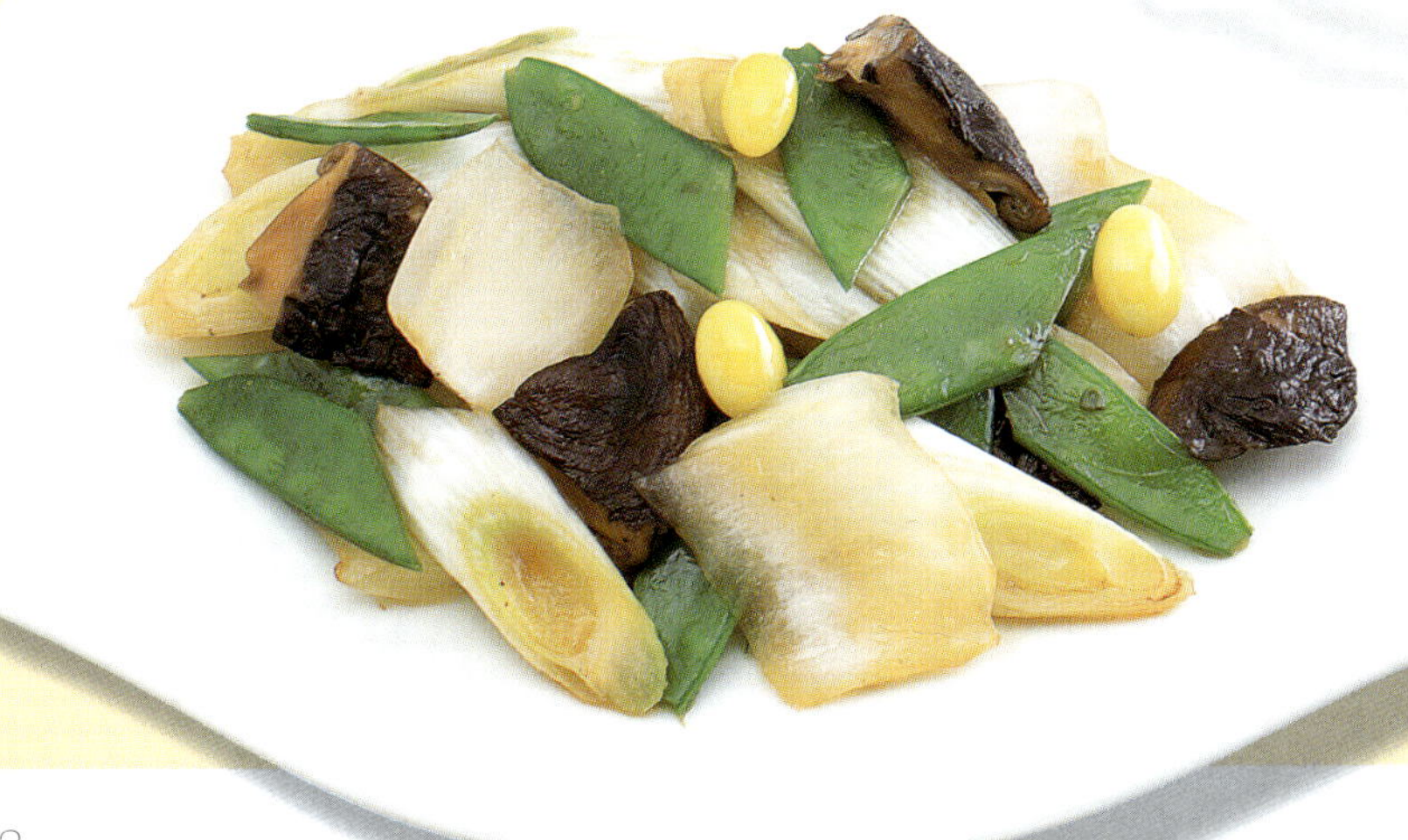

●122ページ参照

エビ大根

①大根は2㎝厚さの輪切りにし、厚めに皮をむいて、下ゆでする。
②干しエビは湯につけてもどす。
③なべに大根、エビを入れ、ひたひたの水をはる。酒、塩、しょうゆを入れて火にかけ、煮立ったら火を弱め、ことことと煮る。

トマトのカップサラダ

①トマトは、上から1/3のところで切り、実をくり出し、種を除いておく。
②①のトマト、きゅうり、カニかまは5㎜角に切る。
③刻んだ青じそはせん切りにする。
④刻んだトマトの実、きゅうり、カニかまをドレッシングであえ、トマトのカップに詰めて青じそを散らす。

焼きなす

①なすは、へたのすぐ下の周囲に浅く切り目を入れ、皮がむきやすいようにしておく。
②なすを焼き網で、やわらかく焼き、水にとって手早くさまして皮をむく。縦に裂いてお湯につける。
③湯をきって器に盛り、おろししょうがを天盛りにする。しょうゆを添えて、熱いうちに食べる。

野菜のカキ油いため

①白菜の軸は3㎝幅のそぎ切りにし、ねぎは3㎝長さの斜め切りにする。しいたけは水につけてもどし、4等分する。ぎんなんはゆでて薄皮をむく。
②さやえんどうは筋を除いて、半分に斜め切りし、色よくゆでる。
③なべに油を熱し、みじん切りにした

【お困り相談】④

友達や夫婦で旅行を楽しみたいのに、食べるものが違ってしまいます。

旅行には、グルメはつきものです。きっと糖尿病であることをうらめしく思われるときの一つでしょう。

こんな工夫はどうでしょうか。グルメは一日1食にします。他の食事は、粗食にします。グルメも、半分は残しましょう。バスや電車の中での間食は、きっぱりとやめます。ドライブインは、あくまでおトイレ休憩としましょう。

本当に食べたいものを食べるために、おなかをあけておきましょう。おなかいっぱいに食べられないのは、きっと情けない気持ちになると思います。「今度、来たときに、あれを食べよう」と考えてはみませんか。「明日があるさ」です。

以前、糖尿病患者さんの体験談の講演を聞きました。

ある著名な漫画家のかたのお話です

しょうが、にんにくをいためて香りを出す。

④①の野菜を、かたいものから順にいためる。カキ油、酒、砂糖、塩で調味し、さやえんどうを加える。

●材料（1人分）

●エビ大根

大根…150g　干しエビ…乾3g
- 水…適量
- 酒…小さじ1強（6g）
- 塩…ミニ1/4（0.3g）
- しょうゆ…小さじ1（6g）

●トマトのカップサラダ

トマト…1個（150g）
きゅうり…1/3本（30g）
カニ風味かまぼこ…2本（20g）
青じそ…1枚
ノンオイルドレッシング（青じそ風味）…小さじ2（10g）

●焼きなす

なす…2本（150g）
減塩しょうゆ…小さじ1（6g）
おろししょうが…適量

●野菜のカキ油いため

白菜の軸…小1枚分（50g）
ねぎ…1/2本（40g）
干ししいたけ…乾1枚（2g）
ぎんなん…3個（6g）
さやえんどう…6〜7枚（20g）
しょうが・にんにく…各少量
油…小さじ2（8g）
- カキ油…小さじ1弱（5g）
- 酒…小さじ1/2強（3g）
- 砂糖…小さじ1/3（1g）
- 塩…ミニ1/6（0.2g）

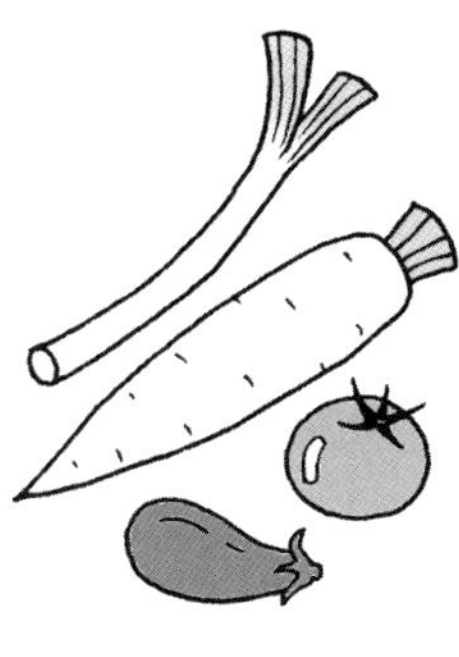

ナトリウム量と食塩相当量

●食塩は化学名を塩化ナトリウム（NaCl）といいます。高血圧予防に食塩を減らそうという場合、塩化ナトリウムのうちナトリウム(Na)を制限することが大切とされています。このため加工食品の食塩量は、ナトリウム量で示されています。

●ナトリウム量から食塩相当量は次の式で求めることができます。

ナトリウム量×2.54÷1000＝食塩相当量（g）

●そのつどの計算がめんどうと思われるかたは、「ナトリウム400mg＝食塩約1g」と覚えておくとよいでしょう。

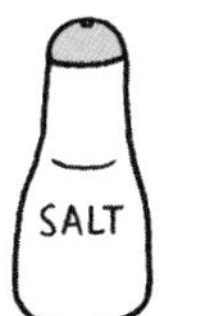

が、旅に出ると「まずいもの探し」をするそうです。ホテルでは、デパートの総菜売り場で買ったお総菜を食べるのだそうです。おいしいものは家で、まずいものは旅先で、ということでした。旅は、景色と出会いがごちそうなのでしょう。

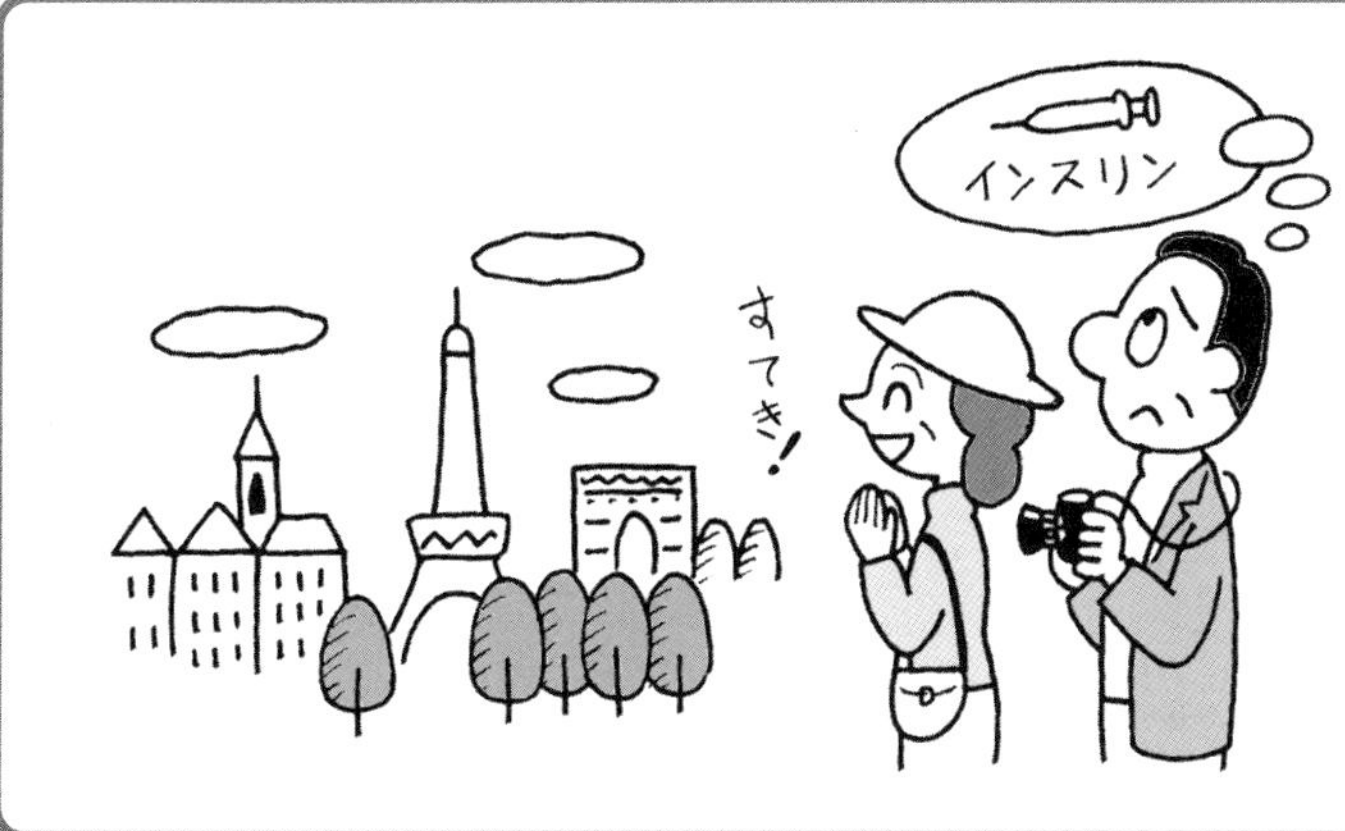

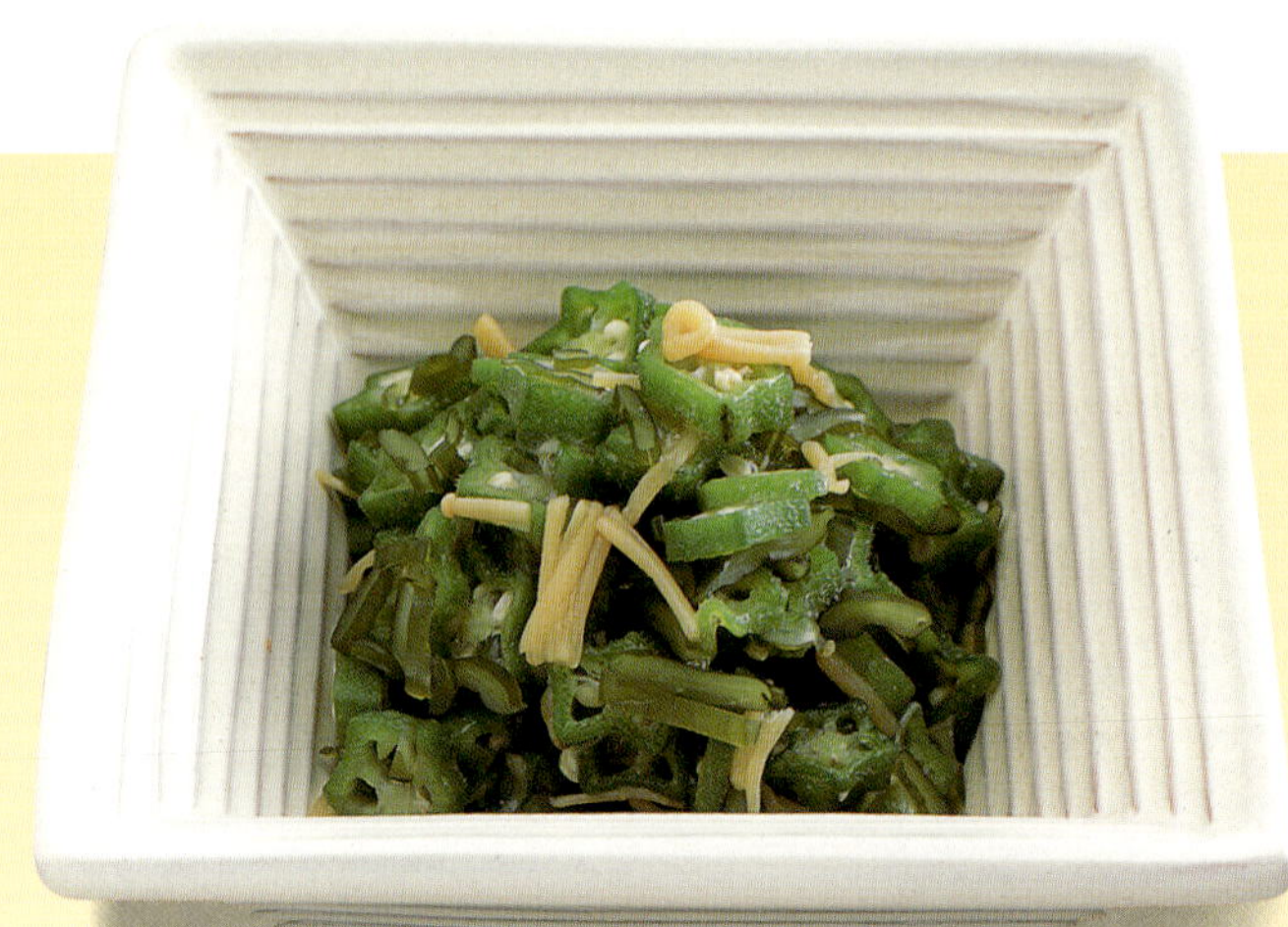

オクラとめかぶわかめの納豆風

●めかぶわかめ、オクラのしこしこ感とヌルヌルがなんともいえないハーモニーです。ツルツルとつい食べすぎますが、エネルギーが低いので安心です。

まいたけのバターいため

●以前、まいたけをいただいたとき、そこに付いていたレシピに“バターでいためると、牛肉の味になる”とありました。試してみてください。

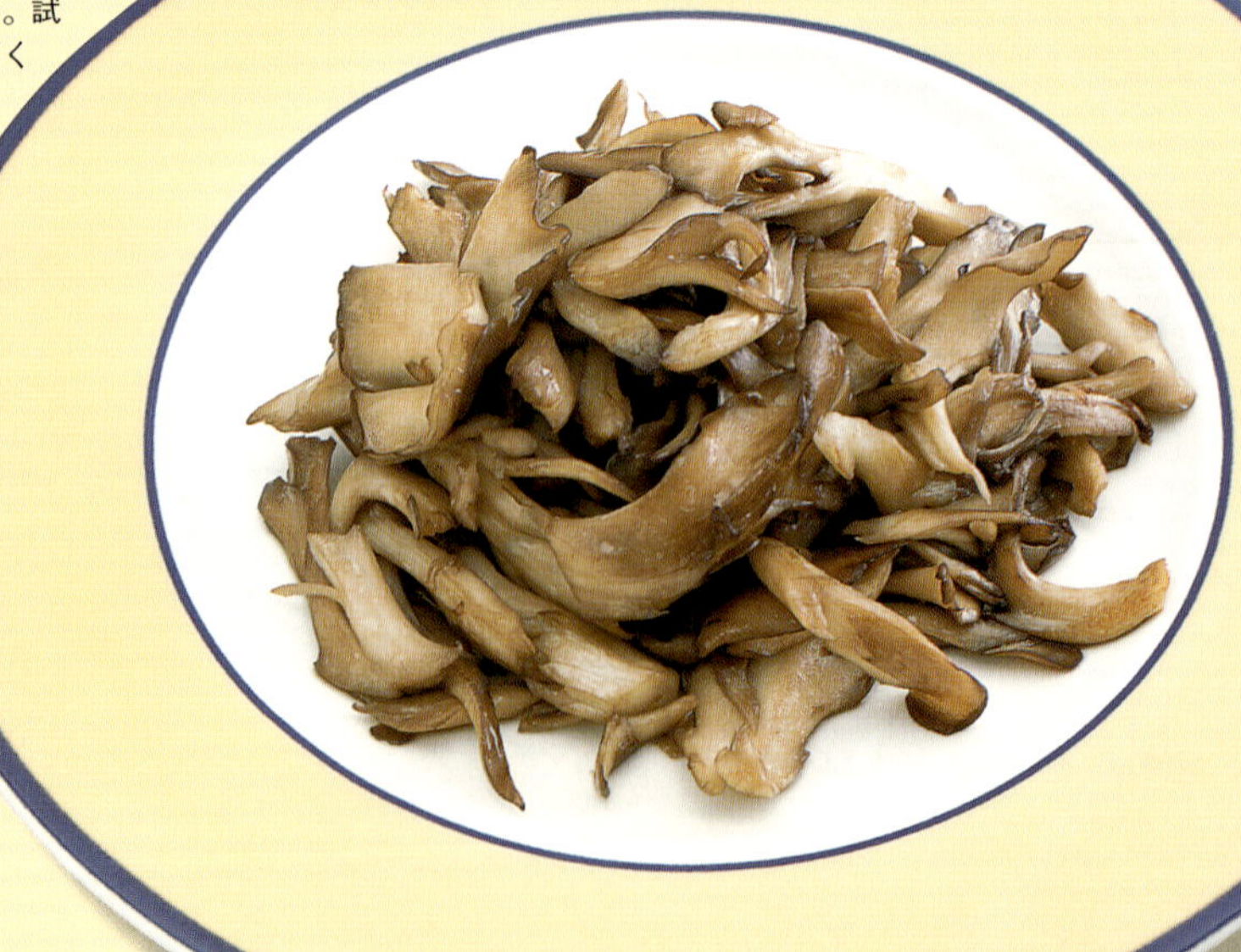

●作り方は128ページ

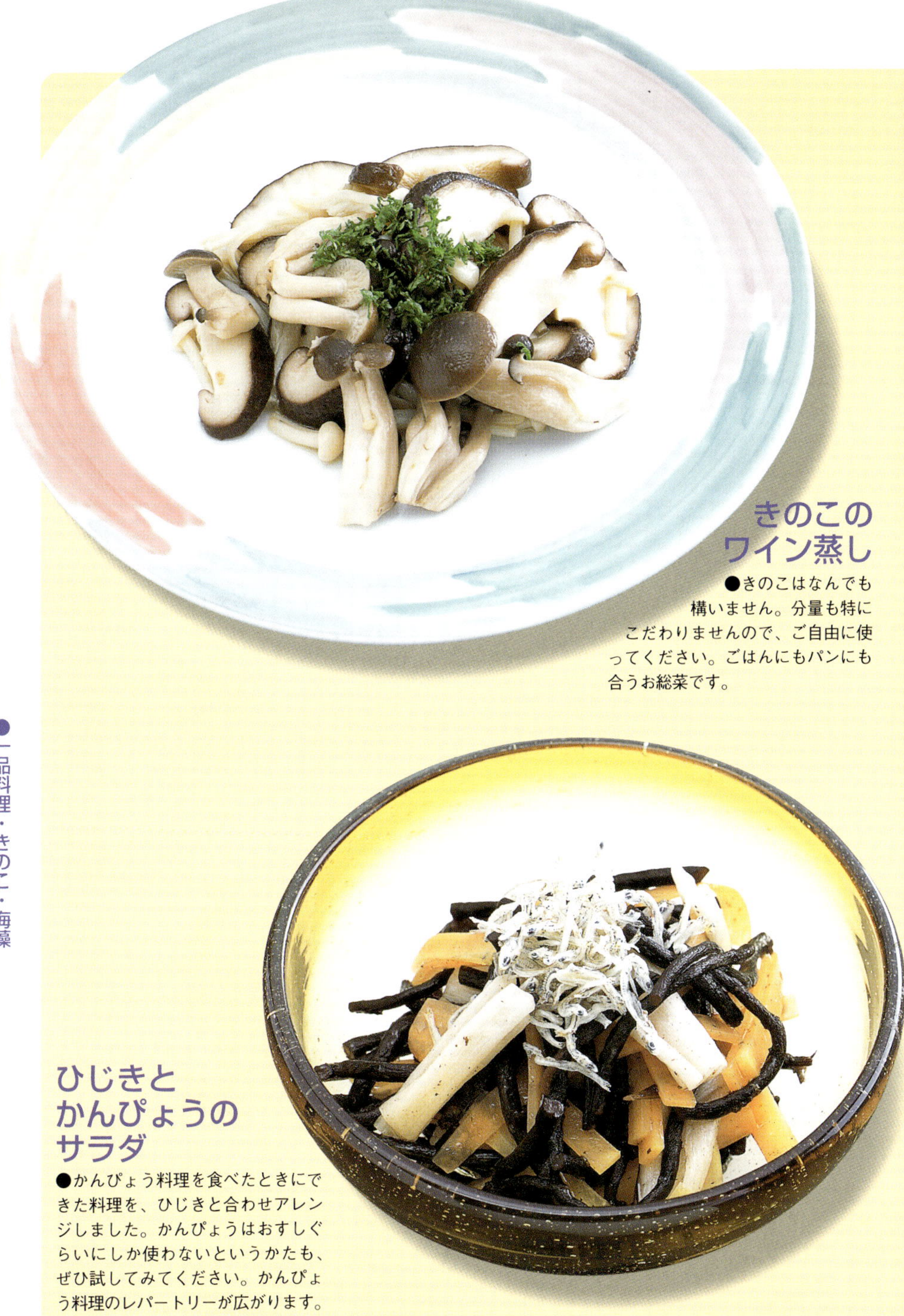

きのこのワイン蒸し

●きのこはなんでも構いません。分量も特にこだわりませんので、ご自由に使ってください。ごはんにもパンにも合うお総菜です。

ひじきとかんぴょうのサラダ

●かんぴょう料理を食べたときにできた料理を、ひじきと合わせアレンジしました。かんぴょうはおすしぐらいにしか使わないというかたも、ぜひ試してみてください。かんぴょう料理のレパートリーが広がります。

きのこ・海藻を使った一品料理

オクラとめかぶわかめの納豆風

①オクラは熱湯に通し、1～2㎜厚さの小口切りにする。
②めかぶわかめは1～2㎜幅に切り、ざるに入れて熱湯を通す。
③オクラ、めかぶわかめをなめたけであえる。

まいたけのバターいため

①まいたけは小房に分ける。
②バターをとかし、まいたけをさっといためる。水を加えて火を通し、塩、こしょうで調味する。

きのこのワイン蒸し

①しいたけは5㎜厚さに切る。しめじは小房に分ける。えのきは長さを2～3つに切る。
②オリーブ油を熱し、①のきのこを入れ、白ワイン、塩、こしょうで調味し、ふたをして火を通す。
③皿に盛り、みじん切りにしたパセリをふる。

ひじきとかんぴょうのサラダ

①ひじきは水につけてもどし、さっとゆでる。
②かんぴょうは塩（分量外）でもんでゆで、3㎝くらいに切る。
③にんじんは3㎝長さの短冊に切り、かためにさっとゆでる。
④酢、ゆず酢、しそ油、塩、しょうゆをよく混ぜてドレッシングを作り、ひじき、かんぴょう、にんじんを水けをきってあえる。
⑤器に盛って、からいりしたちりめんじゃこを天盛りにする。

●126ページ参照

[お困り相談] ⑤

甘いものがだめなんて、とてもがまんできません。

甘いものの誘惑に勝つのは、本当にむずかしいですね。「いけない」といわれると、よけい食べたくなるのも人間の常です。スーパーに行くと、お砂糖売り場には人工甘味料が並んでいます。

ダイエット食品売り場も、堂々とスペースを占め、一つのコーナーになっています。その多くは、砂糖を人工甘味料に変えたり、甘みが少なくてもおいしい工夫をしたものです。でも、はたして、これらのダイエットで成功したかたが、どのくらいいらっしゃるのでしょうか。もちろん、一時的な救いにはなっていることでしょう。

アルコールと同様、甘いものに勝つ妙案はありません。これも、患者さんが教えてくれたことですが、しばらく甘いものを食べないでいると、少しの甘みでも

特別用途食品のマーク

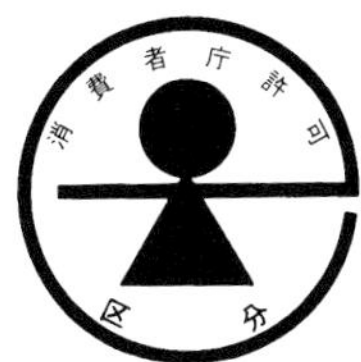

●「特別用途食品」は、乳児用、幼児用、妊産婦用、病者用などの特別の用途に適する食品について、メーカーが商品名、原材料の配合割合および当該食品の製造方法、成分分析表、許可を受けようとする特別用途表示の内容を消費者庁に申請し、審査を受けた製品であることの保証として上記のマークの表示を認められているものです。

特定保健用食品のマーク

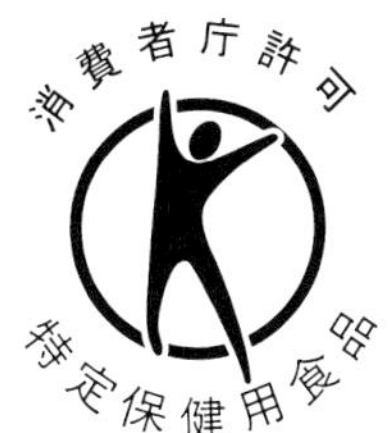

●「特定保健用食品」は、特別用途食品の一つで、消費者庁の審査を得て表示するマークです。「血圧が高めのかた」「血糖値が気になるかた」といった、健康増進のためのある種の効果が期待できる食品に表示されます。

●最近では、「コレステロールの吸収を抑える働きがあります」などと表示された例があります（33、104、105ページ参照）。

●治療効果はありません。

消費者庁のホームページを参照して作成

●材料（1人分）

●オクラとめかぶわかめの納豆風

オクラ……………6本（60g）
めかぶわかめ……………20g
なめたけ（びん詰め）…10g

●まいたけのバターいため

まいたけ…………1パック（100g）
バター…………小さじ3/4（3g）
水……………………大さじ1
塩……………ミニ1/2（0.6g）
こしょう…………………少量

●きのこのワイン蒸し

生しいたけ………4枚（40g）
しめじ…………1/2パック弱（40g）
えのきだけ………1/4袋（20g）
オリーブ油……小さじ1強（5g）
白ワイン……小さじ2（10g）
塩…………ミニ2/3（0.8g）
こしょう………………少量
パセリ……………………少量

●ひじきとかんぴょうのサラダ

ひじき……………………乾5g
かんぴょう……………乾3g
にんじん…………………10g
酢・ゆず酢… 各小さじ1弱（4g）
しそ油……… 小さじ1 1/2（6g）
塩………………ミニ1/4（0.3g）
うす口しょうゆ … 小さじ1/3（2g）
ちりめんじゃこ… 大さじ1強（5g）

甘みに敏感になります。今まで毎日、甘いものを食べていたかたは、一日おきにします。毎日、おまんじゅう2個だったかたは、1個にすればよいでしょう。

自分でできそうな目標を立て、できたら自分で自分をほめてあげてください。ただ、ごほうびは食べ物より、女性だったら、すてきなお洋服や、ちょっと高めの美容院へ行って、おしゃれを楽しんだほうがよさそうです。

もう一つのコツは、甘いものを家に置かないことです。買うときは、1回に食べる分だけにします。いただきものは、小さくして冷凍庫へ入れるか、食べる応援団を探すことです。また、甘いものは食後にして、食卓でしか食べないことです。自分の部屋や、居間では食べないと決めることも、作戦の一つです。

控えめに…がコツ！

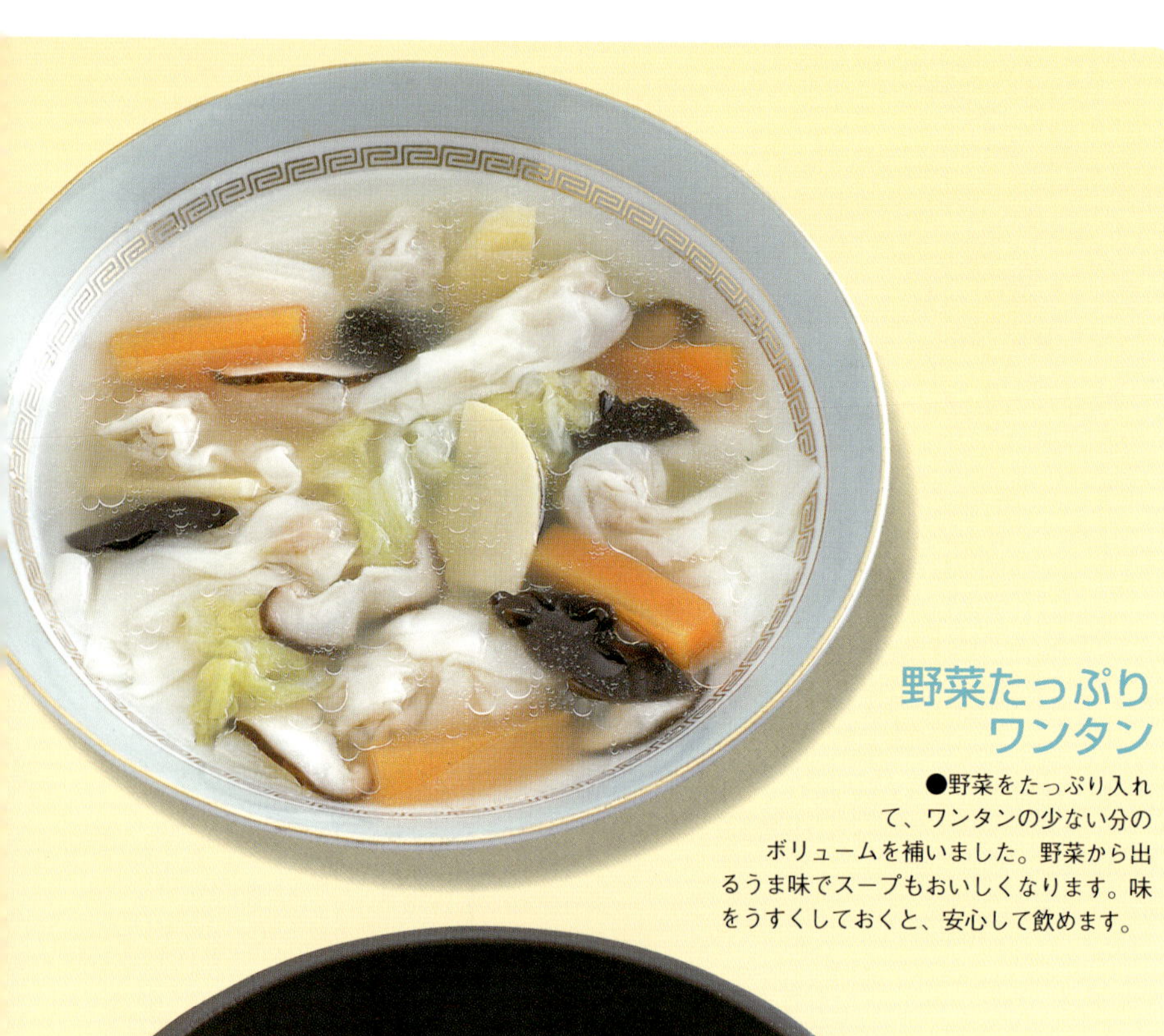

野菜たっぷり ワンタン

●野菜をたっぷり入れて、ワンタンの少ない分のボリュームを補いました。野菜から出るうま味でスープもおいしくなります。味をうすくしておくと、安心して飲めます。

鶏雑炊

●低エネルギー料理の代表格です。なべ物をした翌日に“整理料理”として作られても構いませんが、やはり雑炊を作ろうと思って作ると、でき上がりがきれいになります。

●作り方は132ページ

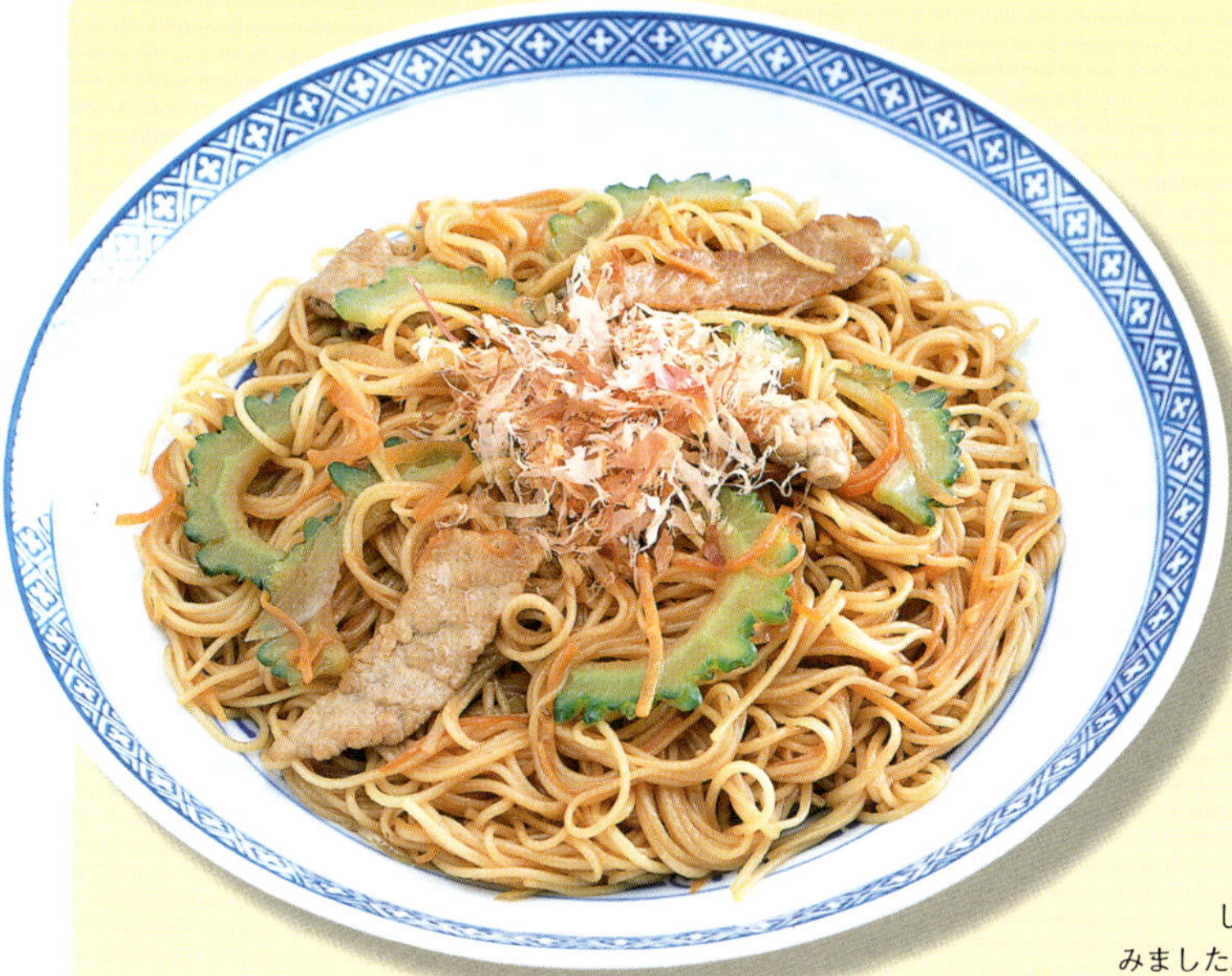

そうめん チャンプルー

●沖縄料理店でいただいたのがおいしくて、さっそく再現してみました。苦うりが苦手なかたは、ご自分がお好きな野菜でよいでしょう。

しらたき入りラーメン

●しらたきとラーメンの割合に決まりはありません。ご自分の指示エネルギーに合わせて決めるとよいでしょう。ラーメンは細めのほうがしらたきとのなじみがよいようです。スープは、残すよう。

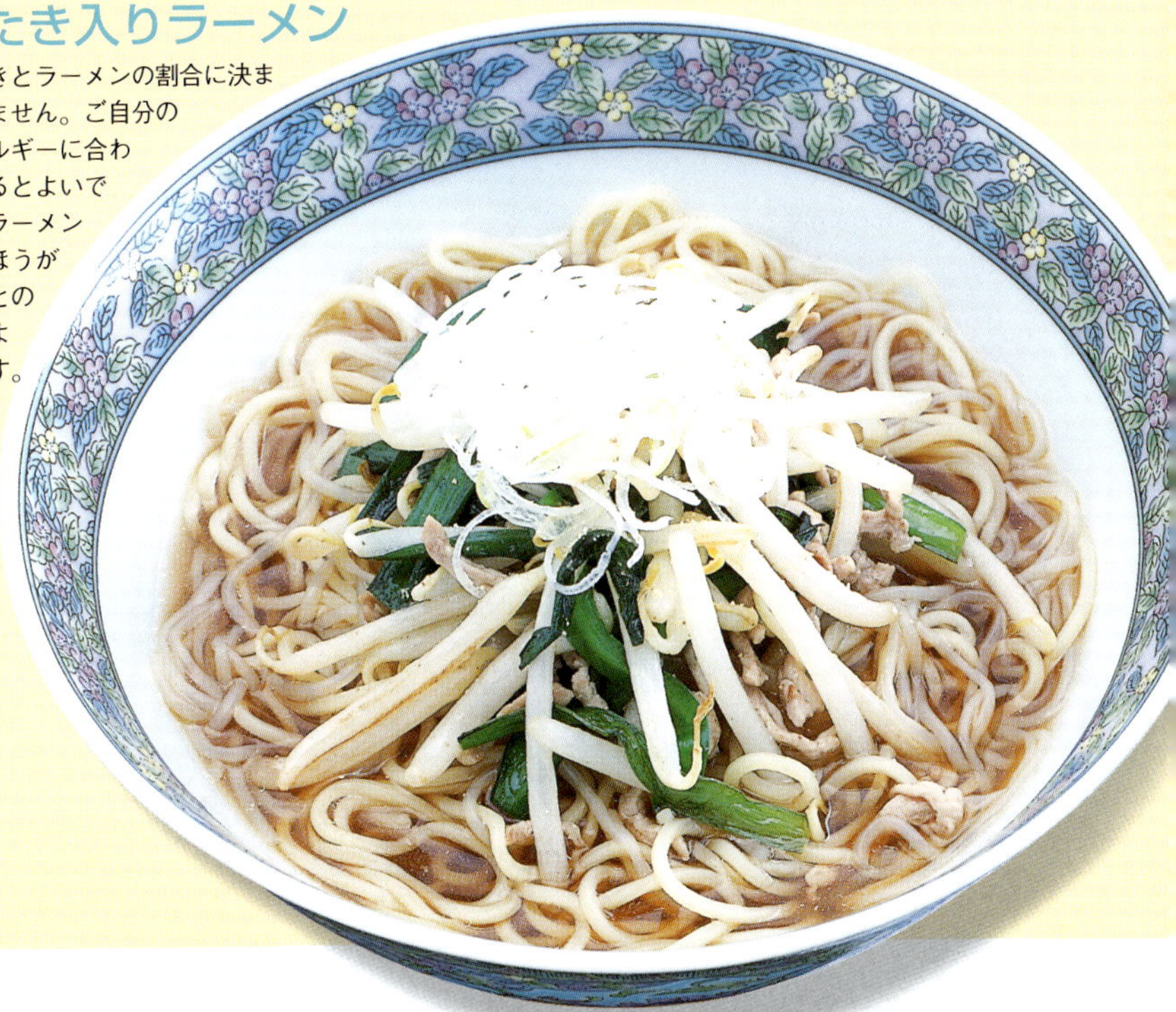

野菜たっぷりワンタン

①ひき肉に、酒、しょうゆ、みじん切りにしたねぎ、しょうが汁を加え、ねばりが出るまでよく混ぜ、ワンタンの皮で包む。
②白菜は2cm幅のざく切り、にんじんは1cm幅の拍子木切り、竹の子は薄切りにする。
③しいたけは5mmの厚さに切り、きくらげは水につけてもどし、大きいものは切る。
④なべに、水と顆粒だしを入れ、②③の野菜を加えて八割がた煮えたら、①のワンタンを入れて煮る。

鶏雑炊

①鶏肉はこま切れにする。
②白菜は1cm幅のざく切りにし、にんじんはいちょう切りにする。
③しめじは小房に分ける。
④だしを煮立て、鶏肉を入れる。煮立ったら白菜、にんじんを加えて煮る。
⑤白菜の軸が透き通ったら、しめじを入れ、調味料を加える。
⑥煮立ったらごはんをほぐし入れ、3～4分煮て、蒸らす。
⑦器に盛り、万能ねぎを散らす。

そうめんチャンプルー

①そうめんはゆでておく。
②豚肉は2cm幅に切る。
③苦うりは縦二つに切り、種を除いて2～3mm厚さの薄切りにする。
④玉ねぎは薄切りにし、にんじんはせん切りにする。
⑤ごま油を熱し、豚肉をいためる。色が変ったら、苦うり、玉ねぎ、にんじんを加えていためる。しんなりしてきたら、酒、しょうゆを入れる。
⑥火を止めて、そうめんを混ぜ合わる。

【お困り相談】⑥

ストレスがたまって、つい、やけ食いをしてしまいます。

これも、だれもが経験することです。食事療法に一度も、挫折やストレスを感じなかったかたは、いないのではないでしょうか。

ストレス解消に、やけ食い、やけ酒以外の方法を見つけるのがいちばんです。これは、自分で見つける以外はありません。まずは、自分の今の思いを、食べ物からそらせてあげることです。趣味を持つというような特別なことではなく、食べ物のないところに、自分の身を置いてみることから始めます。

ただし、インスリンを打たれているかた、糖尿病の薬を飲まれているかたは、低血糖の心配があるので、やたらにがまんせず、時間や症状を確認しましょう。

空腹ががまんできない、というかたは、これも患者さんが教えてくれたことです

水けが少ないときは、水を足す。

⑦皿に盛り、中央に削りガツオをふわりとかける。

しらたき入りラーメン

①しらたきはゆで、3～4か所を切る。

②豚肉は細切りにする。

③スープのもとに水を加えて煮立て、しらたきを入れて味をしみ込ませる。

④油を熱し、豚肉をいため、もやし、にらの順に加える。

⑤ラーメンをゆでて器にとり、しらたき入りのスープを注ぐ。ラーメンとしらたきを混ぜる。

⑥④とねぎをのせ、こしょうをふる。

●材料（1人分）

●野菜たっぷりワンタン

ワンタンの皮……………10枚
- 豚赤身ひき肉…………30g
- 酒……………小さじ1/5（1g）
- しょうゆ……小さじ1/4（1.5g）
- ねぎ………………………5g
- しょうが汁……………少量

白菜…………………1/3枚（35g）
にんじん………………………10g
竹の子…………………………5g
生しいたけ………1枚（10g）
きくらげ………………………1個
- 水……………1カップ（200mℓ）
- 中国風顆粒だし……………………小さじ1 1/2（5g）

●鶏雑炊

ごはん…………………………110g
鶏もも肉（皮なし）……………………1/5枚（40g）
白菜…………………1/2枚（50g）
にんじん………………………10g
しめじ…………1/3パック（30g）
- だし……3/4～1カップ（150～200mℓ）
- 酒……………小さじ1（5g）
- 塩……………ミニ1（1.2g）
- しょうゆ……………少量

万能ねぎの小口切り……少量

●そうめんチャンプルー

そうめん…………………乾60g
豚もも薄切り肉…………40g
苦うり…………………………20g
玉ねぎ…………………………20g
にんじん………………………10g
ごま油…………小さじ1 1/2（6g）
- 酒……………小さじ2（10g）
- 減塩しょうゆ……………………大さじ1強（20g）

削りガツオ……………………少量

●しらたき入りラーメン

生ラーメン………2/3袋（85g）
しらたき（細くて白いもの）…………………………40g
- 添付スープのもと……2/3量
- 水…………1 1/2カップ（300mℓ）

- 豚もも薄切り肉………20g
- もやし…………1/4袋（50g）
- にら（5cm長さに切る）……10g
- 油……………小さじ3/4（3g）

ねぎ（小口切り）……… 5g
こしょう………………………少量

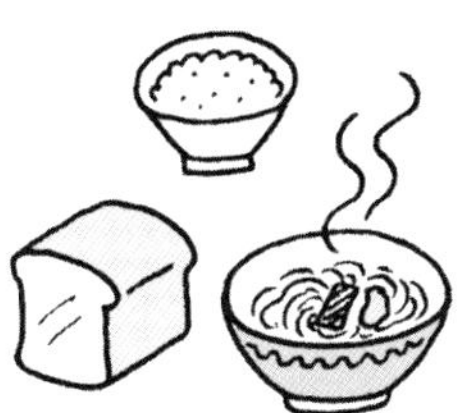

が、ちょっと紹介しましょう。

●あとで食べようと思う

空腹感は一時的なものです。掃除をしたり、テレビを見たり、散歩をしたり、空腹以外のことに気持ちを集中させるとよいでしょう。気がつくと、空腹感は去っています。

●やけ食いをしたら、後悔するより運動をする

運動するためには、やけ食いは昼食がよさそうです。「夕食を制す者は、糖尿病を制す」という、ある医師の言葉があります。やけ食いをすすめたり、認めたりするわけではありませんが、これは実体験に基づいたものです。

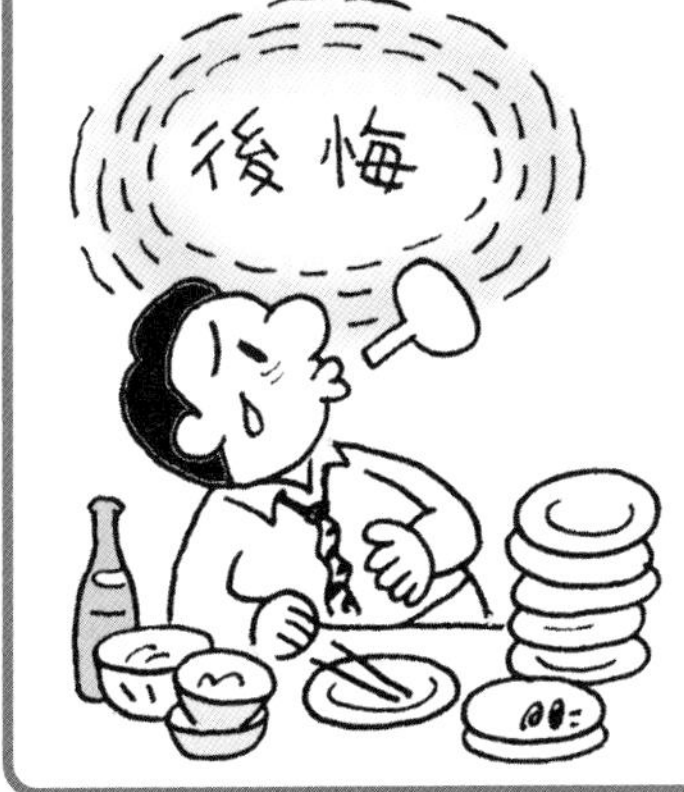

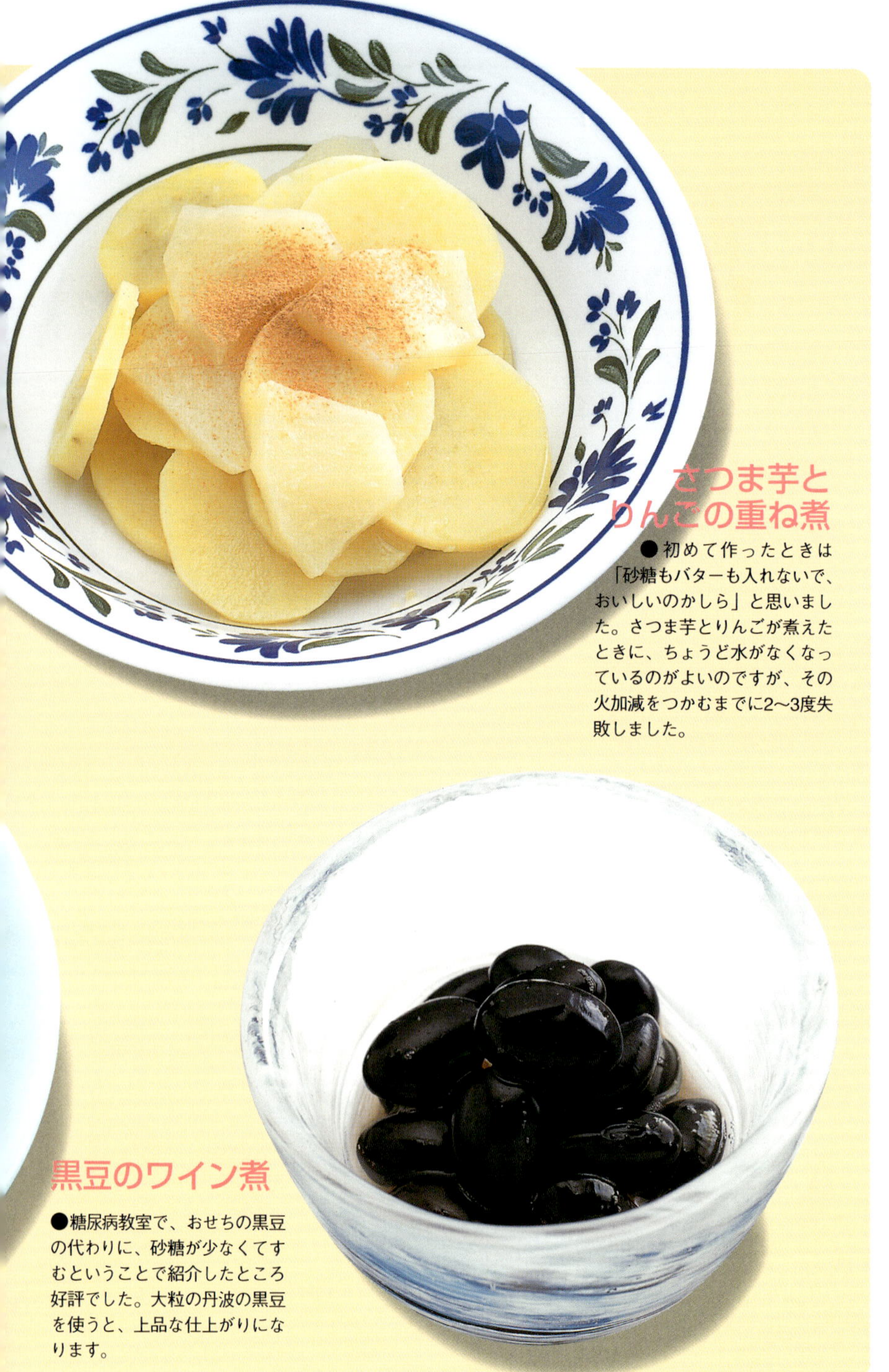

さつま芋とりんごの重ね煮

●初めて作ったときは「砂糖もバターも入れないで、おいしいのかしら」と思いました。さつま芋とりんごが煮えたときに、ちょうど水がなくなっているのがよいのですが、その火加減をつかむまでに2〜3度失敗しました。

黒豆のワイン煮

●糖尿病教室で、おせちの黒豆の代わりに、砂糖が少なくてすむということで紹介したところ好評でした。大粒の丹波の黒豆を使うと、上品な仕上がりになります。

●作り方は136ページ

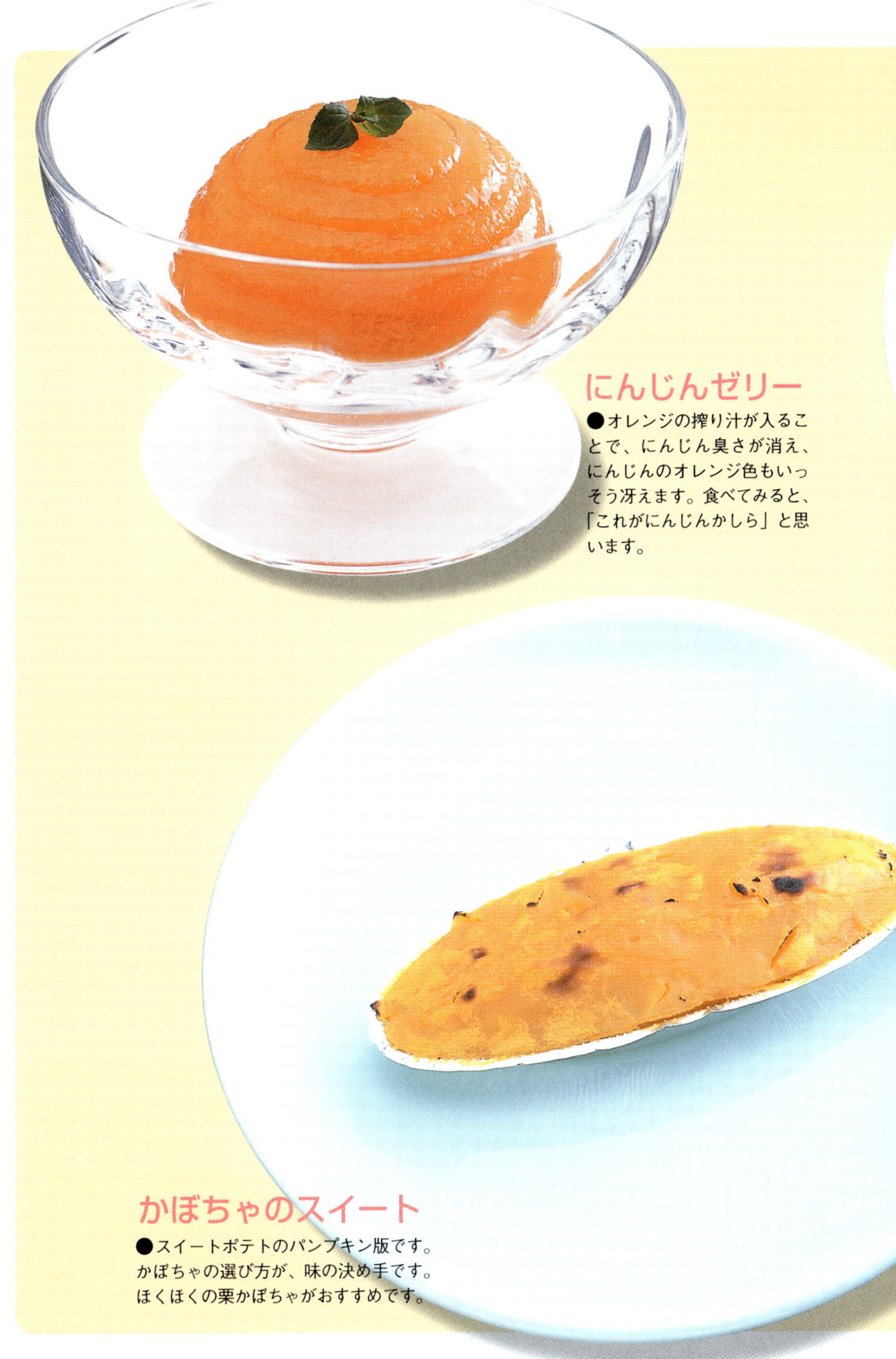

にんじんゼリー

●オレンジの搾り汁が入ることで、にんじん臭さが消え、にんじんのオレンジ色もいっそう冴えます。食べてみると、「これがにんじんかしら」と思います。

かぼちゃのスイート

●スイートポテトのパンプキン版です。かぼちゃの選び方が、味の決め手です。ほくほくの栗かぼちゃがおすすめです。

デザート

さつま芋とりんごの重ね煮

①さつま芋は皮を厚めにむき、3㎜厚さの輪切りにし、水にさらす。
②りんごは六つ割りにし、皮と芯を除いて3㎜厚さのいちょう切りにする。
③なべに、りんごとさつま芋を重ねて並べ、水を加える。
④弱火で落としぶたをして、15分くらい水けがなくなるまで煮る。
⑤器に盛って、シナモンをかける。

黒豆のワイン煮

①なべに水、砂糖、しょうゆを加えて煮立てる。
②洗った黒豆を①に入れ、再沸騰したら火を止め、一晩おく。
③再度火にかけ、沸騰したら火を弱め、豆が充分やわらかくなるまで煮る。煮ている間、煮汁が不足したら湯を足す。
④煮上がりぎわにワインを入れ、アルコール分をとばす程度に煮て、そのまま冷ます。

にんじんゼリー

①にんじんはすりおろす。
②粉ゼラチンは、水に浸してもどす。
③②にオレンジの搾り汁、砂糖を入れて温め、ゼラチンを煮とかす。
④③にすりおろしたにんじんを加えて混ぜ、ゼリー型に流してかためる。
⑤器にあけ、ペパーミントの葉を飾る。

かぼちゃのスイート

①かぼちゃは皮をむいて蒸す。電子レンジで加熱すると早い。
②熱いうちにつぶし、牛乳、砂糖、バターを加えてよく練る。
③スイートポテトの型に入れて成形する。
④オーブントースターで焼く。

●134ページ参照

【お困り相談】⑦

透析になったらどうしよう、と気になります。

腎疾患は、糖尿病の合併症の代表的な病気です。その予防としては、血糖のコントロールと、血圧のコントロールが重要です。食事の面では前者は食べすぎ、後者は食塩のとりすぎに気をつければよいわけです。

食事療法は「いうはやすし、行なうはかたし」ですから、継続は困難であるかもしれません。「なんで私が？」という思いも頭をもたげることでしょう。でも、心配しても予防にはなりません。常に医療機関にかかり、早めに腎症を発見し、薬物治療は医師の指示に従い、たんぱく質の制限などの食事療法を始めることです。

コントロールをうまくやれば、体調もよくなり、気持ちもやわらぎます。

気をつけよう
栄養成分の強調表示

●最近のダイエット食品には、その製品の特徴を示したものがあります。たとえば「ノンシュガー」「糖分控えめ」「カロリーオフ」などの表示です。これは強調表示といって、強調した栄養成分の値を必ず記載しなければならないことになっています。

●「ノンシュガー」は砂糖が含まれていないだけで、カロリーがゼロというわけではありません。「控えめ」「オフ」は、糖分なら100g あたりの糖類は5g以下（飲用は2.5g/100mℓ 以下）でよく、ゼロではないのです。エネルギーでは100g あたり20kcal以下（飲用は10kcal /100mℓ 以下）で、1本200mℓ の缶コーヒーなら20kcalとなります。注意しないと、思わぬところでエネルギーが過剰になります。

ノンシュガーチョコレート
栄養成分表示（1本11.5gあたり）

エネルギー	48kcal
たんぱく質	0.8g
脂質	4.0g
糖質	3.5g
ナトリウム	13mg
食物繊維	2.4g
糖類	0g
乳糖	0g
ショ糖	0g

ノンシュガー飴
栄養成分表示（10粒あたり）

エネルギー	105kcal
たんぱく質	0g
脂質	0g
糖質	39.5g
ナトリウム	0mg
糖類	0g
ショ糖	0g

『早わかり 栄養表示基準』厚生省生活衛生局食品保健課新開発食品保健対策室監修（中央法規出版）より作成

●材料（1人分）

●さつま芋とりんごの重ね煮

さつま芋…………½本（70g）
りんご……………¼個（50g）
水…………………………少量
シナモン…………………少量

●黒豆のワイン煮

黒豆…………………乾10g
水…………大さじ2（30mℓ）
砂糖………大さじ½（5g）
しょうゆ……………少量
赤ワイン……………………小さじ⅕～⅖（1～2g）

●にんじんゼリー

にんじん…………½本（60g）
粉ゼラチン…小さじ⅔（2g）
水…………………小さじ⅔
オレンジの搾り汁（またはオレンジジュース）……………………………⅕カップ（40mℓ）
砂糖…………小さじ1強（4g）
ペパーミントの葉…1～2枚

●かぼちゃのスイート

かぼちゃ……皮を除いて70g
牛乳……………………大さじ1
砂糖…………小さじ2強（7g）
バター………小さじ¼（1g）

【お困り相談】⑧

栄養指導を受けたのはいいのですが、挫折の連続です。

だれでもが経験することです。ときどき、自分で自分を解放してあげることもたいせつです。仲間、家族、医師や栄養士に挫折をこぼすのもよいでしょう。

挫折したり、また、やる気になったりのくり返しです。このときたいせつなのは、診察も栄養指導も受けに行くことです。そこには、多くのあなたの仲間がいるはずです。たいへんだからこそ、病院へ行くのです。

病気を予防する四群点数法の基本

家族の中に食事療法中の人がいる場合でも、家族みんなが同じ食卓を囲んで食べられることがたいせつです。

糖尿病になった人の食事療法とは、基本的には「栄養バランスのとれた食事」なので、それは家族がそろって食べられる食事だといえます。ただ、家庭は年齢も仕事も活動量も違う男女の集まりですから、同じ料理であっても一人一人に見合った食事量を決めなければなりません。

これから紹介する「四群点数法」は、だれもが簡単に、栄養バランスのとれた食事ができるようにと考え出されたものです。

四群点数法の基本を覚えると「栄養バランスのよい献立を自分で立てること」「献立を個人にふさわしくアレンジすること」が簡単にできます。

四群点数法とは

●食品を四つのグループに分ける

私たちの身のまわりにある食品は、栄養的に似た者同士で分けると、四つのグループに分けられます。

この四つのグループには、それぞれ第一群、第二群、第三群、第四群と名前がつけられています。この四つの食品群から、必要な分を組み合わせて食事を組み立てると、むずかしい栄養素のバランスを考えなくても、自然に栄養のバランスがよい献立になります。

患者さんや家族一人一人に合わせるには、必要な栄養素の多く含まれる食品群からとる食品を増やしたり、制限しなければいけない栄養素が多く含まれる食品群の食品を控えたりして調節します。このとき、栄養の過不足は一日に食べる食品全体で考えるものですから、3回の食事だけでなく間食も含めて考えることがたいせつです。

次に、四つの食品群のそれぞれの栄養的な特徴をまとめました。

♠第一群

乳・乳製品／卵

このグループの食品の特徴は、日本人の食生活で不足しやすい栄養素を比較的バランスよく含んでいることです。

含有するたんぱく質は、アミノ酸バランスのよい良質たんぱく質です。米や小麦のたんぱく質は体内での利用効率があまりよいとはいえませんが、このグループの食品と食べ合わせると、不足するアミノ酸を補って利用効率がよくなります。

　また、ビタミン、ミネラルも豊富で、ビタミンA、B_2、鉄、カルシウムなどのよい供給源です。牛乳のカルシウムは、リンとバランスがよいために吸収利用がされやすく、日本人の食生活で不足しがちなカルシウムのよい供給源となります。

　このグループは、このように毎日の栄養を完全にする食品のグループで、まず優先的にとることを心がけなければならないグループです。

　シンボルマークとして、トランプの♠をつけています。

♥第二群

魚介／肉／豆・豆製品

　毎日の献立の中で、主菜となるのがこのグループの食品です。良質のたんぱく質を豊富に含み、体や筋肉、血液をつくる食品です。

　献立を考えるにあたって、主菜を肉にするか、魚にするか、そしてその調理法を和・洋・中のどれにするかによっても食事の展開が変わってきます。個々人の嗜好をたいせつにしながら、毎日の食事をできるだけ偏らないようにしたいものです。

　良質たんぱく質という面から見れば、肉や魚などの動物性食品が優れていますが、「畑の肉」といわれている大豆もまた、見逃しがたいたんぱく質源です。特に、肉食に偏りがちな現代の食生活では、肉に含まれる飽和脂肪酸のとりすぎによる生活習慣病が心配されます。豆・豆製品も主菜に加えて、変化に富んだ食卓を演出するようにしましょう。

　このグループのシンボルマークは、血や肉の象徴である♥です。

♣第三群

野菜／芋／くだもの

　野菜はビタミンA、B、C、カリウム、鉄などのミネラル、それに繊維な

♠第一群

（図中の重量は、80kcal＝1点あたりの正味量。カッコ内は目安量）

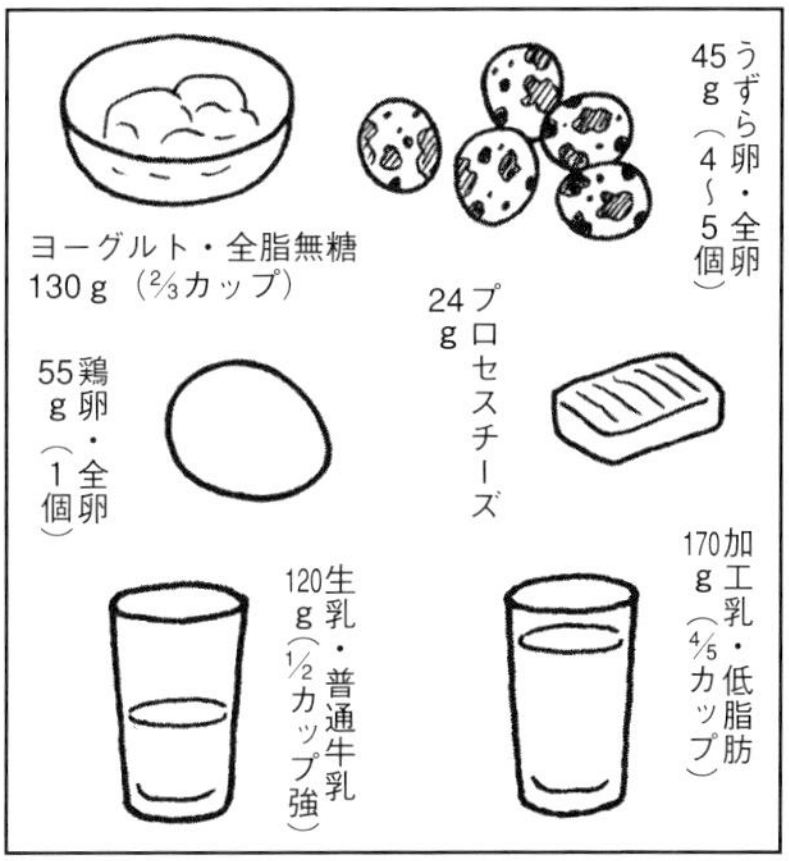

うずら卵・全卵 45g（4～5個）
ヨーグルト・全脂無糖 130g（2/3カップ）
プロセスチーズ 24g
鶏卵・全卵 55g（1個）
加工乳・低脂肪 170g（4/5カップ）
生乳・普通牛乳 120g（1/2カップ強）

♥第二群

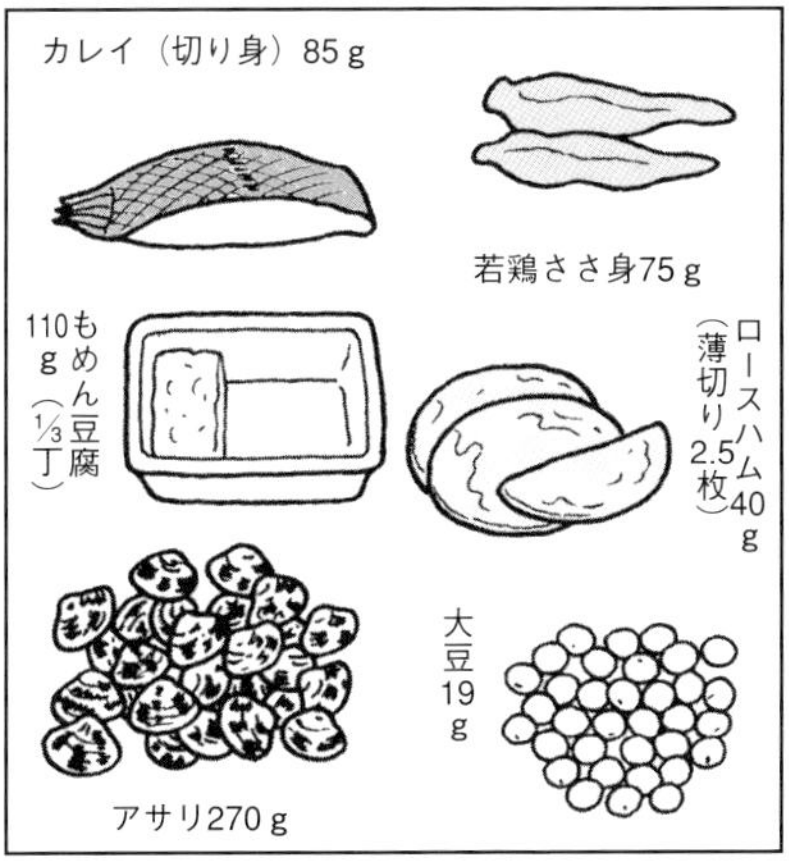

カレイ（切り身）85g
若鶏ささ身75g
もめん豆腐 110g（1/3丁）
ロースハム40g（薄切り2.5枚）
大豆19g
アサリ270g

どを含んでいます。これらの栄養素は、体のリズムを整え、皮膚や血管を強くするばかりでなく、最近ではがんや成人病を予防する効果もあると報告されています。野菜の中でも特に、緑黄色野菜は、ビタミンAばかりでなく、ビタミンCや各種ミネラルを多く含みますので、意識して積極的にとりたい食品です。

芋は糖質が多いために、穀物の同類と考えられがちです。しかし、芋に含まれるビタミンCはくだものにも負けないほど豊富ですし、加熱してもそこなわれない、水にとけ出しにくいなど、調理によって損失が少ないという特徴を持っています。また、繊維やカリウムも多いので、栄養的には穀物よりも野菜に近い食品と考えましょう。

くだものは、ビタミンCの最も手軽な供給源です。生のまま食べられるので調理による損耗を考える必要もありません。ただ、くだものには糖質が多く、しかも吸収の早い果糖やブドウ糖が多いので、食べすぎると肥満の原因となりますから、とりすぎには注意したい食品です。

このグループは献立の中では、副菜、デザートになるグループです。野菜やくだものの色はまた、食卓に華やかさを添えてくれます。シンボルマークは♣です。

◆第四群 穀物／砂糖／油脂／その他

毎日の活動を支えるエネルギーとなる食品のグループです。毎日一定の量を確保しなければならないとともに、食べすぎると肥満につながりますから、注意が必要な食品群でもあります。

ごはん・パン・めんなどの穀物は、献立の中では主食になります。穀物は、エネルギー源となる糖質を多く含み、また比較的たくさん食べるので、たんぱく質も期待できます。

調理に使う砂糖や油脂は、日常どうしても必要で、一定程度はとるように考えておきます。野菜のビタミンAな

♣第三群

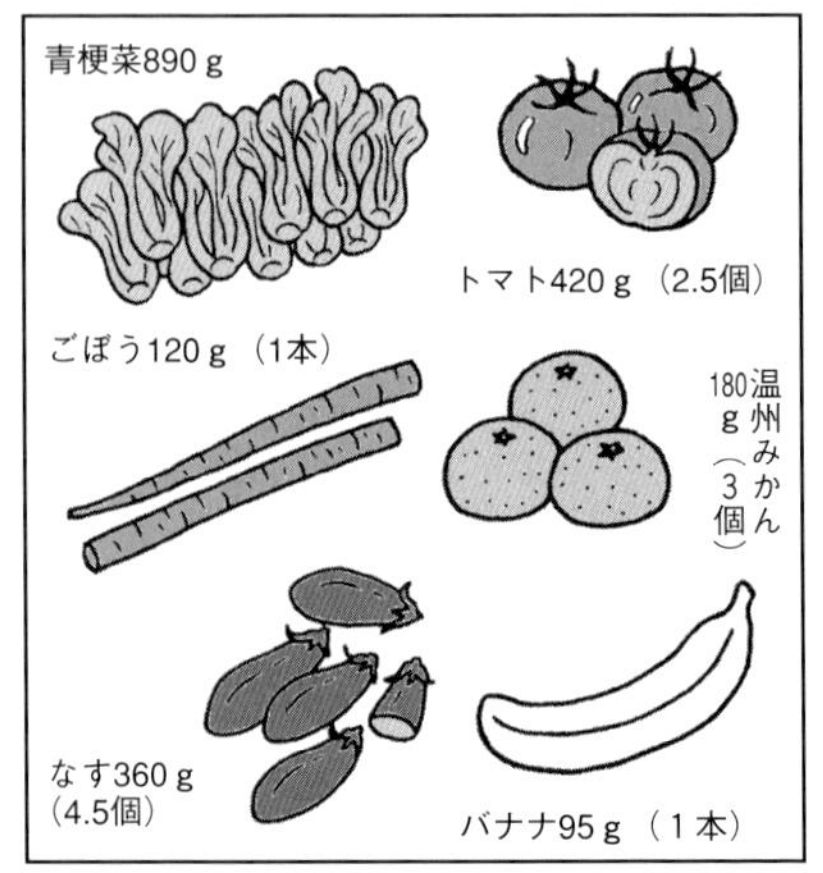

◆第四群

ごはん・胚芽精米50g（茶わん½杯）
みかん・天然果汁200g（コップ1杯）
塩せんべい21g（1.5枚）
あんパン29g（½個）
ショートケーキ23g（⅕個）
ピーナッツ14g

どは油にとけるビタミンですから、油を使って調理した野菜は、ビタミンAの利用効率がよくなります。

嗜好品には、お菓子や清涼飲料、お酒などが含まれます。これらの食品は、一日の総摂取エネルギーの中で、余裕があればとってよいと考えます。お菓子が食べたいばかりに、主食を減らしたりすることのないようにします。シンボルマークは◆です。

●80kcal＝1点 自分にふさわしい量を点数で決める

私たちは日ごろ、なにげなく食品を選び、食事をしています。しかし、それでは特定の食品に偏ってしまいがちになったり、ある食品についてはまったく食べなくなってしまったりというように、バランスを欠いた食生活になってしまいます。

四つの食品群の役割をしっかり覚えたら、各群からそれぞれ食品を選び、食卓にまんべんなくとりそろえるだけでも食生活のバランスはよくなります。しかし、これだけでは各個人に合ったバランスのよい食事にはなりません。どれだけ食べたらよいかがわからないからです。

この量の問題を簡単に解決する方法が点数法です。食品の持つエネルギー80kcalを1点として数える方法です。各食品のエネルギーは100gあたりで覚えるのではなく、1点＝80kcalの重さで覚えてしまうのです。

たとえば、卵は1個65g程度ですが、殻を除くと55g程度でこれが80kcal＝1点に相当します。同様に肉の赤身は40～60g、魚の切り身は小1切れ、豆腐は1/3丁、じゃが芋は中1個というように、私たちの生活の中で1回に使用する量に比較的一致しています。

●第一・二・三群 3・3・3点が基本

食品の概量を覚えるには、最初はは

●第一～三群から3・3・3点をとる基本パターン

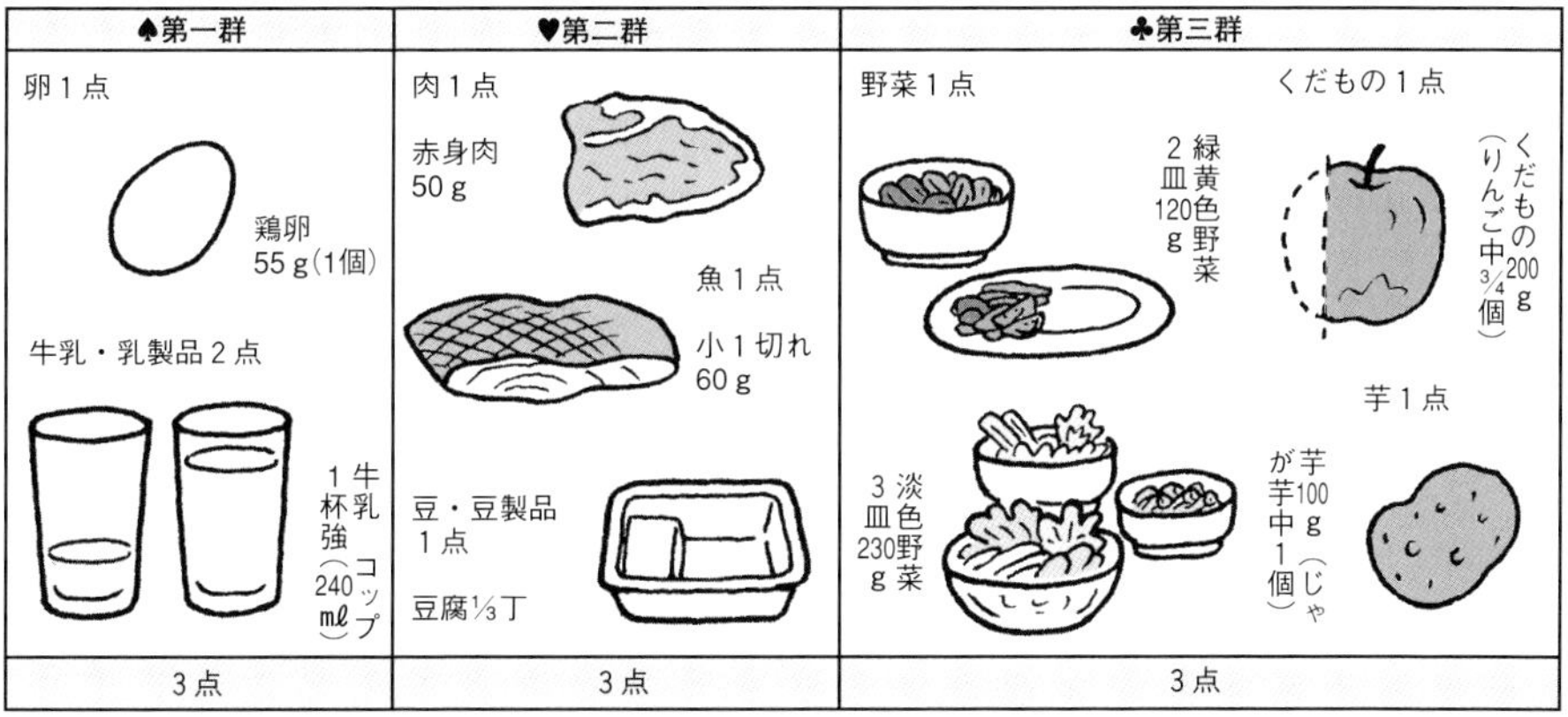

♠第一群	♥第二群	♣第三群
卵1点 鶏卵 55g(1個) 牛乳・乳製品2点 牛乳 コップ1杯強(240mℓ)	肉1点 赤身肉 50g 魚1点 小1切れ 60g 豆・豆製品 1点 豆腐1/3丁	野菜1点 緑黄色野菜 2皿 120g 淡色野菜 3皿 230g くだもの1点 くだもの200g(りんご中3/4個) 芋1点 芋100g(じゃが芋中1個)
3点	3点	3点

かりで計ってみることです。日常よく食べる食品はそんなに多くはありませんから、やがて自然に1点あたりの概量が頭に入ってきます。食品1点あたりの重さを覚えてしまえば、あとは簡単になります。

まずは、四つの食品群のうちの第一群から第三群までの食品を3点ずつ、計9点を毎日の食生活で優先的にとるようにします（141ページの図）。これはほんの一例で、それぞれの家庭で家族の嗜好、家計、季節の旬などを勘案しながら、この三つのグループから15〜20品目くらいを毎日とるように心がけます。

これらの食品の材料をそろえ、朝、昼、夕の主菜、副菜、汁物、デザートなどにじょうずに配分して献立を立てるようにします。こうすれば、一日に必要なたんぱく質、ビタミン、ミネラルのほとんどを確保できます。

この第一群から第三群までの3点ずつのとり方は、子供から成人まで男女の区別なく、だれもが確実にとるべき量です。この原則を中心にすれば、核家族でも、三世代同居の家族でも、家族が同じ献立で楽しく食事をしながら健康を維持できるというわけです。

●第四群 性、年齢によって調節

第一群から第三群の計9点だけでは、一日に必要なエネルギーに足りません。次に、各個人に合わせて第四群の点数を決めます。

第四群は、主食であるごはん、パン、めんなどの量で調節します。ごはんは家族の中でおかわりをする人やしない人がいてよいのです。若い世代と同居のお年寄りが、おかずは家族と同じでも、ごはんの量を控えぎみにするというように、個々人にふさわしい量に調節します。その一つの目安を左ページの表に示しました。

もちろん、成長期の青少年や、働き盛りの人は、より多くのエネルギーが必要です。多く必要とする分をすべて第四群からまかなおうとすると、どうしても食事全体のバランスがくずれます。それに、成長期では、身体を維持するだけでなく、骨や筋肉といった身体の成長に必要な栄養を含む第一群、第二群を多くとることが必要ですから、3.5〜4.5点まで増やしてあります。

逆に、太りすぎていて、成人病の心配がある人では、エネルギー量を控えることが必要ですが、この場合には第四群は控えても、第一群から第三群の計9点はかならずとるようにします。

●四群点数法 家族に病気の人がいても応用できる

糖尿病の人の食事では、おもに総摂取エネルギーをとりすぎないことと、急激なインスリン分泌を必要とする砂糖などを控えることがポイントになります。

これ以外の点については、家族と病気の人との差はとくに考えることはありません。むしろ、病気の人と家族の人が同じ献立を召し上がることをおすすめします。

　というのも、糖尿病の人の多くは、それまでのゆがんだ食生活がその病因の一つになっているわけです。

　正しい食生活を送ることによって糖尿病を克服できるのですが、この正しい食生活は、家族の人にとっては、糖尿病をはじめとした生活習慣病の予防食ともなります。家族そろってこの本に則した食生活を送れば、家族全員が健康でいられることにもなります。

　下図には、健康な人のための性別・年齢別点数配分を示しました。これを参考にして家族みんなの健康食作りを進めることができるでしょう。

　四群点数法をもっと詳しく知るためには、次のような本があります。

『なにをどれだけ食べたらよいの？』
『食品80キロカロリーガイドブック』
（いずれも、女子栄養大学出版部刊）

●四つの食品群の年齢別・性別・身体活動レベル別点数構成（1人一日あたりの点数、1点＝80kcal　香川芳子案）

		第一群		第二群		第三群		第四群		合計	
		男	女	男	女	男	女	男	女	男	女
身体活動レベル 低い（Ⅰ）	12〜14歳	4.0	4.0	4.0	3.5	3.0	3.0	15.0	13.0	26.0	23.5
	15〜17歳	4.0	3.5	4.0	3.5	3.0	3.0	16.5	13.5	27.5	23.5
	18〜29歳	3.5	3.0	4.0	3.0	3.0	3.0	16.5	11.0	27.0	20.0
	30〜49歳	3.0	3.0	4.0	3.0	3.0	3.0	16.0	11.0	26.0	20.0
	50〜69歳	3.0	3.0	3.5	3.0	3.0	3.0	14.0	10.2	23.5	19.2
	70歳以上	3.0	3.0	3.0	2.5	3.0	3.0	12.0	8.7	21.0	17.2
	妊婦末期		3.0		5.0		3.0		14.0		25.0
	授乳婦		3.0		5.0		3.0		13.0		24.0
身体活動レベル ふつう（Ⅱ）	1〜2歳	2.5	2.5	1.5	1.5	1.5	1.5	6.1	5.1	11.6	10.6
	3〜5歳	2.5	2.5	2.0	2.0	2.5	2.5	8.2	7.7	15.2	14.7
	6〜7歳	3.5	3.0	2.5	2.5	2.5	2.5	10.0	9.0	18.5	17.0
	8〜9歳	3.5	3.5	3.5	2.5	2.5	2.5	12.5	11.5	22.0	20.0
	10〜11歳	4.0	4.0	4.0	3.0	3.0	3.0	15.5	13.5	26.5	23.5
	12〜14歳	4.0	4.0	4.5	3.5	3.0	3.0	19.0	16.0	30.5	26.5
	15〜17歳	4.0	3.5	4.5	3.5	3.0	3.0	20.5	16.0	32.0	26.0
	18〜29歳	3.5	3.0	4.0	3.0	3.0	3.0	20.5	14.0	31.0	23.0
	30〜49歳	3.0	3.0	4.0	3.0	3.0	3.0	20.5	14.0	30.5	23.0
	50〜69歳	3.0	3.0	3.5	3.0	3.0	3.0	18.0	13.0	27.5	22.0
	70歳以上	3.0	3.0	3.0	3.0	3.0	3.0	16.5	11.0	25.5	20.0
	妊婦末期		3.0		5.0		3.0		17.5		28.5
	授乳婦		3.0		5.0		3.0		16.0		27.0
身体活動レベル 高い（Ⅲ）	15〜17歳	4.0	3.5	5.0	4.0	3.0	3.0	24.5	18.5	36.5	29.0
	18〜29歳	3.5	3.0	4.5	4.0	3.0	3.0	24.0	17.0	35.0	27.0
	30〜49歳	3.5	3.0	4.5	3.5	3.0	3.0	24.0	16.5	35.0	26.0
	50〜69歳	3.5	3.0	4.5	3.5	3.0	3.0	21.5	16.0	32.5	25.5
	70歳以上	3.0	3.0	3.5	3.5	3.0	3.0	19.0	14.5	28.5	24.0
	授乳婦		3.0		5.0		3.0		19.0		30.0

◆この表は、「日本人の食事摂取基準（2010年度版）」（厚生労働省）にもとづき作表しました。

（注1）野菜はきのこ類、海藻類を含みます。また、野菜の3分の1以上は緑黄色野菜でとることとします。

（注2）妊婦においては、妊娠末期の食事摂取基準に合うように構成しました。

（注3）エネルギー量は、「日本人の食事摂取基準（2010年度版）」の推定エネルギー必要量の約95％の割合で構成しました。各人の必要量に応じて適宜調整してください。

（注4）身体活動レベルが「低い（Ⅰ）」とは、生活の大部分が座位で、静的な活動が中心の場合。「ふつう（Ⅱ）」とは、座位中心の仕事だが、職場内での移動や立位での作業・接客等、あるいは通勤・買物・家事、軽いスポーツ等のいずれかを含む場合。「高い（Ⅲ）」とは、移動や立位の多い仕事への従事者。あるいは、スポーツなど余暇における活発な運動習慣をもっている場合。

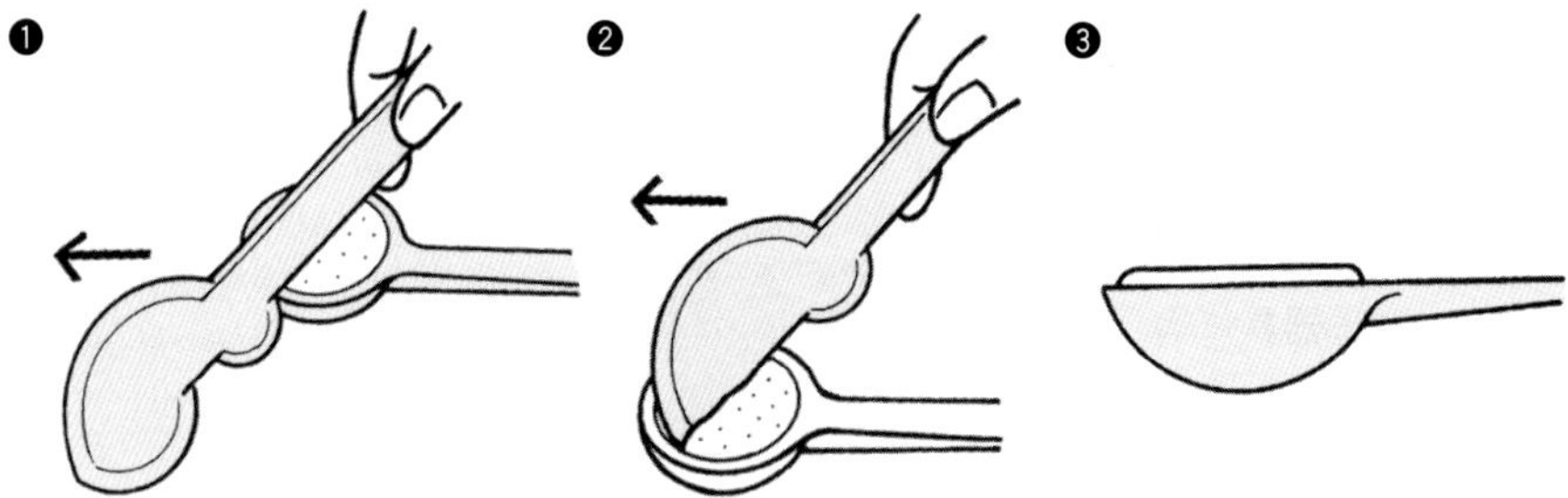

❶材料表の小さじ１、２カップなどの表示はすべてすり切りで計ったものです。計り方は粉類はかたまりのない状態で自然に山盛りにすくい、付属のへらで縁に沿ってすり切ります。みそやバターも空間ができないようにきっちりと詰め込み、同様にすり切ります。

❷大さじや小さじで½、¼などを計りたいときには、まず上の要領でスプーン１を計り、へらのカーブをまっすぐに差し込んで余分を払います。

❸液体は表面張力で縁からわずかに盛り上がっている状態がスプーン1です。

はかりの使い方

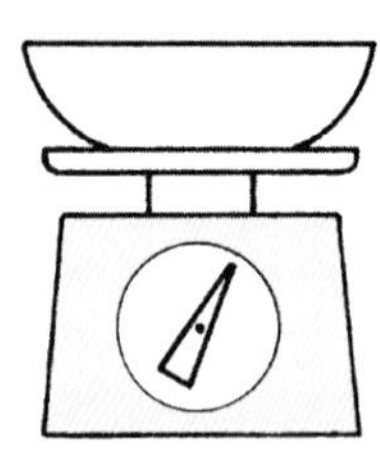

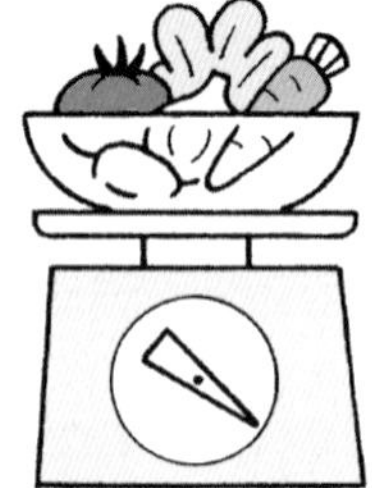

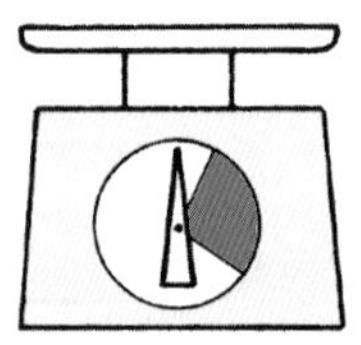

材料表に出ている食品の重量は、特に断りがある場合を除いては、実際に口に入る量（正味重量）です。したがって、計量は調理するばかりの状態で行ないます。よく使うボールやなべに油性のペンなどで、その重量を書いておき、それに入れて計ると便利です。

●基本調味料の概量（塩分・糖分の含有量）

食品名／計量器	小さじ1（5mℓ）	大さじ1（15mℓ）	1カップ（200mℓ）
食塩	6g　塩分6g	18g　塩分18g	240g　塩分240g
上白糖	3g　糖分3g	9g　糖分9g	130g　糖分130g
濃い口しょうゆ（塩分15%）	6g　塩分0.9g	18g　塩分2.6g	230g　塩分33g
淡色辛みそ（塩分12%）	6g　塩分0.7g	18g　塩分2.2g	230g　塩分28g
ウスターソース（塩分8%）	6g　塩分0.5g	18g　塩分1.5g	240g　塩分20g
トマトケチャップ（塩分3%）	5g　塩分0.2g	15g　塩分0.5g	230g　塩分8g
マヨネーズ（塩分2%）	4g　塩分0.1g	12g　塩分0.2g	190g　塩分4g
みりん（糖分33%）	6g　糖分2g	18g　糖分6g	230g　糖分76g

標準計量カップ・スプーンの使い方

本書で使用している標準計量カップ・スプーンは、カップが200mℓ、大さじが15mℓ、小さじが5mℓ、ミニスプーンが1mℓ、これにすり切り用のへらがついたものです。それぞれの計量器具による各調味料の重量は下表のとおりです。

（カップ・スプーンは女子栄養大学代理部扱い☎03-3949-9371）

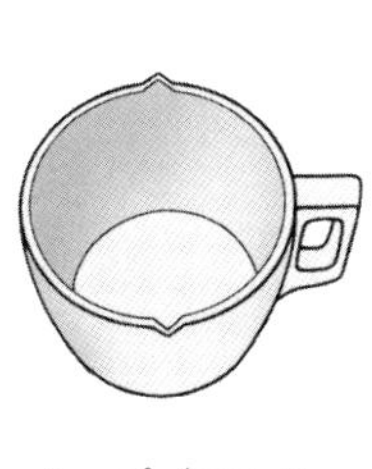

カップ（200mℓ）

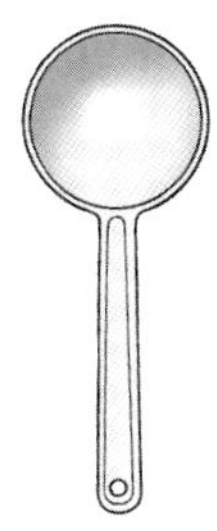
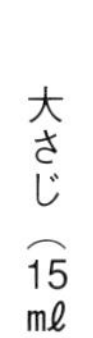

大さじ（15mℓ）

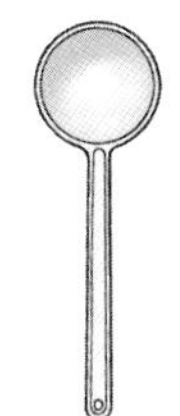
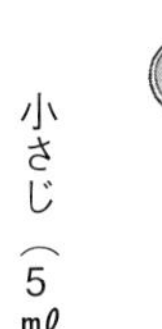

小さじ（5mℓ）

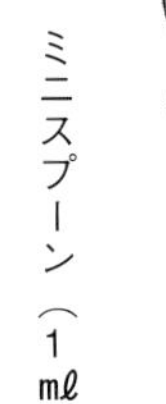

ミニスプーン（1mℓ）

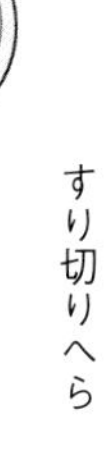

すり切りへら

★ミニスプーンは食塩1.2ｇまで計ることができるので便利です。

◎標準計量カップ、スプーンによる重量表（単位ｇ）

食品名	小さじ(5mℓ)	大さじ(15mℓ)	カップ(200mℓ)
水			
酒	5	15	200
酢			
しょうゆ			
みりん	6	18	230
みそ			
あら塩（並塩）	5	15	180
食塩	6	18	240
精製塩			
上白糖	3	9	130
グラニュー糖	4	12	180
ざらめ	5	15	200
油			180
バター	4	12	
ラード			170
ショートニング			160
コーンスターチ	2	6	100
小麦粉（薄力粉）			110
小麦粉（強力粉）			
かたくり粉	3	9	130
上新粉			
ベーキングパウダー			150
じゅうそう	4	12	190
水あめ			280
はちみつ	7	21	
ジャム			250
マーマレード			270

食品名	小さじ(5mℓ)	大さじ(15mℓ)	カップ(200mℓ)
マヨネーズ	4	12	190
牛乳			210
生クリーム			200
ねりごま	5	15	210
トマトピュレ			
トマトケチャップ			230
ウスターソース	6	18	240
生パン粉	1	3	40
パン粉			
オートミール			80
粉チーズ	2	6	90
ごま	3	9	120
道明寺粉	4	12	160
わさび粉			70
カレー粉			80
からし粉	2	6	90
こしょう			100
脱脂粉乳			90
粉ゼラチン	3	9	130
うま味調味料	4	12	160
番茶（茶葉）			
紅茶（茶葉）			60
レギュラーコーヒー	2	6	
煎茶（茶葉）			90
ココア			
抹茶			110

●ここに掲載した数値は文部科学省『日本食品標準成分表2010』の数値に基づき計算したものです。成分表に記載のない食品は、それに近い食品の数値、または女子栄養大学出版部刊『改訂第7版 会社別・製品別市販加工食品成分表』などの数値をもとにしています。
●栄養計算値は原則として1人分で算出。微量の成分は＋で示しました。また、食品群別熱量点数の合計値は各群の点数値を合計して算出。表左のエネルギーkcal数と若干の誤差が生じる場合があります。あくまで目安と考え、ご家庭の食事作りの参考にしてください。

1人分あたりの成分値

ビタミン									脂肪酸			コレステロール	食物繊維			食塩相当量	食品群別熱量点数				
K	B1	B2	ナイアシン	B6	B12	葉酸	パントテン酸	C	飽和	一価不飽和	多価不飽和		水溶性	不溶性	総量		第一群	第二群	第三群	第四群	計
µg	mg	mg	mg	mg	µg	µg	mg	mg	g	g	g	mg	g	g	g	g	♠	♥	♣	♦	
42	0.39	0.50	3.2	0.35	1.0	160	2.41	84	4.42	3.95	1.11	238	1.8	3.5	5.4	3.2	1.8	0.5	1.2	3.2	6.7
153	0.50	0.27	4.2	0.37	0.1	117	1.25	29	1.49	2.11	5.30	20	0.5	2.9	3.4	2.4	0.0	1.0	0.3	4.0	5.3
5	0.07	0.18	0.6	0.23	0.3	20	0.77	9	2.36	0.99	0.11	12	0.1	0.5	0.6	0.1	0.8	0.0	0.5	0.2	1.5
31	0.20	0.43	6.0	0.48	2.6	93	1.55	88	1.40	4.42	2.63	50	1.8	3.3	5.6	3.7	0.0	1.3	0.4	4.6	6.3
231	1.16	1.38	14.0	1.42	4.0	340	5.99	210	9.67	11.47	9.15	320	4.2	10.2	15.0	9.4	2.6	2.8	2.4	12.0	19.8
261	0.31	0.63	3.0	0.40	1.8	165	2.70	70	227	2.10	0.98	195	1.1	4.3	5.5	2.7	1.6	0.2	1.7	2.4	5.9
27	0.26	0.28	3.7	0.34	0.4	56	1.06	69	1.83	2.46	5.41	55	0.5	2.0	3.3	1.1	0.1	1.0	0.4	4.4	5.9
17	0.09	0.18	0.3	0.07	0.3	20	0.63	1	0.03	0.02	0.09	12	0.4	1.8	2.1	0.1	0.8	0.4	0.0	0.4	1.6
131	0.41	0.36	4.7	0.45	2.5	139	2.00	84	4.44	6.10	7.03	185	1.7	4.5	6.5	3.5	0.5	1.2	0.9	3.9	6.5
436	1.07	1.45	11.7	1.27	5.0	379	6.40	224	8.56	10.69	13.50	447	3.7	12.5	17.4	7.4	3.0	2.8	3.0	11.1	19.9
64	0.28	0.22	4.6	0.34	0.6	96	1.27	15	1.26	1.84	4.36	9	2.4	7.7	10.0	4.6	0.0	1.8	1.1	3.6	6.5
151	0.28	0.40	3.7	0.26	0.5	145	1.82	36	2.55	3.73	6.39	210	1.6	5.1	6.6	3.0	1.0	0.0	0.4	3.7	5.1
4	0.08	0.30	0.2	0.06	0.6	10	1.10	2	0.00	0.00	0.00	24	0.0	0.0	0.0	0.2	1.7	0.0	0.0	0.4	2.1
60	0.25	0.16	11.8	0.80	0.6	109	2.42	65	1.09	4.25	1.26	47	0.9	2.7	3.7	1.3	0.0	1.7	0.9	4.2	6.8
278	0.89	1.08	20.3	1.46	2.3	359	6.61	118	4.90	9.82	12.01	290	4.9	15.4	20.3	9.1	2.7	3.5	2.4	11.9	20.5
220	0.30	0.05	7.4	0.56	3.6	243	2.13	109	1.54	1.38	1.66	36	2.9	6.7	9.7	3.2	0.0	1.0	1.5	3.7	6.2
81	0.20	0.59	1.3	0.17	1.1	109	2.32	8	2.39	4.52	3.25	239	0.5	1.8	5.0	3.7	2.6	0.1	0.2	2.7	5.6
2	0.11	0.11	1.4	0.19	0.0	67	0.61	15	0.18	0.23	0.66	0	0.9	2.3	3.1	0.0	0.0	0.3	0.7	0.2	1.2
238	0.49	0.27	3.0	0.32	3.2	86	1.57	54	2.60	4.46	7.21	26	0.8	2.6	4.6	2.8	0.0	1.6	0.7	4.7	7.0
541	1.10	1.29	13.1	1.24	7.9	505	6.63	186	6.71	10.60	12.78	301	5.1	13.4	22.4	9.7	2.6	3.0	3.1	11.3	20.0
45	0.24	0.61	2.3	0.16	0.9	82	2.22	13	5.73	7.13	1.76	228	1.4	2.4	6.4	2.3	2.2	0.0	0.3	3.7	6.2
23	0.24	0.19	4.0	0.55	0.7	73	1.43	42	3.35	3.87	3.35	29	1.5	3.5	5.1	2.1	0.0	0.8	1.9	4.4	7.1
9	0.03	0.12	0.7	0.07	0.2	51	0.52	39	0.00	0.01	0.03	3	0.4	0.9	1.3	0.1	0.6	0.0	0.5	＋	1.1
39	0.32	0.48	12.3	0.68	6.0	145	2.48	43	3.24	3.74	6.31	39	1.6	6.3	7.9	2.2	0.0	2.0	1.1	3.1	6.2
116	0.83	1.40	19.3	1.46	7.8	350	6.64	137	12.33	14.75	11.46	229	5.0	13.1	20.7	6.7	2.8	2.8	3.8	11.2	20.6
407	0.21	0.51	4.0	0.32	13.5	162	2.91	31	1.93	2.38	3.90	147	2.6	6.9	9.5	3.8	0.6	1.4	1.2	2.8	6.0
53	0.61	0.24	4.1	0.41	0.2	55	1.47	24	1.80	2.59	5.08	54	1.1	1.6	2.8	2.5	0.1	0.7	0.6	4.3	5.7
3	0.05	0.19	0.2	0.05	0.4	4	0.54	3	0.62	0.26	0.03	6	0.0	0.0	0.0	0.2	0.6	0.0	0.0	0.4	1.0
227	0.32	0.41	5.4	0.47	4.4	144	1.87	38	3.84	3.44	5.92	63	0.6	2.9	8.2	3.7	0.6	1.3	0.8	4.2	6.9
690	1.19	1.35	13.7	1.25	18.5	365	6.79	96	8.19	8.67	14.92	270	4.3	11.5	20.4	10.2	1.9	3.4	2.6	11.7	19.6
344	0.25	0.25	6.2	0.54	3.2	169	1.28	21	1.93	3.65	4.00	26	3.2	6.3	9.5	3.5	0.0	1.2	1.7	3.2	6.1
141	0.41	0.39	3.0	0.42	1.4	231	2.05	70	4.31	6.45	7.98	241	2.1	4.0	6.3	2.2	1.0	1.7	0.7	3.6	7.0
10	0.06	0.17	0.5	0.08	0.1	70	0.69	39	1.87	0.79	0.10	12	0.3	0.5	0.8	0.1	0.8	0.0	0.3	0.2	1.3
46	0.23	0.26	3.6	0.44	0.3	107	2.51	57	1.55	1.33	0.70	42	1.0	3.8	5.3	2.8	0.3	0.6	1.5	3.1	5.5
540	0.95	1.07	13.3	1.48	5.1	576	6.54	187	9.66	12.22	12.77	321	6.7	14.6	22.0	8.6	2.1	3.5	4.2	10.1	19.9

「糖尿病の人の食事」栄養価一覧

●一日献立編Ⅰ（46ページより）

掲載ページ	献立名	成分値	エネルギー	たんぱく質	脂質	炭水化物	無機質										
							ナトリウム	カリウム	カルシウム	マグネシウム	リン	鉄	亜鉛	銅	A レチノール当量	D	E
			kcal	g	g	g	mg	mg	mg	mg	mg	mg	mg	mg	μg	μg	mg
46	一日の始まりは野菜たっぷりのスープから	朝食	531	24.4	17.7	69.3	1191	853	223	78	388	3.4	2.4	0.28	386	2	1.4
		昼食	429	17.8	9.8	63.5	946	843	167	82	254	3.8	2.3	0.36	362	0	1.6
		間食	123	4.0	3.9	19.2	42	334	114	27	108	0.2	0.5	0.06	44	0	0.4
		夕食	501	26.0	9.6	74.8	1449	913	112	99	347	2.7	2.4	0.42	98	9	3.6
		合計	1584	72.2	41.0	226.8	3628	2943	616	285	1097	10.1	7.7	1.13	890	11	7.0
50	昼は弁当、夜はテイクアウトの一日献立	朝食	467	21.4	8.3	76.9	1129	1297	366	100	374	2.9	2.7	0.39	810	3	3.9
		昼食	470	19.4	10.9	71.0	504	650	121	62	235	3.3	1.9	0.31	128	1	2.9
		間食	129	5.5	4.0	17.8	41	314	125	26	135	1.7	0.7	0.09	63	0	0.2
		夕食	510	21.4	19.9	61.1	1390	779	123	76	322	2.6	3.0	0.42	409	5	4.6
		合計	1576	67.7	43.1	226.8	3064	3040	735	265	1066	10.5	8.3	1.20	1410	9	11.6
54	サラダを使ったバリエーション豊かな食卓	朝食	523	24.2	8.7	88.1	1832	1180	113	117	304	2.9	2.5	0.51	313	1	2.3
		昼食	402	17.6	13.8	51.9	1199	707	179	80	315	4.7	1.8	0.29	425	2	2.5
		間食	169	6.6	7.6	18.2	82	300	222	20	187	2.2	0.8	0.02	78	0	0.2
		夕食	499	26.9	7.6	78.9	531	821	80	71	312	1.4	1.8	0.29	376	2	1.4
		合計	1593	75.3	37.7	237.1	3644	3008	594	287	1118	11.2	6.9	1.11	1192	5	6.4
58	昼をコンビニにした場合の一日献立①	朝食	496	22.1	6.5	87.9	1270	1337	131	99	339	3.3	2.3	0.49	484	1	3.3
		昼食	447	21.3	19.3	47.6	1441	715	347	109	381	3.8	2.2	0.17	257	2	2.3
		間食	95	3.6	1.3	18.0	5	776	28	34	84	1.3	0.5	0.22	1	0	0.7
		夕食	553	228	15.9	76.3	1147	695	136	144	355	2.1	3.6	0.65	52	0	3.2
		合計	1591	69.8	43.0	229.8	3863	3523	642	386	1159	10.5	8.5	1.53	794	3	9.5
62	イワシのつみれの目先を変えて一子供からお年寄りまで	朝食	492	21.0	21.2	55.8	867	834	321	92	350	5.3	2.3	0.22	338	2	1.9
		昼食	565	16.0	12.2	98.0	853	889	57	56	226	1.9	3.1	0.37	385	0	2.7
		間食	92	4.0	0.1	19.0	46	262	103	26	96	0.9	0.4	0.07	3	0	0.7
		夕食	495	23.1	16.1	64.1	941	1069	126	91	392	3.1	2.6	0.44	432	7	5.0
		合計	1644	64.1	49.6	236.9	2707	3054	607	265	1063	11.2	8.5	1.11	1158	9	10.3
66	昼を外食にした場合の一日献立①	朝食	476	23.8	10.2	72.7	1530	1185	206	125	366	12.2	3.4	0.61	247	1	2.5
		昼食	454	18.1	10.7	69.3	950	757	55	61	212	1.8	2.2	0.38	140	0	3.5
		間食	75	4.8	1.0	11.8	64	217	133	16	93	0.1	0.4	0.02	14	0	0.0
		夕食	553	25.4	14.0	79.7	1428	1279	340	178	403	2.2	2.4	0.33	773	11	2.8
		合計	1558	72.1	35.9	233.5	3972	3438	734	380	1075	16.3	8.5	1.34	1174	12	8.8
70	かみごたえのある根菜たっぷりメニュー	朝食	477	19.2	11.2	75.5	1392	1051	185	107	311	2.9	1.9	0.48	867	9	3.4
		昼食	559	24.4	21.6	64.4	942	1119	273	103	335	5.1	2.4	0.52	120	2	6.2
		間食	99	4.3	3.1	12.3	50	285	132	21	122	0.2	0.5	0.06	35	0	0.3
		夕食	438	15.2	4.2	81.0	1125	1159	173	75	264	1.7	2.3	0.33	346	0	1.4
		合計	1573	63.1	40.1	233.4	3509	3614	763	306	1031	9.9	7.1	1.39	1368	11	11.3

1人分あたりの成分値

ビタミン									脂肪酸			コレステロール	食物繊維			食塩相当量	食品群別熱量点数				
K	B_1	B_2	ナイアシン	B_6	B_{12}	葉酸	パントテン酸	C	飽和	一価不飽和	多価不飽和		水溶性	不溶性	総量		第一群	第二群	第三群	第四群	計
μg	mg	mg	mg	mg	μg	μg	mg	mg	g	g	g	mg	g	g	g	g	♠	♥	♣	♦	
83	0.34	0.44	3.3	0.38	0.7	161	2.29	76	5.55	8.14	1.70	41	1.5	3.1	4.6	2.3	1.6	1.2	1.0	3.9	7.7
28	0.14	0.37	1.7	0.18	1.4	60	1.37	1	2.40	3.46	4.05	225	0.4	5.7	7.6	3.1	1.0	1.0	0.2	2.7	4.9
0	0.02	0.09	1.1	0.09	0.0	102	0.00	36	0.00	0.00	0.00	0	0.4	0.5	0.9	0.0	0.0	0.0	0.8	0.0	0.8
193	0.39	0.24	12.1	0.75	5.6	112	2.38	51	2.30	2.26	3.03	71	2.0	4.4	7.0	2.8	0.0	2.0	1.1	3.5	6.6
304	0.89	1.14	18.2	1.40	7.7	435	6.04	164	10.25	13.87	8.77	337	4.3	13.6	20.0	8.2	2.6	4.2	3.1	10.1	20.0
95	0.24	0.18	3.8	0.33	2.6	107	1.74	105	1.81	2.13	5.16	28	1.6	3.9	5.4	3.8	+	1.6	1.7	4.2	7.5
86	0.11	0.35	0.8	0.20	0.9	107	1.38	31	4.29	4.73	1.38	222	0.5	2.5	3.4	2.9	1.6	0.0	0.4	2.5	4.5
3	0.14	0.21	1.3	0.11	0.3	58	0.87	5	0.20	0.34	0.52	12	0.2	1.7	1.8	0.1	0.8	0.1	0.6	0.0	1.5
39	0.59	0.37	9.9	0.72	4.5	133	1.93	35	3.00	3.66	4.84	53	2.6	5.4	8.0	3.5	0.0	1.8	1.3	4.0	7.1
222	1.08	1.11	15.8	1.36	8.4	405	5.91	176	9.30	10.86	11.91	315	4.8	13.4	18.6	10.3	2.4	3.5	4.0	10.7	20.6
30	0.19	0.43	1.5	0.24	0.8	86	1.93	18	2.58	6.83	4.08	222	1.4	2.6	4.0	2.4	1.8	0.0	0.6	3.2	5.6
23	0.32	0.55	12.2	0.67	2.0	138	2.29	17	3.87	4.63	3.89	52	1.3	4.0	5.3	3.9	0.0	1.9	1.0	4.8	7.7
9	0.11	0.20	0.5	0.12	0.4	7	0.80	3	0.63	0.27	0.06	6	0.4	1.0	1.3	0.2	0.6	0.0	0.8	0.3	1.7
251	0.42	0.30	2.9	0.38	0.7	235	1.33	73	0.91	0.99	2.29	30	2.4	4.6	8.3	3.4	0.0	1.5	1.1	2.4	5.0
313	1.04	1.48	17.1	1.32	3.9	416	6.23	111	7.99	12.72	10.32	310	5.0	11.8	18.1	9.9	2.4	3.4	3.5	10.7	20.0
25	0.23	0.51	5.9	0.48	1.6	152	2.56	107	3.77	3.45	1.98	256	2.2	5.2	7.3	3.3	1.7	0.2	1.2	2.8	5.9
81	0.56	0.32	5.5	0.53	0.3	83	1.91	11	5.31	6.15	6.31	46	1.0	2.0	2.9	2.9	0.0	2.6	0.9	4.6	8.1
0	0.11	0.28	1.3	0.19	0.4	39	0.92	34	0.63	0.26	0.04	6	0.5	0.6	1.1	0.2	0.6	0.0	0.9	0.3	1.8
41	0.32	0.44	20.4	0.91	6.2	151	2.52	25	0.20	0.12	0.19	43	1.1	6.2	7.4	1.9	0.0	1.0	1.3	2.5	4.8
146	1.22	1.55	33.1	2.11	8.4	426	7.91	177	9.91	9.98	8.52	351	4.7	14.0	18.7	8.3	2.3	3.8	4.3	10.2	20.6
37	0.20	0.63	1.8	0.33	0.8	139	2.04	55	3.99	7.15	4.97	215	1.8	4.4	6.2	3.1	2.2	0.0	0.8	3.4	6.4
174	0.23	0.29	5.0	0.38	1.5	115	2.32	59	1.55	3.14	3.11	53	0.6	3.5	4.8	2.9	0.0	1.0	0.9	4.3	6.2
1	0.07	0.11	0.7	0.11	0.0	42	0.32	15	0.03	0.02	0.09	0	0.4	2.0	2.4	0.1	0.0	0.4	0.3	0.2	0.9
159	0.17	0.24	4.8	0.41	1.0	106	1.32	39	4.39	5.50	6.15	43	1.3	3.2	5.4	3.1	0.0	2.4	1.0	2.8	6.2
371	0.67	1.27	12.3	1.23	3.2	403	6.00	168	9.97	15.81	14.33	311	4.1	13.0	18.8	9.2	2.2	3.8	3.0	10.7	19.7
55	0.26	0.17	3.6	0.36	6.2	118	1.20	24	1.38	1.64	4.88	83	1.8	4.5	6.2	3.2	0.0	1.4	0.5	3.7	5.6
42	0.22	0.21	3.9	0.26	22.6	119	1.34	64	2.14	6.71	3.51	107	1.1	2.8	3.9	2.3	0.2	0.6	0.7	4.2	5.7
0	0.08	0.22	0.6	0.22	0.5	18	0.88	8	0.00	0.00	0.00	6	0.1	0.5	0.6	0.2	1.3	0.0	0.5	0.0	1.8
113	0.80	0.38	6.1	0.48	0.5	102	2.00	29	2.82	3.79	2.51	193	0.9	3.1	5.5	3.8	0.6	1.3	0.6	4.6	7.1
210	1.36	0.98	14.2	1.32	29.9	357	5.42	125	6.33	12.14	10.91	389	3.8	10.9	16.1	9.5	2.1	3.3	2.3	12.5	20.2
277	0.25	0.46	3.6	0.34	1.8	214	1.92	61	2.03	3.70	1.76	211	2.8	5.8	9.1	3.0	1.0	0.0	1.2	4.3	6.5
67	0.23	0.40	7.3	0.48	1.0	133	1.65	47	2.16	3.81	3.40	27	1.1	3.1	4.3	2.9	1.6	0.5	1.1	2.9	6.1
2	0.07	0.10	0.6	0.05	0.0	27	0.24	12	0.03	0.04	0.07	0	0.1	1.6	1.8	0.0	0.0	0.4	+	0.2	0.6
62	0.10	0.09	1.3	0.19	0.2	118	0.95	50	2.17	2.42	5.78	6	1.2	4.8	6.4	3.4	0.0	2.1	0.6	4.0	6.7
407	0.65	1.05	12.8	1.06	2.9	492	4.77	170	6.39	9.97	11.01	244	5.2	15.4	21.6	9.3	2.6	3.0	2.9	11.4	19.9

「糖尿病の人の食事」栄養価一覧

●一日献立編Ⅱ（74ページより）

掲載ページ	献立名	成分値	エネルギー	たんぱく質	脂質	炭水化物	無機質										
							ナトリウム	カリウム	カルシウム	マグネシウム	リン	鉄	亜鉛	銅	A レチノール当量	D	E
			kcal	g	g	g	mg	mg	mg	mg	mg	mg	mg	mg	μg	μg	mg
74	昼をコンビニにした場合の一日献立②	朝食	617	21.2	27.9	72.4	901	902	323	77	382	2.4	2.2	0.22	95	0	1.7
		昼食	383	16.5	11.4	51.0	1238	577	126	75	240	3.8	1.9	0.24	250	4	1.8
		間食	63	1.0	0.1	16.5	1	183	4	14	23	0.2	0.2	0.14	0	0	0.1
		夕食	529	33.3	9.3	76.6	1137	1482	245	141	512	4.2	2.8	0.51	296	11	2.2
		合計	1592	72.0	48.7	216.5	3277	3144	698	307	1157	10.6	7.1	1.11	641	15	5.8
78	加工食品をひと工夫した簡単メニュー	朝食	597	22.4	9.2	104.6	1535	1028	281	100	454	2.8	3.1	0.57	71	1	1.5
		昼食	359	15.0	11.6	45.1	1154	397	170	48	288	1.6	2.1	0.22	134	2	1.3
		間食	122	5.8	5.2	13.8	41	333	117	33	153	1.6	1.0	0.08	44	0	0.3
		夕食	563	24.5	13.9	81.7	1342	1023	108	89	350	2.3	2.8	0.40	496	4	2.3
		合計	1641	67.7	39.9	245.2	4072	2781	676	270	1247	8.3	9.0	1.28	745	7	5.4
82	湯豆腐で楽しい家族のだんらんメニュー	朝食	445	16.5	18.9	52.1	966	658	178	47	268	2.7	1.8	0.22	859	2	2.1
		昼食	608	27.4	14.7	86.8	1537	1100	61	83	383	3.4	4.5	0.55	218	2	2.8
		間食	129	6.3	1.1	24.3	67	494	140	29	128	0.4	0.7	0.10	24	0	0.2
		夕食	399	24.8	5.3	64.9	1361	1192	274	149	400	3.7	2.3	0.47	479	1	3.4
		合計	1581	75.0	40.0	228.1	3931	3444	653	301	1174	10.2	9.3	1.29	1580	5	8.5
86	昼を外食にした場合の一日献立②	朝食	470	22.2	11.0	71.7	1333	1322	264	97	447	3.0	2.6	0.48	357	2	4.4
		昼食	641	25.8	26.4	72.0	1219	1151	187	88	352	2.6	3.4	0.45	1555	0	3.7
		間食	136	5.3	1.1	27.1	67	555	140	33	126	0.8	0.6	0.12	13	0	0.0
		夕食	376	26.8	1.3	67.3	737	1222	81	103	393	2.6	2.3	0.41	257	4	1.0
		合計	1623	80.1	39.8	238.1	3356	4250	672	320	1318	9.0	8.8	1.45	2182	6	9.1
90	昼を弁当にした場合の一日献立	朝食	507	18.6	18.3	67.2	1177	836	258	63	347	2.4	1.7	0.29	361	2	4.4
		昼食	493	20.2	8.9	80.2	1151	949	64	76	291	2.0	2.8	0.35	498	2	2.6
		間食	77	2.5	0.2	16.4	45	285	26	23	52	1.0	0.3	0.13	1	0	0.3
		夕食	497	19.5	18.7	60.7	1280	1046	216	92	277	4.4	2.0	0.31	525	8	2.2
		合計	1574	60.8	46.1	224.5	3653	3116	564	254	967	9.8	6.8	1.08	1385	12	9.5
94	野菜ときのこでボリュームアップの一日献立	朝食	439	20.2	8.6	67.8	1314	888	394	143	473	4.8	3.2	0.53	205	2	1.5
		昼食	450	21.6	13.7	58.5	909	639	101	115	291	3.0	2.3	0.44	236	0	3.7
		間食	144	7.1	0.4	29.2	90	405	183	49	164	1.7	0.7	0.06	5	0	0.3
		夕食	572	26.7	11.6	86.6	1500	949	118	95	351	2.3	3.4	0.39	443	1	2.4
		合計	1605	75.4	34.3	242.1	3813	2881	796	402	1280	11.8	9.5	1.42	889	3	7.9
98	夜をテイクアウトにした場合の一日献立	朝食	515	17.5	14.2	76.5	1198	1150	163	113	305	3.6	2.8	0.49	887	2	4.3
		昼食	480	22.9	10.5	74.1	1096	1024	285	75	372	1.8	1.3	0.25	216	2	3.1
		間食	51	2.5	0.2	9.7	5	133	12	15	39	0.8	0.4	0.07	2	0	0.1
		夕食	531	19.7	12.2	84.2	1386	631	292	107	280	3.8	2.4	0.39	14	0	1.7
		合計	1577	62.6	37.1	244.5	3685	2938	752	311	996	10.0	6.9	1.19	1119	4	9.2

●一品料理編（102ページより）

1人分あたりの成分値																					
ビタミン									脂肪酸			コレステロール	食物繊維			食塩相当量	食品群別熱量点数				
K	B_1	B_2	ナイアシン	B_6	B_{12}	葉酸	パントテン酸	C	飽和	一価不飽和	多価不飽和		水溶性	不溶性	総量		第一群	第二群	第三群	第四群	計
μg	mg	mg	mg	mg	μg	μg	mg	mg	g	g	g	mg	g	g	g	g	♠	♥	♣	◆	
128	0.25	0.13	3.1	0.28	0.4	67	0.99	17	2.13	2.64	1.61	35	0.7	1.7	2.4	1.3	0.1	1.2	0.3	0.4	2.0
20	0.13	0.22	9.5	0.44	0.2	40	2.71	11	0.94	1.37	2.21	83	0.5	2.0	2.5	1.8	0.2	0.8	0.2	0.9	2.1
72	0.12	0.21	4.0	0.28	0.2	88	1.66	44	1.16	2.47	2.12	55	0.4	1.8	2.2	0.7	0.0	0.9	0.3	0.5	1.7
35	0.13	0.23	4.5	0.30	0.9	99	1.08	9	1.67	2.29	3.03	46	0.3	0.8	1.1	1.0	0.0	1.2	0.2	0.8	2.2
10	0.04	0.08	1.0	0.07	1.4	15	0.07	1	0.75	1.05	0.38	280	0.0	0.1	0.1	1.0	0.4	0.7	0.0	0.0	1.1
109	0.08	0.08	2.1	0.12	1.0	57	0.68	12	0.87	1.42	3.50	85	0.3	1.1	1.3	1.8	0.0	0.6	0.2	0.9	1.7
7	0.08	0.17	4.2	0.34	0.5	38	0.71	33	0.65	0.64	0.54	54	0.3	0.9	1.2	1.7	0.0	1.1	0.2	0.2	1.5
1	0.08	0.29	4.6	0.37	1.2	20	0.77	5	4.67	2.23	1.01	63	0.2	0.6	0.8	1.1	0.4	1.1	0.2	0.5	2.2
70	0.08	0.07	1.2	0.12	0.2	60	0.41	3	0.66	0.76	1.87	0	0.4	0.9	1.3	1.3	0.0	0.9	＋	0.2	1.1
63	0.06	0.06	0.9	0.15	0.2	66	0.24	15	0.95	1.10	2.80	0	0.9	3.4	4.2	2.0	0.0	0.8	0.4	0.4	1.6
21	0.05	0.17	1.1	0.11	0.5	27	0.66	4	1.46	1.88	2.11	126	0.3	0.8	1.1	1.4	0.6	0.7	0.2	0.2	1.7
23	0.08	0.05	0.1	0.08	0.0	24	0.14	4	1.17	1.97	3.36	0	0.3	1.1	1.3	1.7	0.0	0.9	0.1	0.4	1.4
73	0.04	0.25	0.3	0.09	0.5	41	0.86	3	2.01	3.49	2.44	210	0.3	0.9	1.1	0.9	1.0	0.0	0.2	0.6	1.8
273	0.10	0.04	0.4	0.15	0.7	114	1.24	16	5.66	4.46	3.40	226	0.5	2.5	3.0	1.5	1.5	0.0	0.3	1.1	2.9
8	0.07	0.26	1.8	0.19	0.6	17	1.08	1	2.95	2.50	0.71	129	0.0	0.0	0.0	0.9	1.1	0.4	＋	0.2	1.7
26	0.05	0.24	0.5	0.05	0.5	30	0.77	4	1.81	4.14	1.05	210	0.1	0.5	0.6	0.8	1.0	0.0	0.1	0.4	1.5
0	0.00	0.02	0.5	0.03	0.2	3	0.03	0	0.57	1.48	1.71	2	0.1	1.7	1.8	0.7	0.0	0.1	0.1	0.7	0.9
1	0.01	0.02	0.3	0.05	0.0	13	0.05	5	0.00	0.00	0.00	0	0.3	2.5	2.8	1.2	0.0	0.0	0.2	0.1	0.3
4	0.01	0.02	0.2	0.10	0.0	11	0.12	13	0.62	3.56	0.54	0	0.4	2.3	2.6	0.4	0.0	0.0	0.2	0.6	0.8
0	0.12	0.10	3.3	0.08	0.2	34	0.63	0	0.01	0.00	0.03	0	0.2	2.6	2.8	1.4	0.0	0.0	0.2	0.2	0.4
0	0.03	0.04	0.5	0.10	0.3	53	0.22	17	0.01	0.01	0.01	15	0.8	1.2	2.0	1.4	0.0	0.1	0.3	0.1	0.5
23	0.09	0.05	1.2	0.14	0.1	42	0.38	27	0.04	0.02	0.07	3	0.5	1.4	1.9	1.1	0.0	0.2	0.4	0.1	0.7
15	0.08	0.09	0.9	0.08	0.0	48	0.51	6	0.04	0.00	0.01	2	0.5	2.9	3.4	0.5	0.0	0.0	0.4	0.1	0.5
71	0.08	0.08	0.9	0.11	0.1	63	0.51	19	1.14	1.88	4.65	1	0.6	2.7	3.3	0.8	0.0	0.0	0.4	1.2	1.6
51	0.08	0.08	0.9	0.07	0.0	77	0.37	7	0.00	0.00	0.01	0	1.0	2.5	4.1	0.5	0.0	0.0	0.3	0.0	0.3
1	0.25	0.49	9.1	0.07	0.0	60	0.79	0	1.54	0.63	0.07	6	0.3	2.4	2.7	0.7	0.0	0.0	0.2	0.3	0.5
6	0.15	0.17	5.5	0.10	0.0	44	1.07	8	0.65	3.57	0.70	0	0.4	3.3	3.7	0.8	0.0	0.0	0.2	0.7	0.9
16	0.03	0.07	1.1	0.03	2.1	14	0.22	2	0.51	1.03	4.71	28	0.3	0.9	3.3	0.8	0.0	0.2	0.3	0.7	1.2
32	0.31	0.10	2.7	0.21	0.1	35	0.91	7	1.19	1.49	0.64	21	0.8	2.0	2.8	2.4	0.0	0.7	0.2	2.0	2.9
64	0.13	0.19	6.1	0.19	0.6	48	1.59	11	0.51	0.72	0.44	37	0.4	2.1	2.5	1.5	0.0	0.6	0.2	2.4	3.2
10	0.41	0.16	4.2	0.24	0.8	24	1.02	18	2.39	4.19	3.27	34	0.8	1.8	2.6	2.1	0.0	1.1	0.2	3.7	5.0
77	0.21	0.10	1.6	0.13	0.1	36	0.77	6	3.70	5.68	12.14	14	0.9	3.5	4.4	2.6	0.0	0.5	0.2	3.7	4.4
0	0.09	0.03	0.7	0.21	0.0	37	0.72	22	0.03	0.00	0.05	0	0.5	1.9	2.4	0.0	0.0	0.0	1.5	＋	1.5
2	0.08	0.03	0.2	0.06	0.0	23	0.16	0	0.26	0.36	1.05	0	0.2	1.5	1.7	0.1	0.0	0.5	0.0	0.3	0.8
2	0.06	0.03	0.6	0.09	0.0	27	0.37	18	0.00	0.00	0.00	0	0.5	1.3	1.8	0.0	0.0	0.1	0.5	0.2	0.8
18	0.06	0.08	1.1	0.16	0.0	30	0.52	30	0.89	0.40	0.08	4	0.6	1.8	2.5	0.0	0.1	0.0	0.8	0.4	1.3

「糖尿病の人の食事」栄養価一覧

掲載ページ	料理名	料理名	エネルギー	たんぱく質	脂質	炭水化物	無機質 ナトリウム	カリウム	カルシウム	マグネシウム	リン	鉄	亜鉛	銅	A レチノール当量	D	E
		成分値	kcal	g	g	g	mg	mg	mg	mg	mg	mg	mg	mg	μg	μg	mg
102	肉を使った一品料理	ロール白菜	158	12.5	8.0	9.4	548	448	79	29	165	0.8	2.1	0.10	37	0	0.7
		鶏ささ身の衣焼き	163	18.1	5.2	12.2	704	474	19	34	206	0.8	0.8	0.08	24	1	0.8
		ゆで鶏のごまだれ風味	140	14.0	6.6	5.5	297	445	45	33	166	1.1	1.6	0.11	77	0	1.4
		牛肉のアスパラ巻き	174	17.1	8.5	5.6	379	405	15	27	181	2.3	3.9	0.13	32	0	2.1
106	魚を使った一品料理	イカの黄身焼き	84	13.2	2.9	0.2	384	188	28	40	182	0.6	1.5	0.38	60	0	2.1
		青梗菜とエビの中国風あんかけ	133	11.8	6.4	5.6	692	444	119	40	186	1.0	0.9	0.26	356	0	2.8
		焼きアジととうがんの煮物	114	15.5	2.6	4.6	679	467	41	35	190	0.9	0.7	0.07	26	1	0.5
		白身魚のホイル焼き	173	17.6	9.3	3.0	412	384	85	27	257	0.1	0.8	0.04	139	13	1.2
110	豆腐・大豆を使った一品料理	滝川豆腐	92	7.2	3.8	6.7	508	364	76	48	114	1.9	0.7	0.20	100	0	1.1
		ねぎみそおでん	119	7.1	5.3	10.7	843	433	196	51	124	2.3	0.8	0.18	110	0	1.5
		凍り豆腐の卵とじ	128	9.6	6.4	6.5	534	199	92	25	176	1.3	1.0	0.10	72	1	0.7
		中国風冷ややっこ	109	7.2	7.2	3.6	662	268	142	38	127	1.3	0.7	0.19	13	0	0.8
114	卵を使った一品料理	卵の甘酢あんかけ	139	7.1	9.3	6.0	362	198	40	13	105	1.0	0.8	0.07	293	2	1.3
		卵のグラタン	224	11.3	15.4	9.4	563	542	164	47	206	1.6	1.6	0.15	841	2	3.8
		ミルク茶わん蒸し	141	10.1	7.2	7.2	362	239	100	19	143	0.7	0.8	0.04	75	1	0.4
		アスパラ入りスクランブルエッグ	111	6.9	8.2	1.7	292	126	35	9	104	1.3	0.8	0.07	88	2	0.9
118	こんにゃくを使った一品料理	凍りこんにゃくのいり煮	61	1.3	4.0	5.3	298	55	35	6	19	0.5	0.2	0.02	1	0	0.2
		こんにゃくの刺し身	21	1.3	0.0	5.3	477	174	58	7	15	0.7	0.2	0.03	42	0	0.0
		こんにゃくのサラダ	67	0.7	5.0	5.9	185	116	42	7	19	0.3	0.2	0.04	149	0	0.6
		しらたきとえのきの煮物	26	2.2	0.1	5.8	592	220	37	17	72	0.8	0.4	0.05	0	0	0.0
122	野菜を使った一品料理	エビ大根	44	2.6	0.3	7.0	530	390	250	35	65	0.9	0.3	0.19	0	0	0.1
		トマトのカップサラダ	62	4.1	0.3	12.2	470	407	45	23	66	0.4	0.3	0.10	174	0	1.7
		焼きなす	39	2.2	0.2	8.5	187	369	30	27	47	0.6	0.3	0.09	26	0	0.5
		野菜のカキ油いため	127	2.4	8.3	11.6	306	284	42	22	59	0.7	0.5	0.08	34	0	1.9
126	きのこ・海藻を使った一品料理	オクラとめかぶわかめの納豆風	24	1.9	0.2	6.4	206	206	71	45	55	0.5	0.5	0.09	74	0	0.7
		まいたけのバターいため	39	3.7	3.1	2.8	258	332	1	12	131	0.5	0.8	0.27	16	3	0.0
		きのこのワイン蒸し	72	2.8	5.4	5.8	314	344	3	14	93	0.5	0.5	0.07	8	2	0.4
		ひじきとかんぴょうのサラダ	94	4.1	6.4	6.3	331	375	192	48	90	3.8	0.5	0.05	170	1	0.7
130	穀物を使った一品料理	野菜たっぷりワンタン	232	12.2	4.1	34.6	958	306	33	26	122	0.9	1.2	0.11	149	2	0.5
		鶏雑炊	257	12.4	2.2	45.8	605	504	40	33	185	0.8	1.8	0.17	177	1	0.4
		そうめんチャンプルー	392	18.4	11.1	49.2	804	362	29	26	160	1.2	1.4	0.15	150	0	1.0
		しらたき入りラーメン	343	14.1	8.3	51.4	1052	253	76	24	111	1.1	1.0	0.16	75	0	1.3
134	デザート	さつま芋とりんごの重ね煮	121	0.9	0.2	29.8	3	387	36	19	37	0.5	0.1	0.15	5	0	1.2
		黒豆のワイン煮	63	3.6	1.9	7.9	57	195	24	23	60	0.9	0.3	0.10	0	0	0.4
		にんじんゼリー	60	2.6	0.1	13.3	20	218	24	10	24	0.2	0.2	0.05	848	0	0.4
		かぼちゃのスイート	108	1.8	1.6	22.0	15	338	28	19	44	0.4	0.3	0.05	473	0	3.6

著者プロフィール

●病態解説

長坂昌一郎

（ながさか・しょういちろう）

自治医科大学医学部内科学講座内分泌代謝学部門准教授。
1997年、自治医科大学大学院医学研究科博士課程修了。
日本糖尿病学会学術評議員、日本糖尿病学会研修指導医などを務める。
共著に『糖尿病性腎症の人の食事』（女子栄養大学出版部）など。

草鹿育代

（くさか・いくよ）

自治医科大学医学部総合医学1講師。

中村友厚

（なかむら・ともあつ）

元自治医科大学医学部内科学講座内分泌代謝学部門助教。

●献立・栄養指導

宮本佳代子

（みやもと・かよこ）

自治医科大学附属病院栄養部栄養室長を経て、
千葉県立保健医療大学栄養学科准教授を務める。
1976年、女子栄養大学大学院修士課程修了。
共著に『腎臓病たんぱく質30gの献立集』（女子栄養大学出版部）
『食事療法ハンドブック』『臨床栄養管理』など。

●調理

松田康子

（まつだ・やすこ）

女子栄養大学調理学第一研究室教授。
1975年、女子栄養大学栄養学部栄養学科卒業。2004年より現職。
共著に『調理学実習―基礎から応用』（女子栄養大学出版部）など。

健康21シリーズ①

糖尿病の人の食事

2001年11月5日　初版第1刷発行
2014年4月20日　初版第12刷発行

著者／長坂昌一郎
宮本佳代子
松田康子
発行者／香川達雄
発行所／女子栄養大学出版部
〒170-8481　東京都豊島区駒込3-24-3
電話03-3918-5411（営業）
03-3918-5301（編集）
ホームページhttp://www.eiyo21.com
振替　00160-3-84647
印刷・製本／萩原印刷株式会社

ISBN978-4-7895-1811-6